U0287908

# Interaction of Immune and Cancer Cells

# 肿瘤细胞免疫

## 免疫细胞和肿瘤细胞的相互作用

［波兰］ M. 克林克（Magdalena Klink）编

刘世利　韩明勇　等译

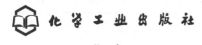

化学工业出版社
·北京·

**图书在版编目（CIP）数据**

肿瘤细胞免疫——免疫细胞和肿瘤细胞的相互作用/［波兰］
M. 克林克（Klink，M.）编；刘世利等译. —北京：化学
工业出版社，2015.11（2023.11重印）
书名原文：Interaction of Immune and Cancer Cells
ISBN 978-7-122-25254-8

Ⅰ.①肿… Ⅱ.①克…②刘… Ⅲ.①肿瘤免疫学-细
胞免疫学 Ⅳ.①R730.3

中国版本图书馆 CIP 数据核字（2015）第 227584 号

Translation from the English language edition：
Interaction of Immune and Cancer Cells by Magdalena Klink
Copyright © 2014 Springer Vienna
Springer Vienna is a part of Springer Science＋Business Media
All Rights Reserved.

北京市版权局著作权合同登记号：01-2015-0143

责任编辑：傅四周　　　　　　　　　　装帧设计：史利平
责任校对：吴　静

出版发行：化学工业出版社（北京市东城区青年湖南街 13 号　邮政编码 100011）
印　　装：北京科印技术咨询服务有限公司数码印刷分部
787mm×1092mm　1/16　印张 12¼　字数 305 千字　　2023 年 11 月北京第 1 版第 10 次印刷

购书咨询：010-64518888（传真：010-64519686）　　售后服务：010-64518899
网　　址：http://www.cip.com.cn
凡购买本书，如有缺损质量问题，本社销售中心负责调换。

定　　价：69.00 元　　　　　　　　　　　　　　版权所有　违者必究

# 撰稿者名单

**Chen Ankri** Laboratory of Tumor Immunology and Immunotherapy, The Mina and Everard Goodman Faculty of Life Sciences, Bar-Ilan University, Ramat Gan, Israel

**Jacques Banchereau** Ralph M. Steinmann Center for Cancer Vaccines, Baylor Institute for Immunology Research, Baylor Research Institute, Dallas, TX, USA

**Giovanna Bianchi** Laboratory of Oncology, Istituto Giannina Gaslini, Genova, Italy

**Cyrille J. Cohen** Laboratory of Tumor Immunology and Immunotherapy, The Mina and Everard Goodman Faculty of Life Sciences, Bar-Ilan University, Ramat Gan, Israel

**Grazia Graziani** Department of System Medicine, Pharmacology Section, University of Rome "Tor Vergata", Rome, Italy

**Magdalena Klink** Institute of Medical Biology, Polish Academy of Sciences, Lodz, Poland

**Paul C. Kuo** Loyola University Medical Center, Maywood, IL, USA

**Neill Y. Li** Loyola University Medical Center, Maywood, IL, USA

**Pierluigi Navarra** Institute of Pharmacology, Catholic University Medical School, Rome, Italy

**Marek Nowak** Department of Gynecology and Gynecologic Oncology, Polish Mother's Memorial Hospital – Research Institute, Lodz, Poland

**Karolina Palucka** Ralph M. Steinmann Center for Cancer Vaccines, Baylor Institute for Immunology Research, Baylor Research Institute, Dallas, TX, USA

**Lizzia Raffaghello** Laboratory of Oncology, Istituto Giannina Gaslini, Genova, Italy

**Kai Schledzewski** Department of Dermatology, Venereology and Allergology, University Medical Center and Medical Faculty Mannheim, University of Heidelberg, and Center of Excellence in Dermatology, Mannheim, Germany

**Astrid Schmieder** Department of Dermatology, Venereology and Allergology, University Medical Center and Medical Faculty Mannheim, University of Heidelberg, and Center of Excellence in Dermatology, Mannheim, Germany

**Katrina Shamalov** Laboratory of Tumor Immunology and Immunotherapy, The Mina and Everard Goodman Faculty of Life Sciences, Bar-Ilan University, Ramat Gan, Israel

**Daniela Spano** Dipartimento di Medicina Molecolare e Biotecnologie Mediche, "Federico II" University of Naples, Naples, Italy

Centro di Ingegneria Genetica (CEINGE), Biotecnologie Avanzate, Naples, Italy

Istituto di Biostrutture e Bioimmagini, Consiglio Nazionale delle Ricerche, Naples, Italy

**Zofia Sulowska** Institute of Medical Biology, Polish Academy of Sciences, Lodz, Poland

**Yair Tal** Laboratory of Tumor Immunology and Immunotherapy, The Mina and Everard Goodman Faculty of Life Sciences, Bar-Ilan University, Ramat Gan, Israel

**Lucio Tentori** Department of System Medicine, Pharmacology Section, University of Rome "Tor Vergata", Rome, Italy

**Philip Y. Wai** Loyola University Medical Center, Maywood, IL, USA

**Theresa L. Whiteside** Department of Pathology, University of Pittsburgh Cancer Institute, University of Pittsburgh School of Medicine, Pittsburgh, PA, USA

Department of Immunology, University of Pittsburgh Cancer Institute, University of Pittsburgh School of Medicine, Pittsburgh, PA, USA

**Jacek R. Wilczynski** Department of Gynecology, Polish Mother's Memorial Hospital – Research Institute, Lodz, Poland

Medical University of Lodz, Lodz, Poland

**Massimo Zollo** Dipartimento di Medicina Molecolare e Biotecnologie Mediche, "Federico II" University of Naples, Naples, Italy

Centro di Ingegneria Genetica (CEINGE), Biotecnologie Avanzate, Naples, Italy

# 译 者 的 话

肿瘤微环境是肿瘤细胞和间质组织细胞之间的双向、动态、错综复杂的相互作用网络。因此，要充分了解肿瘤发生和进展过程中的肿瘤生物学与分子机制，就需要认真研究肿瘤微环境中的每一种细胞类型。其中，肿瘤浸润的免疫炎性细胞发挥了重要的作用，可以促进癌症细胞表型向恶性发展。此外，它们还帮助建立起了复杂的细胞间相互作用网络，有助于维持免疫抑制性微环境，促进免疫逃逸，从而最终促进了肿瘤的进展。

译者翻译本书的起意是在 2014 年 10 月份，当年美国食品和药品管理局（FDA）批准了 PD-1（程序性细胞死亡蛋白 1）抗体用于肿瘤治疗。近几年有关肿瘤免疫治疗的好消息不断传来，一系列成果的出现使《科学》杂志在 2013 年把肿瘤免疫治疗推为当年最大的科学突破。因而有不少业内人士认为，在这一领域有突出贡献的研究者有可能会在近几年获得诺贝尔奖。译者实验室从事幽门螺杆菌感染与胃癌发生机制相关的研究，也一直对免疫细胞在胃部从炎症到癌症的过程中所发挥的作用非常感兴趣，所以想找一本系统介绍肿瘤细胞与免疫细胞相互作用的书来了解这一领域的研究进展。最后经过比较，选中了这本由多国科学家共同撰写的书，翻译出来与国内同行分享。

本书共 10 章，第 1 章是对肿瘤微环境中免疫炎性细胞的概览，重点关注它们在促进肿瘤恶性进展中的作用与功能，同时强调了它们是处于与癌细胞以及与同类细胞相互作用的网络中。在第 2 章中，作者探讨了肿瘤在微环境中生长和侵袭的机制。本书第 3 章至第 7 章分开介绍肿瘤微环境中的免疫细胞，其中第 3 章介绍了肿瘤相关巨噬细胞（TAMs），TAMs 在肿瘤起始时表现出 M1 型巨噬细胞的特点，但在肿瘤进展过程中又表现为 M2 表型，后者通过自身促进血管生成、抗炎以及基质重塑等功能支持肿瘤的生长，这些功能使巨噬细胞成为新的抗肿瘤辅助治疗的靶点；树突状细胞（DCs）将固有免疫系统和适应性免疫系统连接起来，因此，树突状细胞是预防和治疗性接种的关键靶点。在第 4 章中，作者讨论了树突状细胞与癌症免疫治疗相关的生理学特点。第 5 章内容回顾了 MDSCs 的起源和特点，并阐释了这种细胞促进肿瘤进展的免疫抑制机制。在第 6 章中介绍的肿瘤浸润性淋巴细胞（TIL）是肿瘤微环境的一个重要组成部分，临床数据显示 TIL 能够影响疾病的进展。由于 TIL 与肿瘤的相互作用比较复杂，所以要评价其在预后中的作用还需要进行更仔细的研究；在肿瘤环境中，嗜中性粒细胞存在抗肿瘤表型（N1）和促肿瘤表型（N2），类似于肿瘤相关巨噬细胞的极化。在第 7 章中，作者总结了嗜中性粒细胞的促癌活性和抗癌活性，并将这些活性与直接接触癌细胞以及释放不同活性介质联系起来；为强调肿瘤和宿主免疫系统之间的相互作用是一个动态的过程，原先肿瘤免疫监视的概念已经被现在的肿瘤免疫编辑所取代。肿瘤免疫编辑由三个阶段组成：清除、平衡和逃逸。第 8 章详细阐述了清除、平衡和逃逸的机制。第 9 章介绍了有关使用肿瘤浸润性淋巴细胞或遗传工程 T 细胞方法的发展和应用；细胞毒性 T 淋巴细胞相关抗原 4（CTLA-4 或 CD152）是 T 细胞介导的免疫反应中的负性调节因子，在抑制机体免疫方面起着关键性作用，因而 CTLA-4 被作为药物靶标来研究如何诱导激活免疫。本书在第 10 章详细介绍了 CTLA-4 单抗药物所介导的抗肿瘤作用。

参与本书翻译和校对的人员有：山东省立医院东院区保健综合（肿瘤）科韩明勇、戴建建、林琦、张颖和袁苑；山东大学医学院刘世利、赵倩、彭艳萍、周翔宇、魏润杰、姜明、王遥和王晓棠。

感谢山东大学医学院微生物学教研室支持与帮助过我的同事们！

本书翻译不妥之处，敬请批评指正！

刘世利
2015 年 10 月

# 前言
## PREFACE

肿瘤微环境是一个动态的网络，它由肿瘤细胞、免疫细胞、成纤维细胞、内皮细胞、细胞外基质、细胞因子、趋化因子和受体构成。这个网络的每一个元素都能够促进恶性转化，支持肿瘤的生长和侵袭，以及保护肿瘤免受宿主免疫的杀灭。若想全面了解肿瘤生长和进展的机制，需要深入研究上述肿瘤微环境中的因子和细胞。

这本书的主要目的是总结实体肿瘤微环境中不同类型的细胞间相互作用的知识，将其作为参与肿瘤进展和转移的主要因素。浸润的免疫细胞是肿瘤的正常组成部分，免疫细胞如淋巴细胞、树突状细胞、巨噬细胞、嗜中性粒细胞、自然杀伤细胞和肥大细胞是与肿瘤细胞相互作用的最重要的细胞，它们抑制或促进肿瘤的生长和转移，并且是复杂微环境网络的主要参与者。另一个参与肿瘤发生的重要元素是间质组织，它由成纤维细胞、肌成纤维细胞、内皮细胞、免疫细胞和细胞外基质组成。间质细胞，主要是成纤维细胞，分泌影响肿瘤细胞的多种因子并导致更具侵袭性的癌症表型的出现，目前肿瘤间质被认为是引发肿瘤进展和转移的重要因素。髓源性抑制细胞属于异源细胞家族，积聚在血液、淋巴结、骨髓和肿瘤部位。它抑制固有抗癌免疫和适应性抗癌免疫，并促进肿瘤进展。免疫系统不仅可以在癌症发生中保护宿主和/或清除肿瘤细胞，还可以促进肿瘤的生长。目前肿瘤免疫编辑的概念包括三个阶段：清除、平衡和逃逸。在清除阶段（以前为肿瘤免疫监视），固有免疫系统和适应性免疫系统成功地清除正在发展中的肿瘤细胞。当清除阶段不彻底时进入平衡阶段，肿瘤-免疫细胞平衡状态的结果为肿瘤休眠。这是清除阶段结束和逃逸阶段开始之间的一段潜伏期，但是此阶段是假设存在的，需要加以证明。最后的逃逸阶段是宿主抑制和肿瘤清除机制失效的结果，肿瘤逐渐发生。

这本书的第二个目的侧重于介绍免疫治疗，将其作为一个有吸引力的癌症治疗方法。本书收集了三种主要治疗方法的信息：疫苗、单克隆抗体和适应性免疫疗法，重点强调最近的人体临床试验。目前开发和应用肿瘤浸润性淋巴细胞或基因工程 T 细胞、抗细胞毒性 T 淋巴细胞相关抗原 4 单克隆抗体以及树突状细胞接种免疫的理论，都在本书中做了介绍。

本书所收集展示的工作的特色是全面总结了实体肿瘤微环境中不同类型的细胞之间的相互作用。我希望读者能够通过这本书详细了解在免疫细胞具有抗肿瘤活性的情况下，为什么肿瘤细胞能够在宿主体内生存和扩散。

最后，我想借此机会对所有参与编写本书的作者表达我的谢意，他们在肿瘤微环境领域丰富的知识和经验使得创作这本书成为可能。

**Magdalena Klink**（马德莲娜·克林克）
波兰罗兹市
2013 年 7 月

# 目录
CONTENTS

# 第1章

## 肿瘤微环境中的免疫细胞
### Daniela Spano，Massimo Zollo

▶ 摘要：众多的内在因素和外在因素相互关联，如肿瘤细胞和浸润的免疫细胞、成纤维细胞、上皮细胞、血管和淋巴管内皮细胞，以及细胞因子和趋化因子间的相互作用，构成了肿瘤微环境。虽然癌细胞可以是免疫原性的，但肿瘤进展与逃避免疫监视、促进免疫耐受，甚至是肿瘤浸润的免疫细胞产生促肿瘤生长因子有关。在这里，我们将回顾肿瘤内不同类型的免疫细胞，重点阐述它们在肿瘤生长和免疫逃逸中的基础作用，即"肿瘤免疫编辑"。揭开它们的功能及作用分子机制，是目前开发新的治疗方法来战胜癌症方向的一个重要科学问题。

▶ 缩略语表

APC　抗原呈递细胞

ARG1　精氨酸酶 1

bFGF　碱性成纤维细胞生长因子

BST2　基质细胞抗原 2

BTLA　B 与 T 细胞淋巴细胞弱化因子

CD25　白细胞介素(IL)-2 受体 α 链

COX-2　环氧合酶-2

CSF-1　细胞集落刺激因子 1

CTLA-4　细胞毒性 T 淋巴细胞相关抗原 4

CTLs　细胞毒性 T 淋巴细胞

DCs　树突状细胞

ECM　细胞外基质

EGF　表皮生长因子

EGFR　表皮生长因子受体

FGF2　成纤维细胞生长因子-2

FOXP3　叉头框转录因子 P3

IDO　吲哚胺 2,3-双加氧酶

IFN　干扰素

IGF　胰岛素样生长因子

IL　白细胞介素

ILT7　免疫球蛋白样转录物 7

iNOS　诱导型一氧化氮合酶

KLRG-1　杀伤细胞凝集素样受体亚家族 G，成员 1

LAG　淋巴细胞活化基因

M-CSF　巨噬细胞集落刺激因子

D. Spano · M. Zollo

Dipartimento di Medicina Molecolare e Biotecnologie Mediche，"Federico II" University of Naples，Via Sergio Pansini 5，80131 Naples，Italy

Centro di Ingegneria Genetica（CEINGE），Biotecnologie Avanzate，Via Gaetano Salvatore 486，80145 Naples，Italy
e-mail：spano@ceinge.unina.it；massimo.zollo@unina.it

mDCs　髓源性树突状细胞

MDSCs　髓源性抑制细胞

MHC　主要组织相容性复合物

MMP　基质金属蛋白酶

NGF　神经生长因子

NK　自然杀伤细胞

NKT　自然杀伤性 T 细胞

NO　一氧化氮

PD-1　程序性细胞死亡蛋白 1

pDCs　浆细胞样树突状细胞

PDGF　血小板源性生长因子

PD-L1　程序性细胞死亡蛋白 1 配体

PGE2　前列腺素 E2

PyMT　多瘤中间 T

ROS　活性氧

SCF　干细胞因子

SDF1　间质细胞衍生因子 1

TAMs　肿瘤相关巨噬细胞

TCR　T 细胞受体

TGF-β　转化生长因子 β

Tim-3　T 细胞免疫球蛋白与黏蛋白结构域分子 3

TNF-α　肿瘤坏死因子 α

Tregs　调节性 T 细胞

TSLP　胸腺基质淋巴细胞

uPA　尿激酶型纤溶酶原激活剂

VEGF　血管内皮生长因子

## 1.1　引言

在过去的十年中，实体肿瘤已被越来越多的人认为是"器官"，因为它的复杂性接近甚至可能超过正常的健康组织[1]。实体瘤不仅含有恶性细胞，还包含其他一些非恶性细胞类型（如成纤维细胞、归巢上皮细胞、周细胞、肌成纤维细胞、血管和淋巴管内皮细胞，以及浸润的免疫系统细胞），它们共同构成了间质组织。总之，间质组织的非恶性细胞会产生一种独特的微环境，可以改变该肿瘤细胞的致癌特性。事实上，现在人们已经认识到，癌细胞和肿瘤微环境中的其他细胞之间存在着广泛的相互作用，其中包括早期肿瘤招募并激活间质细胞组成原始的癌前间质。后者反过来促进附近癌细胞的肿瘤表型，这样又会再次向间质发送信号，继续其重编程[2,3]。因此，肿瘤微环境是间质组织细胞和肿瘤细胞之间的一个双向、动态、错综复杂的相互作用网络。因此，要对决定肿瘤发生和恶性进展的肿瘤生物学和分子机制进行充分的理解，需要认真研究肿瘤微环境内的每一种特异细胞类型。

在肿瘤发生及恶性进展过程中，肿瘤浸润的免疫炎性细胞发挥了重要的作用。一旦被招募到肿瘤微环境中，这些细胞可以促进癌症细胞表型向恶性发展。此外，它们还建立起了复杂的细胞间相互作用网络，有助于提高和维持免疫抑制性微环境，促进免疫逃逸，从而最终促进了肿瘤的进展。

本章重点关注肿瘤微环境中的免疫炎性细胞，既强调它们在促进肿瘤恶性发展中的作用和功能，又强调它们处于与癌细胞以及与同类细胞相互作用的网络中。表 1.1 概述了肿瘤微环境中的免疫细胞类型。图 1.1 展示了免疫细胞相互之间以及与癌细胞的通讯网络。

表 1.1　浸润实体瘤的免疫细胞

| 细胞类型 | 缩略语 | 表面分子标志物 |
|---|---|---|
| 肿瘤相关巨噬细胞 | TAMs | IL-10$^{高}$ IL-12$^{低}$ IL-1ra$^{高}$ 且 IL-1 诱饵 R$^{高}$ |
| 髓源性抑制细胞 | MDSCs | 小鼠亚群：<br>粒细胞 CD11b$^+$ Gr1$^+$（Ly6G$^+$）<br>单核细胞 CD11b$^+$ Gr1$^+$（Ly6C$^+$ Ly6G$^-$）<br>人类亚群：<br>粒细胞 CD15$^+$ CD33$^+$ CD11b$^+$ lin$^-$ IL-4R$\alpha^+$<br>CD80$^+$ CD115$^+$ VEGFR1$^+$ CD62L$^{低}$ CD16$^{低}$<br>单核细胞 CD14$^+$ HLA Dr$^{-/低}$ CD66b$^+$<br>IL-4R$\alpha^+$ CD80$^+$ CD115$^+$ |
| 树突状细胞 | DCs | 小鼠髓样 DCs：CD11c$^+$<br>亚群：<br>骨髓：Lin$^-$ CD115$^+$ Flt3$^+$ CD117$^{低}$<br>循环系统：CD11c$^+$ MHC Ⅱ$^-$ SIRP$\alpha^{低}$<br>脾：CD11c$^{高}$ MHC Ⅱ$^+$ CD8$^+$ CD205$^+$ SIRP$\alpha^-$ CD11b$^-$；<br>CD11c$^{高}$ MHC Ⅱ$^+$ CD8$^-$ 33D1$^+$ SIRP$\alpha^+$ CD11b$^+$<br>胸腺：CD8$^+$ CD205$^+$ CD11b$^{低}$；CD8$^-$ SIRP$\alpha^+$ CD11b$^{高}$<br>肺、肝、肾：CD11c$^{高}$ MHC$^+$ CD103$^+$ CD11b$^-$；<br>CD11c$^{高}$ MHC$^+$ CD103$^-$ CD11b$^{高}$<br>肠：CD11c$^{高}$ MHC$^+$ CD103$^+$ CD11b$^{低}$ CX3CR1$^-$；<br>CD11c$^{高}$ MHC$^+$ CD103$^-$ CD11b$^{高}$ CX3CR1$^+$；<br>CD11c$^{高}$ MHC$^+$ CD103$^+$ CD11b$^+$ CX3CR1$^-$<br>淋巴结（固有）：CD11c$^{高}$ MHC Ⅱ$^+$ CD8$^+$ CD205$^+$；<br>CD11c$^{高}$ MHC Ⅱ$^+$ CD8$^-$ CD11b$^+$<br>淋巴结（游走）：CD11c$^+$ MHC Ⅱ$^{高}$ langerin$^+$ CD40$^{高}$<br>朗格汉斯细胞（真皮）：CD103$^+$ CD11b$^{低}$ langerin$^+$；<br>CD103$^-$ CD11b$^{高}$ langerin$^-$<br>朗格汉斯细胞（表皮）：CD11c$^{高}$ CD205$^{低}$ langerin$^+$ EpCAM$^{高}$<br>小鼠浆细胞样 DCs：B220$^+$ CD45RB$^+$ CD11c$^{-/低}$ CD11b$^-$<br>人髓源性 DCs：CD11c$^+$ CD123$^-$<br>亚群：CD16$^+$；CD1c$^+$（BDCA-1$^+$）；CD141$^+$（BDCA-3$^+$）<br>人浆细胞样 DCs：CD11c$^-$ MHC-Ⅱ$^+$ CD123$^+$ |
| 肿瘤浸润性 T 细胞 | T 细胞 | CD8$^+$<br>亚群<br>T 细胞显示无能：NA<br>T 细胞衰竭：B7-H1$^+$ PD-1$^+$ 2B4$^+$ BTLA$^+$ CTLA-4$^+$ CD160$^+$<br>LAG-3$^+$ Tim-3$^+$<br>T 细胞衰老：CD28$^-$ Tim-3$^{高}$ CD57$^{高}$ KLRG-1$^{高}$ |
| 调节性 T 细胞 | Tregs | CD4$^+$ CD25$^+$ FOXP3$^+$ |
| 肥大细胞 | | c-KIT$^+$ |

注：细胞类型、缩略语和表面分子标志物列于上表。NA：不适用。

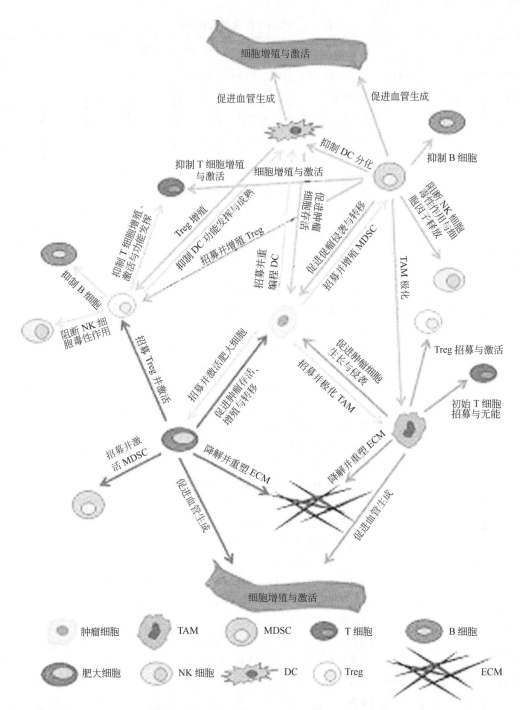

图 1.1　肿瘤微环境。肿瘤微环境中的网络连接概览，展示了肿瘤微环境中的肿瘤和免疫细胞以及这些细胞之间的复杂相互作用（ECM—细胞外基质；TAM—肿瘤相关巨噬细胞；MDSC—髓源性抑制细胞；Treg—调节性 T 细胞；DC—树突状细胞；NK—自然杀伤细胞）

## 1.2　免疫系统在肿瘤发生过程中的作用

在成人体内，造血（即从造血干细胞和祖细胞产生免疫系统细胞的过程）发生在骨髓中。造血干细胞和祖细胞的输出以及从骨髓产生的免疫细胞进入血液循环对于免疫监视来说是必不可少的，是宿主防御和修复机制的一部分[4,5]。有越来越多的证据表明免疫系统对于肿瘤的发生和发展同时具有正面和负面的影响。作为肿瘤防御系统，免疫系统可以通过清除或抑制病毒感染来保护宿主免受病毒诱导肿瘤的伤害。此外，及时清除病原体和迅速控制炎症还可以防止建立一种有利于肿瘤发生的炎性环境。另外，基于癌细胞和/或癌前细胞表达肿瘤特异性抗原或细胞应激诱导的分子，免疫系统能够特异性地识别这些细胞，并在它们造成伤害之前消灭它们，这一过程称为肿瘤免疫监视。尽管存在肿瘤免疫监视，但肿瘤却能在正常免疫系统存在的情况下发生，因此，对于肿瘤发生中免疫系统的作用有人构想出了完整的理论来解释，从而形成了"癌症免疫编辑"的理论。根据这一理论，免疫系统不仅可以使宿主免于发生肿瘤，还可以塑造正在发展中的肿瘤的免疫原性表型，从而促进形成或选择免疫原性降低的肿瘤变种，这些变种更适合在免疫系统完好的环境中生存。由此，这一理论为发展中的肿瘤提供了逃避免疫学检测和清除的机制[6,7]。肿瘤免疫编辑分为三个阶段，分别称为清除、平衡和逃逸[8]。在肿瘤免疫编辑的清除阶段，对应于肿瘤免疫监视功能，免疫系统检测并清除已经发生的肿瘤细胞（这是细胞内在的抑癌机制失败的结果）。清除阶段可以是完全的，结果是所有的肿瘤细胞都会被清除干净；或是不完全的，仅有一部分肿瘤细胞被清除。在部分肿瘤被清除的情况下，宿主免疫系统与清除过程中幸存下来的肿瘤细胞变体进入一种动态平衡。在平衡阶段，免疫系统对肿瘤细胞施加一种强有力的选择性压力，足以抑制但不能完全杀灭包含有许多遗传不稳定且快速变异的癌细胞的肿瘤。在此选择期间，原先肿瘤细胞的很多逃逸变种被破坏掉；但新的变种会出现，携带有不同的基因突变，使得它们的抗免疫攻击能力增强。这一免疫逃逸机制在肿瘤水平被激活可能要归因于干扰素（IFN）-γ受体信号途径[9]，Ⅰ类主要组织相容性复合物（MHC）的表达，Ⅰ类MHC限制性抗原的加工，以及抗原呈递机制等方面的缺陷。这些异常可以是肿瘤细胞内癌基因激活的结果，如 Her2/neu，它使肿瘤呈现"潜伏"表型，因此可以逃避细胞毒性 T 淋巴细胞的检测[10]。总之，免疫系统未能完全清除肿瘤，却筛选出了能够抵抗、躲避或抑制抗肿瘤免疫应答的肿瘤细胞，导致了逃逸阶段的出现。

　　另一种肿瘤免疫逃逸机制源自于进展中的肿瘤具备了干扰宿主免疫系统功能的能力。为此，肿瘤诱导和/或招募免疫抑制细胞，这些细胞通常在过度炎症或自身免疫状态时作为保护措施被诱导。通过调节宿主免疫系统使其对抗自身，肿瘤能够获得一种强有力的武器来阻碍抗肿瘤免疫活性的诱导和发展。在肿瘤微环境中，促肿瘤的炎性细胞包括巨噬细胞亚型（肿瘤相关巨噬细胞，也称为 TAMs）、肥大细胞、嗜中性粒细胞，以及 T 淋巴细胞和 B 淋巴细胞[1,11~13]。这些细胞能分泌具有肿瘤促进效应的几种信号分子，这些分子包括表皮生长因子（EGF），具有血管生成作用的血管内皮生长因子（VEGF），其他促血管生成因子，如成纤维细胞生长因子-2（FGF2），以及几种放大炎症状态的趋化因子和细胞因子。此外，这些浸润的免疫细胞可产生促血管生成和/或促侵袭性的基质降解酶作用，包括基质金属蛋白酶（MMP）9 和其他的 MMPs、半胱氨酸组织蛋白酶以及类肝素酶[13,14]。作为效应信号分子表达的结果，这些细胞诱导并维持肿瘤血管的生成（刺激癌症细胞的增殖，促进组织侵袭，并维持转移传播）[2,3]。在肿瘤块中，除了充分分化的免疫细胞，多种部分分化的髓样祖细胞也被分离鉴定出来[13]。这些细胞是介于骨髓来源的循环细胞与正常组织和发炎组织中完全分化的免疫细胞之间的中间体，它们表现出促瘤活性。特别有意思的是，它们具有多能性，如髓源性抑制细胞（MDSCs）的特点就是表达巨噬细胞的标志物 CD11b 和嗜中性粒细胞的标志物 Gr1，并且表现出明显的免疫抑制活性[14,15]。

　　总之，在逃逸阶段免疫系统不再抑制肿瘤的生长，结果是肿瘤逐渐生长起来。

## 1.3 原发肿瘤微环境中促肿瘤的免疫细胞类型

### 1.3.1 肿瘤相关巨噬细胞（IL-10[高] IL-12[低] IL-1ra[高]且IL-1诱饵R[高]）

巨噬细胞源自于血液中未完全分化的单核细胞，它们对几种环境刺激物很敏感。当从循环系统中被招募到外周组织时，单核细胞可以迅速分化为独特、成熟的巨噬细胞，具有特异的免疫功能。TAMs是成熟的M2极化分型的巨噬细胞，来自于由肿瘤部位的癌细胞和间质细胞产生的分子所招募的血液单核细胞。TAMs细胞内表达IL-10[高]、IL-12[低]、IL-1ra[高]和IL-1诱饵R[高]，在肿瘤生长和发展中起到关键作用。在肿瘤局部，TAMs通过直接产生影响肿瘤细胞生长的分子（例如表皮生长因子EGF），促进新血管生成，调节炎症反应和适应性免疫，并催化细胞外基质（ECM）间隔的结构和组成变化来发挥促肿瘤作用[16~18]。TAMs通过分泌几种趋化因子和细胞因子来行使功能，所分泌的趋化因子包括CCL2、CCL5、CCL7、CXCL8和CXCL12；细胞因子包括VEGF、血小板源性生长因子（PDGF）和生长因子中的巨噬细胞集落刺激因子（M-CSF，又称CSF-1）[19,20]。需要特别指出的是，CCL2是负责招募单核细胞的主要分子，TAMs本身能产生CCL2，表明它们可以引起循环放大效应。在肿瘤块内，单核细胞被几种可诱发其向M2巨噬细胞成熟发展的分化信号所包围，引发M2极化的因子是IL-4、IL-6、IL-10、IL-13、M-CSF、糖皮质激素、转化生长因子-β（TGF-β）和前列腺素E2（PGE2），这些因子可以由肿瘤块内的肿瘤细胞和成纤维细胞（例如IL-10和TGF-β）产生，也可以由Th2淋巴细胞（例如IL-4和IL-13）产生[20]。

TAMs通过分泌生长因子VEGF、PDGF、TGF-β、FGF家族成员，促进内皮细胞迁移的血管生成因子胸苷磷酸化酶[21,22]，调节血管生成的酶［如MMP2、MMP7、MMP9、MMP12和环氧合酶-2（COX-2）］[16,18,23]以及多种趋化因子（包括CXCL12、CCL2、CXCL8、CXCL1、CXCL13和CCL5）来刺激血管生成[19]。另外，TAMs还分泌能够强力推动瘤周淋巴管生成的淋巴管内皮生长因子[24]。

在原发肿瘤微环境中，至少已有人提出了两种关于TAMs促进肿瘤转移的机制。第一种机制涉及到肿瘤微环境内蛋白酶的分泌，如尿激酶纤维蛋白溶解原激活剂（uPA）、组织蛋白酶B和D[25]、MMP2和MMP9[26]，它们能够消化肿瘤基底膜，从而促进肿瘤细胞逃逸。第二种机制是通过直接增强转移早期阶段的级联反应来实现的[27]。一项生物体内侵袭实验表明TAMs通过肿瘤细胞和TAMs之间的旁分泌信号途径促进细胞运动和侵袭，巨噬细胞在这个途径中表达EGF，促进了细胞形成细长突起并被癌细胞侵袭。此外，EGF还促进癌细胞表达CSF-1，CSF-1又促进了巨噬细胞表达EGF，从而形成一个正反馈回路。无论是用表皮生长因子受体（EGFR）还是CSF-1受体来阻断这个信号途径，都足以抑制巨噬细胞和肿瘤细胞的迁移和侵袭[28]。另外，体外实验证据表明，巨噬细胞分泌的Wnt配体Wnt5a在癌细胞中可以刺激平面细胞极性非经典Wnt信号途径，结果促进了细胞侵袭[29]。实际上，与从对照小鼠分离的TAMs相比，从小鼠乳腺瘤病毒（MMTV）-多瘤中间T（PyMT）小鼠中分离到的TAMs能够促进侵袭，基因表达谱显示这些巨噬细胞特异性地富集Wnt信号分子。因而有广泛的证据表明，Wnt信号途径参与了TAM介导的肿瘤细胞运动[30]。

最后，在肿瘤微环境中的TAMs具有较强的免疫抑制活性，这不仅是通过其产生的IL-10，也通过所产生的趋化因子（如CCL17和CCL22）来完成。它们优先吸引缺乏细胞毒性功能的T细胞亚群，如调节性T细胞（Tregs）和Th2淋巴细胞[19]。此外，TAMs也能够分泌招募初始（也就是未接触抗原）T 细胞的 CCL18。初始 T 细胞被招募进入此微环境，M2 巨噬细胞和未成熟的树突状细胞（DCs）很可能诱导 T 细胞无能，这是 T 细胞无法完全启动针对其靶细胞的免疫反应的原因，从而促进了免疫抑制性肿瘤微环境的形成[31]。

### 1.3.2　髓源性抑制细胞（CD11b$^+$ Gr1$^+$）

肿瘤微环境内另外一类免疫细胞是髓源性抑制细胞（MDSCs）。这些细胞包括一群处于不同分化阶段的异质表型未成熟髓样细胞。它们源自尚未完全成熟为粒细胞、单核细胞或 DCs 的骨髓祖细胞[32]。在小鼠体内，这些细胞表达膜抗原 Gr1 和 CD11b，并基于它们表达不同的 Gr1 表位，可以进一步细分为粒细胞亚群［如 CD11b$^+$ Gr1$^+$（Ly6G$^+$）］和单核细胞亚群［如 CD11b$^+$ Gr1$^+$（Ly6C$^+$ Ly6G$^-$)］[33]。在人体内，MDSCs 似乎更像是一个"MDSCs 家族"，其中包括具有不同表型和生物多样性的细胞类群（表 1.1）。

MDSCs 的主要功能是协调其他细胞的免疫反应，以促进免疫抑制和抗炎表型，这将导致肿瘤免疫逃逸[34]。为在荷瘤宿主中发挥这个功能，MDSCs 需要在淋巴器官中增殖，并随后被招募到原发肿瘤部位[15,32]，此过程由肿瘤相关炎症以及血管生成和趋化因子所引导。

像炎性细胞因子（如 IL-1β、IL-6）和生物活性脂质（如 PGE2）这样一些引起肿瘤炎症环境的主要因素，可在荷瘤宿主中诱导 MDSCs[35~37]。S100A8 和 S100A9 这两种嗜中性粒细胞释放的炎性蛋白，也诱导 MDSCs。特别是 S100A9，它通过 STAT3 依赖途径阻断髓系前体分化为功能性的 DCs 或巨噬细胞[38]。S100A8 和 S100A9 也在肿瘤部位高表达，从而导致了 MDSCs 的大量招募[39]。此外，MDSCs 也产生并分泌这些蛋白，从而形成一个自分泌回路。

在肿瘤微环境中，负责 MDSCs 增殖的主要因子是 VEGF[40] 和 MMP9，它们在维持 MDSCs 水平中发挥着重要的作用[41]。在 ECM 中，肿瘤来源的干细胞因子（SCF）通过抑制髓样前体细胞分化为功能性的 DCs，导致骨髓组织生成和 MDSCs 增殖[42]。招募 MDSCs 到肿瘤位点是通过趋化因子来驱动的，如 CCL2/CCR2[43]、间质细胞衍生因子 1（SDF-1）/CXCR4、CXCL5/CXCR2[44] 以及 uPA[45]。

MDSCs 抑制功能的开启取决于几种因子，包括 IL-4、IL-13、干扰素（IFN）-γ、IL-1β 和 TGF-β。激活的 MDSCs 直接通过在肿瘤微环境中表达诱导型一氧化氮合酶（iNOS）和 ARG1 来抑制抗肿瘤免疫应答。表达 ARG1 的 MDSCs 消耗了微环境中的 L-精氨酸，限制了 T 细胞对 L-精氨酸的利用，因而 T 细胞上的 T 细胞受体（TCR）缺乏 CD3ζ 链，使其停留在细胞周期的 G0~G1 期，导致了对其功能和增殖两方面的抑制作用[46]。MDSCs 中 iNOS 的高表达增加了一氧化氮（NO）和活性氧（ROS）的产生。ROS 会抑制 MDSC 的成熟[47]，在肿瘤微环境中会诱导免疫细胞 DNA 的损害，抑制 MDSCs 分化为功能性 DCs，并招募 MDSCs 至肿瘤位点[32]。此外，细胞外 ROS 催化 TCR 的硝化反应，因而会抑制 T 细胞肽-MHC 间的相互作用，从而导致 T 细胞功能的抑制[48]。MDSCs 还会通过破坏 CD4$^+$ T 细胞和 CD8$^+$ T 细胞表达的 L-选择素来削弱 T 细胞活化，从而抑制这些细胞归巢至肿瘤部位（在那里它们会被激活）[45]。MDSCs 干扰 T 细胞活化的另一种机制是它具有在肿瘤微环境中使 Treg 细胞增殖的能力[46,49]。如上所述，Tregs 抑制抗肿瘤免疫反应[50]。此外，MDSCs 还抑制自然杀伤细胞（NK）和 B 细胞[34]，并通过分泌高水平的 IL-10 诱发 TAMs 的 M2 极化[37]，结果是免疫抑制细胞和抗肿瘤免疫细胞之间的平衡进一步倾斜，形成免疫抑制性微环境。最终，类似于 TAMs，MDSCs 能够促进血管生成[41]，从而通过改善肿瘤微环境内营养物质和氧气的输送来促进转移的增加。

### 1.3.3　树突状细胞

DCs 是分布在所有组织中的髓源性细胞[51]，它们是外围组织和免疫器官如胸腺、骨髓、脾脏和淋巴结中专门的抗原呈递细胞（APCs)[51]。DCs 代表了固有免疫和适应性免疫之间至关重要的联系，并且在特异性免疫反应的发生中具有非常重要的作用。事实上，它们的角色是侦测外围组织，识别、摄取和处理病原体，并在 MHC 分子存在的情况下将抗原衍生的抗原肽呈递给淋巴组织中的初始 T 淋巴细胞[51]。

小鼠和人类有两种主要的 DCs 类群：髓细胞样 DCs（mDCs，也称为传统 DCs 或经典 DCs）和浆细胞样 DCs（pDCs）。在小鼠体内，mDCs 表达高水平的 CD11c。在生理状态稳定的情况下，已有人在小鼠模型中对定植于淋巴器官和其他组织的几种 mDC 亚群进行过描述。这些具有特定表面标记的 mDC 亚种群列于表 1.1 中。小鼠 pDCs 的特点是表达 B220、CD45RB，低或不表达 CD11c 且缺乏 CD11b。人类 mDC 表达 CD11c，不表达 CD123，并根据其表达 CD16、CD1c（BDCA-1）和 CD141（BDCA-3）的情况进一步分为三个亚群[51]。人类 pDCs 不表达 CD11c，但表达 MHC-Ⅱ和 CD123。

在与 DCs 的相互作用中，初始 $CD4^+$ T 细胞和 $CD8^+$ T 细胞能够分化为具有不同功能的抗原特异性效应性 T 细胞。$CD4^+$ T 细胞可以分化成为Ⅰ型辅助 T 细胞（Th1）、Th2 细胞、Th17 细胞、滤泡辅助性 T 细胞（Tfh，帮助 B 细胞分化成抗体分泌细胞）以及下调其他淋巴细胞功能的 Treg 细胞。初始 $CD8^+$ T 细胞可以分化成效应性细胞毒性 T 淋巴细胞（CTLs）[51,52]。此外，DCs 在控制体液免疫方面也有重要的作用，它们可以与 B 细胞直接发生相互作用，也可以通过诱导 $CD4^+$ 辅助性 T 细胞的增殖和分化来间接发挥作用[53,54]。DCs 是多种类型癌症微环境的组成成分[55,56]，肿瘤有能力吸引并重编程 DCs 的生物学特性，诱导它们发挥免疫抑制或血管生成的功能[57]。肿瘤相关细胞因子如 VEGF、IL-10 和 PGE2 可以深刻影响 DCs 的特性[58]。Liu 等人的研究表明，肿瘤细胞源性 TGF-β 和 PGE2 能够驱动 DCs 分化成为调节性 DCs，表型是 $CD11c^{低}CD11b^{高}Ia^{低}$ 且高表达 IL-10、NO、VEGF 和精氨酸酶 1（ARG1），在体外和体内都抑制 $CD4^+$ T 细胞的增殖[58]。因此，这些数据表明肿瘤可以引导 DCs 分化为调节性 DC 亚群，有助于形成免疫抑制性肿瘤微环境并促进肿瘤的免疫逃逸。肿瘤相关性 DCs 通过产生血管生成分子如 MMP、VEGF、血管生成素、类肝素酶和碱性成纤维细胞生长因子（bFGF）来诱导 Treg 增殖并导致血管生成[59,60]。肿瘤可以阻断单核细胞分化为巨噬细胞，从而防止 DC 诱导的肿瘤特异性 T 细胞启动，这一过程是由 IL-6 和 M-CSF 的相互作用而不是 DCs 介导的[61]。被 DC 内吞的肿瘤糖蛋白癌胚抗原（CEA）和黏蛋白 1（MUC1），可被局限于早期内体，从而防止了有效抗原处理和呈递给 T 细胞[62]。肿瘤也干扰 DC 的成熟，第一，它可以通过分泌 IL-10 抑制 DC 的成熟[63]，导致抗原特异性无能；第二，肿瘤衍生因子可以改变 mDCs 的成熟，产生间接促进肿瘤生长（促肿瘤 DCs）的细胞。例如肿瘤源性胸腺基质淋巴细胞生成素（TSLP）导致 DCs 表达 OX40 配体，诱导生成 Th2 细胞。这些 $CD4^+$ 细胞通过分泌 IL-4 和 IL-13 促进乳腺肿瘤的发生[64]，这些细胞因子可以防止肿瘤细胞的凋亡，并可通过刺激 TAMs 分泌 EGF 间接促进肿瘤细胞的增殖。pDCs 也在肿瘤进展中发挥作用。这些细胞表面表达一种孤儿受体——免疫球蛋白样转录体 7（ILT7）。Cao 等人的研究发现，肿瘤细胞表达 ILT7 的一种配体——骨髓基质细胞抗原 2（BST2），pDC 上的 ILT7 与肿瘤细胞上的 BST2 之间的相互作用抑制了 pDCs 中 IFN-α 和炎性细胞因子的产生[65]。这些 pDCs 诱导初始 $CD4^+$ T 细胞分化为具有免疫抑制功能的产 IL-10 的 T 细胞。最终，DCs 具有直接的促瘤效应：mDCs 直接促进多发性骨髓瘤细胞的生存和集落的生成[66,67]。

#### 1.3.4　肿瘤浸润性 T 细胞

肿瘤也被肿瘤相关抗原特异性 CD8$^+$ T 细胞所浸润。尽管 T 细胞有可能杀死肿瘤细胞，但通常它们的活性较低，无法控制肿瘤的生长[68]。尽管导致 T 细胞根除肿瘤失败的分子和细胞机制依然不明确，但早期的研究证据表明，引起肿瘤微环境中的 T 细胞功能失调的原因是 T 细胞无能、衰竭和衰老。

T 细胞的激活依赖于 TCR 在 MHC 分子存在的情况下从 APC 或 APC 样细胞（肿瘤细胞）上识别其同源抗原。协同刺激分子 CD80（B7-1）、CD86（B7-2）和 CD28 之间的相互作用对于 T 细胞的特异性激活是至关重要的。T 细胞无能通常被描述为 T 细胞处于 IL-2 产量较低或不完全激活的低反应状态，其中初始 T 细胞处于低协同刺激和/或高协同抑制状态。人类肿瘤和肿瘤相关 APCs 经常表达高水平的 B7-H1 ［CD274 或程序性细胞死亡蛋白 1 配体（PD-L1）］、B7-H2（CD275 或 ICOS-L）、B7-H3（CD276）、B7-H4（B7S1 或 B7x）和 B7-DC（CD273 或 PD-L2）协同抑制分子，低或不表达 B7-1（CD80）和 B7-2（CD86）协同刺激分子[69~72]。这表明肿瘤微环境中的协同刺激水平差，协同抑制水平高，从而促进了 T 细胞无能。

T 细胞衰竭描述的是效应性 T 细胞中细胞因子表达和效应功能下降，并且对再激活有抵抗作用[73]。在慢性炎症部位 T 细胞长期激活会发生衰竭，比如在癌症、自身免疫性疾病和慢性感染的情况下。在肿瘤内，衰竭的 T 细胞表现为 IL-2、IFN-γ 和 TNFα 的表达明显降低，并且细胞周期停滞，这种效应确定为 T 细胞衰竭。在肿瘤中，衰竭的 T 细胞高水平表达多种抑制性表面分子，有效防止 T 细胞活化。这些抑制性受体包括 B7-H1、程序性细胞死亡蛋白 1（PD-1）、2B4（CD244）、B 和 T 细胞淋巴细胞弱化因子（BTLA）、细胞毒性 T 淋巴相关抗原 4（CTLA-4）、CD160、淋巴细胞激活基因（LAG）3 以及 T 细胞免疫球蛋白及黏蛋白结构域分子 3（Tim-3）[74~79]。尽管 T 细胞衰竭的详细分子机制还不完全清楚，有人建议是 B7-H1/PD-1 信号途径介导的 CD8$^+$ T 细胞功能衰竭，抑制了 PI3K/AKT 信号细胞的激活和 TCR 下游信号[80]。

衰老 T 细胞是端粒变短且反应迟钝的晚期分化 T 细胞，细胞周期停滞，并且表型发生变化如 CD28 表达缺失，高表达 Tim-3、CD57 和杀伤细胞凝集素样受体 G 亚家族成员 1（KLRG-1）[76,81~84]。这些细胞在杀伤能力和负调节功能发育方面存在明显的缺陷[85]。

总之，在肿瘤发生过程中观察到的外周 T 细胞的耐受机制包括 T 细胞无能、衰竭、衰老和调节性 T 细胞（Treg）（在下面描述），损害了正在进行中的 T 细胞功能，使肿瘤逃逸。

#### 1.3.5　调节性 T 细胞（CD4$^+$ CD25$^+$ FOXP3$^+$）

肿瘤逃逸免疫应答的另一种机制是招募 Tregs 进入肿瘤微环境[86]。这些细胞积极地抑制病理和生理免疫反应，从而导致了免疫自我耐受和免疫稳态的维持。此外，它们还参与抑制广泛的免疫反应，包括对自体肿瘤细胞、过敏原、致病或共生微生物、同种异体器官移植以及怀孕期间胎儿的反应[87,88]。Tregs 代表一类特异性 T 细胞，主要分为两个类群：自然 Tregs 和诱导或适应性 Tregs[89]。自然 Tregs 表达 CD4 和 IL-2 受体 α 链（CD25），这些细胞在生理上由正常胸腺产生，作为功能上成熟的独特类群，它们的发育和功能依赖于叉头框转录因子 P3（FOXP3）的表达[87,89]。适应性 Tregs 通过特定的抗原刺激模式，特别是在一个特定的细胞因子环境中由初始 T 细胞诱导而来[87,89]。

Tregs 包括分泌 IL-10 的调节性 T 细胞 1（Tr1），分泌 TGF-β 的辅助 T 细胞（Th）3，

某些表达 γ/δTCR 的 CD4⁻CD8⁻ T 细胞和 CD8⁺CD28⁻ T 细胞。CD4⁺CD25⁺FOXP3⁺ 自然 Tregs 抑制多种类型免疫活性细胞的激活和/或增殖。事实上，它们能够抑制 CD4⁺T 细胞的活化和增殖，抑制效应性 T 细胞的功能，抑制 CD4⁺T 细胞和 CD8⁺T 细胞的激活和/或增殖及细胞因子的形成，抑制 B 细胞的增殖和免疫球蛋白的产生与类别转换，抑制 NK 细胞和自然杀伤 T 细胞（NKT）的细胞毒性作用，并抑制 DCs 的功能和成熟[90]。几种分子和细胞机制已被用来解释 Treg 如何抑制免疫反应[90]，可能机制之一是所谓的"依赖于细胞间接触的抑制"。有证据表明，Tregs 表达的 CTLA-4 和 LAG3 分子，与 APCs 表达的 CD80 和 CD86 协同刺激分子，在 Tregs 介导的抑制中发挥着重要的作用。有人假设 Tregs 上的 CTLA-4 可能与 APCs 上的 CD80 和 CD86 分子发生相互作用，转导协同刺激信号至 Tregs，从而导致 Tregs 激活并产生抑制作用。CTLA-4 的另外一个可能的作用是直接介导抑制，Tregs 上表达的 CTLA-4 通过与 CD80 和 CD86 发生相互作用诱导 DCs 中吲哚胺 2,3-二氧酶（IDO）的表达[91]。IDO 催化色氨酸转化为犬尿氨酸和其他代谢物，通过细胞毒性或将初始 CD25⁻CD4⁺T 细胞诱导为新的 Tregs 而在 DCs 局部环境中具有很强的免疫抑制效应[91]。Tregs 还可能通过 CTLA-4 直接下调 CD80 和 CD86 的表达，利用 DCs 阻碍其他 T 细胞的活化[92]。此外，Tregs 上的 CTLA-4 可能结合活化的应答 T 细胞所表达的 CD80 和 CD86，并直接转导负调节信号至应答 T 细胞[93]。另外，CTLA-4 可能增加 Tregs 和 APCs 之间的物理相互作用，从而提高 Tregs 与其他 T 细胞或 APCs 的激活或抑制作用[94]。Tregs 分泌的免疫抑制细胞因子代表了 Tregs 介导抑制或抑制环境条件的另一种机制，Tregs 分泌 IL-10 和 TGF-β，IL-10 能够在 DCs 上诱导免疫抑制协同刺激分子 B7-H4[95]，而 TGF-β 对于维持自然 Tregs 和从初始 T 细胞诱导 Tregs 是必不可少的[96]。Tregs 介导抑制的另一种可能机制是杀死效应性细胞。事实上，Tregs 释放可能引起 T 细胞、单核细胞和 DCs 死亡的穿孔素和粒酶 A[97]。有趣的是，相比其他免疫细胞，Tregs 还拥有一种更强的硫氧还蛋白系统[98]，从而导致 ROS 介导损伤的灵敏度降低，导致它们在肿瘤微环境中具有生存优势[99]。

### 1.3.6　肥大细胞（c-KIT⁺）

肥大细胞来源于骨髓造血祖细胞，由于不成熟，肥大细胞从血管迁移到周围组织后，它们的成熟取决于微环境条件。从生理角度来看，肥大细胞参与组织重塑、伤口愈合和血管生成[100]。这些细胞在急性疾病、慢性过敏性疾病[101]和自身免疫性疾病中具有病理效应[102]。

有很多证据表明在癌症增殖和转移过程中牵扯到肥大细胞。肿瘤中肥大细胞的浸润和激活主要由细胞内发现的肿瘤来源的 SCF 和受体 c-KIT 来介导[103]。一旦激活，肥大细胞可以释放一些介质参与肿瘤微环境的重塑过程，从而促进肿瘤的转移。事实上，肥大细胞也产生蛋白酶，如类胰蛋白酶、糜蛋白酶类、MMP9 和组织蛋白酶，通过水解趋化因子和细胞因子并降解 ECM 来促进炎症，调节免疫反应[104]。肥大细胞来源的白细胞三烯能够促进嗜中性粒细胞的招募[105]，诱导血管通透性，在多种细胞内引发趋化作用，并增加黏液的产量[106]。其他释放性介质包括降低内皮屏障的血管活性因子（如组织胺、IL-8、VEGF、PGED 和 P 物质）[107]和促血管生成因子（如 VEGF、PDGF、MMP9 和 PGE2），共同诱导血管生成。此外，通过分泌炎性细胞因子和免疫抑制性细胞因子与趋化因子，肥大细胞有助于在肿瘤微环境内建立炎症和免疫抑制条件。炎性细胞因子（如 IL-1β、IL-6、IL-8 和 TNF-α）通过血浆流出增加了肠液体积，增加了氧气输送给缺氧细胞的距离，从而导致了缺氧症诱发的转移[108]。免疫抑制因子（如 TGF-β 和 IL-10[109]）促成了免疫抑制。趋化因子

（例如 CCL5 和 CXCL8[110]）充当其他效应性免疫细胞的趋化剂，因而重塑了肿瘤的免疫和炎症微环境。最后，肥大细胞分泌有利于肿瘤细胞生存和增殖的生长因子［如 EGF、胰岛素样生长因子（IGF）、神经生长因子（NGF）和 bFGF］，从而再次促进了转移[111]。

在肿瘤微环境中，肥大细胞和其他免疫细胞之间存在着复杂的相互作用，由肥大细胞分泌的因子导致了 MDSCs 中 CCL2 的产生和 IL-17 的上调。CCL2 信号招募更多的 MDSCs，导致产生了更多的 IL-17，进一步加剧了肿瘤微环境的炎症。IL-17 导致了 IL-9、IL-10、IL-13、CCL17、CCL22、CD39 和 CD73 的上调，这会导致出现多种结果：CCL17 和 CCL22 反过来作为趋化剂会引导更多的 Tregs 至肿瘤部位；CD39 和 CD73 增强了 Tregs 的抑制功能；Tregs 产生的 IL-9 有助于维持肥大细胞的生存；IL-10 和 IL-13 诱导 MDSCs 表达 ARG1。肥大细胞能够调节 MDSCs 和 Tregs 的招募和抑制功能，代表了另一种促进肿瘤免疫逃逸的机制。

## 1.4 结语

癌症的治疗方法已从相对非特异性的细胞毒性药物发展到了具有选择性、基于机制的治疗。这些靶向治疗方法旨在抑制那些对肿瘤生长和维持至关重要的分子途径，越来越多的证据显示了肿瘤微环境中的免疫细胞在促进肿瘤进展中的作用，可以想象这些细胞可以作为新的治疗靶点治疗癌症。现在人们已经开发了几种免疫治疗方法，靶点就是肿瘤中浸润的免疫细胞。关于这些方法的讨论远远超出本章的范围，在文献［112～119］中有关于此方面深层次的论述。这些免疫治疗方法努力去刺激宿主免疫反应，以实现长期破坏肿瘤的目标。这些发现支持发展针对肿瘤和免疫细胞的组合治疗方法。此外，靶向疗法和细胞毒性药物也会调节免疫反应，一些化疗药物如环磷酰胺等对免疫抑制性 Tregs 有直接的毒性作用[118]；吉西他滨和 5-氟尿嘧啶（5-FU）都可以选择性地杀死 MDSCs[118]；潘生丁[120] 和宾达利[121] 在乳腺癌原发灶中减少 TAMs 和 MDSCs 的渗透。总之，所有这些数据都展示了这些治疗方法可以有效结合免疫疗法来改善临床疗效的可能性。

### 参 考 文 献

1. Egeblad M, Nakasone ES, Werb Z (2010) Tumors as organs: complex tissues that interface with the entire organism. Dev Cell 18(6):884–901
2. Spano D, Zollo M (2013) Tumor microenvironment: a main actor in the metastasis process. Clin Exp Metastasis 29(4):381–395
3. Spano D, Heck C, De Antonellis P, Christofori G, Zollo M (2012) Molecular networks that regulate cancer metastasis. Semin Cancer Biol 22(3):234–249
4. Laird DJ, von Andrian UH, Wagers AJ (2008) Stem cell trafficking in tissue development, growth, and disease. Cell 132(4):612–630
5. Lapid K, D'Uva G, Ovadya Y, Itkin T, Kalinkovich A, Zollo M, Lapidot T (2013) GSK3β signaling promotes the migration and physiological motility of murine hematopoietic progenitors via cytoskeletal rearrangement. J Clin Invest 123(4):1705–1717
6. Dunn GP, Bruce AT, Ikeda H, Old LJ, Schreiber RD (2002) Cancer immunoediting: from immunosurveillance to tumor escape. Nat Immunol 3(11):991–998
7. Swann JB, Smyth MJ (2007) Immune surveillance of tumors. J Clin Invest 117(5):1137–1146
8. Dunn GP, Old LJ, Schreiber RD (2004) The three Es of cancer immunoediting. Annu Rev Immunol 22:329–360
9. Kaplan DH, Shankaran V, Dighe AS, Stockert E, Aguet M, Old LJ, Schreiber RD (1998) Demonstration of an interferon gamma-dependent tumor surveillance system in immuno-competent mice. Proc Natl Acad Sci USA 95(13):7556–7561
10. Poschke I, Mougiakakos D, Kiessling R (2011) Camouflage and sabotage: tumor escape from the immune system. Cancer Immunol Immunother 60(8):1161–1171

11. Coffelt SB, Lewis CE, Naldini L, Brown JM, Ferrara N, De Palma M (2010) Elusive identities and overlapping phenotypes of proangiogenic myeloid cells in tumors. Am J Pathol 176(4):1564–1576
12. DeNardo DG, Andreu P, Coussens LM (2010) Interactions between lymphocytes and myeloid cells regulate pro- versus anti-tumor immunity. Cancer Metastasis Rev 29(2):309–316
13. Murdoch C, Muthana M, Coffelt SB, Lewis CE (2008) The role of myeloid cells in the promotion of tumour angiogenesis. Nat Rev 8(8):618–631
14. Qian BZ, Pollard JW (2010) Macrophage diversity enhances tumor progression and metastasis. Cell 141(1):39–51
15. Ostrand-Rosenberg S, Sinha P (2009) Myeloid-derived suppressor cells: linking inflammation and cancer. J Immunol 182(8):4499–4506
16. Mantovani A, Allavena P, Sica A, Balkwill F (2008) Cancer-related inflammation. Nature 454(7203):436–444
17. Pollard JW (2009) Trophic macrophages in development and disease. Nat Rev Immunol 9 (4):259–270
18. DeNardo DG, Johansson M, Coussens LM (2008) Immune cells as mediators of solid tumor metastasis. Cancer Metastasis Rev 27(1):11–18
19. Balkwill F (2004) Cancer and the chemokine network. Nat Rev 4(7):540–550
20. Allavena P, Sica A, Garlanda C, Mantovani A (2008) The Yin-Yang of tumor-associated macrophages in neoplastic progression and immune surveillance. Immunol Rev 222:155–161
21. Bingle L, Lewis CE, Corke KP, Reed MW, Brown NJ (2006) Macrophages promote angiogenesis in human breast tumour spheroids in vivo. Br J Cancer 94(1):101–107
22. Hotchkiss KA, Ashton AW, Klein RS, Lenzi ML, Zhu GH, Schwartz EL (2003) Mechanisms by which tumor cells and monocytes expressing the angiogenic factor thymidine phosphorylase mediate human endothelial cell migration. Cancer Res 63(2):527–533
23. Pollard JW (2004) Tumour-educated macrophages promote tumour progression and metastasis. Nat Rev 4(1):71–78
24. Ji RC (2006) Lymphatic endothelial cells, tumor lymphangiogenesis and metastasis: new insights into intratumoral and peritumoral lymphatics. Cancer Metastasis Rev 25(4):677–694
25. Vasiljeva O, Papazoglou A, Kruger A, Brodoefel H, Korovin M, Deussing J, Augustin N, Nielsen BS, Almholt K, Bogyo M, Peters C, Reinheckel T (2006) Tumor cell-derived and macrophage-derived cathepsin B promotes progression and lung metastasis of mammary cancer. Cancer Res 66(10):5242–5250
26. Hagemann T, Robinson SC, Schulz M, Trumper L, Balkwill FR, Binder C (2004) Enhanced invasiveness of breast cancer cell lines upon co-cultivation with macrophages is due to TNF-alpha dependent up-regulation of matrix metalloproteases. Carcinogenesis 25 (8):1543–1549
27. Fidler IJ (2003) The pathogenesis of cancer metastasis: the 'seed and soil' hypothesis revisited. Nat Rev 3(6):453–458
28. Goswami S, Sahai E, Wyckoff JB, Cammer M, Cox D, Pixley FJ, Stanley ER, Segall JE, Condeelis JS (2005) Macrophages promote the invasion of breast carcinoma cells via a colony-stimulating factor-1/epidermal growth factor paracrine loop. Cancer Res 65 (12):5278–5283
29. Pukrop T, Klemm F, Hagemann T, Gradl D, Schulz M, Siemes S, Trumper L, Binder C (2006) Wnt 5a signaling is critical for macrophage-induced invasion of breast cancer cell lines. Proc Natl Acad Sci USA 103(14):5454–5459
30. Ojalvo LS, Whittaker CA, Condeelis JS, Pollard JW (2010) Gene expression analysis of macrophages that facilitate tumor invasion supports a role for Wnt-signaling in mediating their activity in primary mammary tumors. J Immunol 184(2):702–712
31. Solinas G, Germano G, Mantovani A, Allavena P (2009) Tumor-associated macrophages (TAM) as major players of the cancer-related inflammation. J Leukoc Biol 86(5):1065–1073
32. Gabrilovich DI, Nagaraj S (2009) Myeloid-derived suppressor cells as regulators of the immune system. Nat Rev Immunol 9(3):162–174
33. Nagaraj S, Gabrilovich DI (2010) Myeloid-derived suppressor cells in human cancer. Cancer J 16(4):348–353
34. Yang L, Moses HL (2008) Transforming growth factor beta: tumor suppressor or promoter? Are host immune cells the answer? Cancer Res 68(22):9107–9111
35. Bunt SK, Yang L, Sinha P, Clements VK, Leips J, Ostrand-Rosenberg S (2007) Reduced inflammation in the tumor microenvironment delays the accumulation of myeloid-derived suppressor cells and limits tumor progression. Cancer Res 67(20):10019–10026
36. Rodriguez PC, Hernandez CP, Quiceno D, Dubinett SM, Zabaleta J, Ochoa JB, Gilbert J, Ochoa AC (2005) Arginase I in myeloid suppressor cells is induced by COX-2 in lung

carcinoma. J Exp Med 202(7):931–939

37. Sinha P, Clements VK, Fulton AM, Ostrand-Rosenberg S (2007) Prostaglandin E2 promotes tumor progression by inducing myeloid-derived suppressor cells. Cancer Res 67 (9):4507–4513

38. Cheng P, Corzo CA, Luetteke N, Yu B, Nagaraj S, Bui MM, Ortiz M, Nacken W, Sorg C, Vogl T, Roth J, Gabrilovich DI (2008) Inhibition of dendritic cell differentiation and accumulation of myeloid-derived suppressor cells in cancer is regulated by S100A9 protein. J Exp Med 205(10):2235–2249

39. Sinha P, Okoro C, Foell D, Freeze HH, Ostrand-Rosenberg S, Srikrishna G (2008) Proinflammatory S100 proteins regulate the accumulation of myeloid-derived suppressor cells. J Immunol 181(7):4666–4675

40. Melani C, Chiodoni C, Forni G, Colombo MP (2003) Myeloid cell expansion elicited by the progression of spontaneous mammary carcinomas in c-erbB-2 transgenic BALB/c mice suppresses immune reactivity. Blood 102(6):2138–2145

41. Yang L, DeBusk LM, Fukuda K, Fingleton B, Green-Jarvis B, Shyr Y, Matrisian LM, Carbone DP, Lin PC (2004) Expansion of myeloid immune suppressor Gr+CD11b+ cells in tumor-bearing host directly promotes tumor angiogenesis. Cancer Cell 6(4):409–421

42. Pan PY, Wang GX, Yin B, Ozao J, Ku T, Divino CM, Chen SH (2008) Reversion of immune tolerance in advanced malignancy: modulation of myeloid-derived suppressor cell development by blockade of stem-cell factor function. Blood 111(1):219–228

43. Sawanobori Y, Ueha S, Kurachi M, Shimaoka T, Talmadge JE, Abe J, Shono Y, Kitabatake M, Kakimi K, Mukaida N, Matsushima K (2008) Chemokine-mediated rapid turnover of myeloid-derived suppressor cells in tumor-bearing mice. Blood 111 (12):5457–5466

44. Yang L, Huang J, Ren X, Gorska AE, Chytil A, Aakre M, Carbone DP, Matrisian LM, Richmond A, Lin PC, Moses HL (2008) Abrogation of TGF beta signaling in mammary carcinomas recruits Gr-1+CD11b+ myeloid cells that promote metastasis. Cancer Cell 13 (1):23–35

45. Hanson EM, Clements VK, Sinha P, Ilkovitch D, Ostrand-Rosenberg S (2009) Myeloid-derived suppressor cells down-regulate L-selectin expression on CD4+ and CD8+ T cells. J Immunol 183(2):937–944

46. Ostrand-Rosenberg S (2010) Myeloid-derived suppressor cells: more mechanisms for inhibiting antitumor immunity. Cancer Immunol Immunother 59(10):1593–1600

47. Corzo CA, Cotter MJ, Cheng P, Cheng F, Kusmartsev S, Sotomayor E, Padhya T, McCaffrey TV, McCaffrey JC, Gabrilovich DI (2009) Mechanism regulating reactive oxygen species in tumor-induced myeloid-derived suppressor cells. J Immunol 182(9):5693–5701

48. Nagaraj S, Gupta K, Pisarev V, Kinarsky L, Sherman S, Kang L, Herber DL, Schneck J, Gabrilovich DI (2007) Altered recognition of antigen is a mechanism of CD8+ T cell tolerance in cancer. Nat Med 13(7):828–835

49. Serafini P, Mgebroff S, Noonan K, Borrello I (2008) Myeloid-derived suppressor cells promote cross-tolerance in B-cell lymphoma by expanding regulatory T cells. Cancer Res 68(13):5439–5449

50. Nizar S, Copier J, Meyer B, Bodman-Smith M, Galustian C, Kumar D, Dalgleish A (2009) T-regulatory cell modulation: the future of cancer immunotherapy? Br J Cancer 100 (11):1697–1703

51. Steinman RM (2012) Decisions about dendritic cells: past, present, and future. Annu Rev Immunol 30:1–22

52. Kadowaki N (2007) Dendritic cells: a conductor of T cell differentiation. Allergol Int 56 (3):193–199

53. Jego G, Pascual V, Palucka AK, Banchereau J (2005) Dendritic cells control B cell growth and differentiation. Curr Dir Autoimmun 8:124–139

54. Qi H, Egen JG, Huang AY, Germain RN (2006) Extrafollicular activation of lymph node B cells by antigen-bearing dendritic cells. Science 312(5780):1672–1676

55. Baleeiro RB, Anselmo LB, Soares FA, Pinto CA, Ramos O, Gross JL, Haddad F, Younes RN, Tomiyoshi MY, Bergami-Santos PC, Barbuto JA (2008) High frequency of immature dendritic cells and altered in situ production of interleukin-4 and tumor necrosis factor-alpha in lung cancer. Cancer Immunol Immunother 57(9):1335–1345

56. Mantovani A, Sozzani S, Locati M, Schioppa T, Saccani A, Allavena P, Sica A (2004) Infiltration of tumours by macrophages and dendritic cells: tumour-associated macrophages as a paradigm for polarized M2 mononuclear phagocytes. Novartis Found Symp 256:137–145, discussion 146–138, 259–169

57. Shurin MR, Shurin GV, Lokshin A, Yurkovetsky ZR, Gutkin DW, Chatta G, Zhong H,

Han B, Ferris RL (2006) Intratumoral cytokines/chemokines/growth factors and tumor infiltrating dendritic cells: friends or enemies? Cancer Metastasis Rev 25(3):333–356

58. Liu Q, Zhang C, Sun A, Zheng Y, Wang L, Cao X (2009) Tumor-educated CD11bhighIalow regulatory dendritic cells suppress T cell response through arginase I. J Immunol 182 (10):6207–6216

59. Sprague L, Muccioli M, Pate M, Meles E, McGinty J, Nandigam H, Venkatesh AK, Gu MY, Mansfield K, Rutowski A, Omosebi O, Courreges MC, Benencia F (2011) The interplay between surfaces and soluble factors define the immunologic and angiogenic properties of myeloid dendritic cells. BMC Immunol 12:35

60. Curiel TJ, Cheng P, Mottram P, Alvarez X, Moons L, Evdemon-Hogan M, Wei S, Zou L, Kryczek I, Hoyle G, Lackner A, Carmeliet P, Zou W (2004) Dendritic cell subsets differentially regulate angiogenesis in human ovarian cancer. Cancer Res 64(16):5535–5538

61. Chomarat P, Banchereau J, Davoust J, Palucka AK (2000) IL-6 switches the differentiation of monocytes from dendritic cells to macrophages. Nat Immunol 1(6):510–514

62. Hiltbold EM, Vlad AM, Ciborowski P, Watkins SC, Finn OJ (2000) The mechanism of unresponsiveness to circulating tumor antigen MUC1 is a block in intracellular sorting and processing by dendritic cells. J Immunol 165(7):3730–3741

63. Steinbrink K, Wolfl M, Jonuleit H, Knop J, Enk AH (1997) Induction of tolerance by IL-10-treated dendritic cells. J Immunol 159(10):4772–4780

64. Aspord C, Pedroza-Gonzalez A, Gallegos M, Tindle S, Burton EC, Su D, Marches F, Banchereau J, Palucka AK (2007) Breast cancer instructs dendritic cells to prime interleukin 13-secreting CD4+ T cells that facilitate tumor development. J Exp Med 204(5):1037–1047

65. Cao W, Bover L, Cho M, Wen X, Hanabuchi S, Bao M, Rosen DB, Wang YH, Shaw JL, Du Q, Li C, Arai N, Yao Z, Lanier LL, Liu YJ (2009) Regulation of TLR7/9 responses in plasmacytoid dendritic cells by BST2 and ILT7 receptor interaction. J Exp Med 206 (7):1603–1614

66. Kukreja A, Hutchinson A, Dhodapkar K, Mazumder A, Vesole D, Angitapalli R, Jagannath S, Dhodapkar MV (2006) Enhancement of clonogenicity of human multiple myeloma by dendritic cells. J Exp Med 203(8):1859–1865

67. Bahlis NJ, King AM, Kolonias D, Carlson LM, Liu HY, Hussein MA, Terebelo HR, Byrne GE Jr, Levine BL, Boise LH, Lee KP (2007) CD28-mediated regulation of multiple myeloma cell proliferation and survival. Blood 109(11):5002–5010

68. Gervois N, Guilloux Y, Diez E, Jotereau F (1996) Suboptimal activation of melanoma infiltrating lymphocytes (TIL) due to low avidity of TCR/MHC-tumor peptide interactions. J Exp Med 183(5):2403–2407

69. Zou W, Chen L (2008) Inhibitory B7-family molecules in the tumour microenvironment. Nat Rev Immunol 8(6):467–477

70. Blank C, Brown I, Peterson AC, Spiotto M, Iwai Y, Honjo T, Gajewski TF (2004) PD-L1/B7H-1 inhibits the effector phase of tumor rejection by T cell receptor (TCR) transgenic CD8+ T cells. Cancer Res 64(3):1140–1145

71. Curiel TJ, Wei S, Dong H, Alvarez X, Cheng P, Mottram P, Krzysiek R, Knutson KL, Daniel B, Zimmermann MC, David O, Burow M, Gordon A, Dhurandhar N, Myers L, Berggren R, Hemminki A, Alvarez RD, Emilie D, Curiel DT, Chen L, Zou W (2003) Blockade of B7-H1 improves myeloid dendritic cell-mediated antitumor immunity. Nat Med 9(5):562–567

72. Kryczek I, Zou L, Rodriguez P, Zhu G, Wei S, Mottram P, Brumlik M, Cheng P, Curiel T, Myers L, Lackner A, Alvarez X, Ochoa A, Chen L, Zou W (2006) B7-H4 expression identifies a novel suppressive macrophage population in human ovarian carcinoma. J Exp Med 203(4):871–881

73. Wherry EJ (2011) T cell exhaustion. Nat Immunol 12(6):492–499

74. Blackburn SD, Shin H, Haining WN, Zou T, Workman CJ, Polley A, Betts MR, Freeman GJ, Vignali DA, Wherry EJ (2009) Coregulation of CD8+ T cell exhaustion by multiple inhibitory receptors during chronic viral infection. Nat Immunol 10(1):29–37

75. Sakuishi K, Apetoh L, Sullivan JM, Blazar BR, Kuchroo VK, Anderson AC (2010) Targeting Tim-3 and PD-1 pathways to reverse T cell exhaustion and restore anti-tumor immunity. J Exp Med 207(10):2187–2194

76. Li H, Wu K, Tao K, Chen L, Zheng Q, Lu X, Liu J, Shi L, Liu C, Wang G, Zou W (2012) Tim-3/galectin-9 signaling pathway mediates T-cell dysfunction and predicts poor prognosis in patients with hepatitis B virus-associated hepatocellular carcinoma. Hepatology 56 (4):1342–1351

77. Zhou Q, Munger ME, Veenstra RG, Weigel BJ, Hirashima M, Munn DH, Murphy WJ, Azuma M, Anderson AC, Kuchroo VK, Blazar BR (2011) Coexpression of Tim-3 and PD-1

identifies a CD8+ T-cell exhaustion phenotype in mice with disseminated acute myelogenous leukemia. Blood 117(17):4501–4510

78. Fourcade J, Sun Z, Pagliano O, Guillaume P, Luescher IF, Sander C, Kirkwood JM, Olive D, Kuchroo V, Zarour HM (2012) CD8(+) T cells specific for tumor antigens can be rendered dysfunctional by the tumor microenvironment through upregulation of the inhibitory receptors BTLA and PD-1. Cancer Res 72(4):887–896

79. Woo SR, Turnis ME, Goldberg MV, Bankoti J, Selby M, Nirschl CJ, Bettini ML, Gravano DM, Vogel P, Liu CL, Tangsombatvisit S, Grosso JF, Netto G, Smeltzer MP, Chaux A, Utz PJ, Workman CJ, Pardoll DM, Korman AJ, Drake CG, Vignali DA (2012) Immune inhibitory molecules LAG-3 and PD-1 synergistically regulate T-cell function to promote tumoral immune escape. Cancer Res 72(4):917–927

80. Riley JL (2009) PD-1 signaling in primary T cells. Immunol Rev 229(1):114–125

81. Effros RB (2004) Replicative senescence of CD8 T cells: potential effects on cancer immune surveillance and immunotherapy. Cancer Immunol Immunother 53(10):925–933

82. Brenchley JM, Karandikar NJ, Betts MR, Ambrozak DR, Hill BJ, Crotty LE, Casazza JP, Kuruppu J, Migueles SA, Connors M, Roederer M, Douek DC, Koup RA (2003) Expression of CD57 defines replicative senescence and antigen-induced apoptotic death of CD8+ T cells. Blood 101(7):2711–2720

83. Heffner M, Fearon DT (2007) Loss of T cell receptor-induced Bmi-1 in the KLRG1(+) senescent CD8(+) T lymphocyte. Proc Natl Acad Sci USA 104(33):13414–13419

84. Fourcade J, Sun Z, Benallaoua M, Guillaume P, Luescher IF, Sander C, Kirkwood JM, Kuchroo V, Zarour HM (2010) Upregulation of Tim-3 and PD-1 expression is associated with tumor antigen-specific CD8+ T cell dysfunction in melanoma patients. J Exp Med 207 (10):2175–2186

85. Akbar AN, Henson SM (2011) Are senescence and exhaustion intertwined or unrelated processes that compromise immunity? Nat Rev Immunol 11(4):289–295

86. Thorn M, Ponten F, Bergstrom R, Sparen P, Adami HO (1994) Clinical and histopathologic predictors of survival in patients with malignant melanoma: a population-based study in Sweden. J Natl Cancer Inst 86(10):761–769

87. Sakaguchi S, Setoguchi R, Yagi H, Nomura T (2006) Naturally arising Foxp3-expressing CD25+CD4+ regulatory T cells in self-tolerance and autoimmune disease. Curr Top Microbiol Immunol 305:51–66

88. Nomura T, Sakaguchi S (2005) Naturally arising CD25+CD4+ regulatory T cells in tumor immunity. Curr Top Microbiol Immunol 293:287–302

89. Gershenwald JE, Thompson W, Mansfield PF, Lee JE, Colome MI, Tseng CH, Lee JJ, Balch CM, Reintgen DS, Ross MI (1999) Multi-institutional melanoma lymphatic mapping experience: the prognostic value of sentinel lymph node status in 612 stage I or II melanoma patients. J Clin Oncol 17(3):976–983

90. Miyara M, Sakaguchi S (2007) Natural regulatory T cells: mechanisms of suppression. Trends Mol Med 13(3):108–116

91. Fallarino F, Grohmann U, You S, McGrath BC, Cavener DR, Vacca C, Orabona C, Bianchi R, Belladonna ML, Volpi C, Santamaria P, Fioretti MC, Puccetti P (2006) The combined effects of tryptophan starvation and tryptophan catabolites down-regulate T cell receptor zeta-chain and induce a regulatory phenotype in naive T cells. J Immunol 176 (11):6752–6761

92. Misra N, Bayry J, Lacroix-Desmazes S, Kazatchkine MD, Kaveri SV (2004) Cutting edge: human CD4+CD25+ T cells restrain the maturation and antigen-presenting function of dendritic cells. J Immunol 172(8):4676–4680

93. Paust S, Lu L, McCarty N, Cantor H (2004) Engagement of B7 on effector T cells by regulatory T cells prevents autoimmune disease. Proc Natl Acad Sci USA 101 (28):10398–10403

94. Schneider H, Valk E, da Rocha DS, Wei B, Rudd CE (2005) CTLA-4 up-regulation of lymphocyte function-associated antigen 1 adhesion and clustering as an alternate basis for coreceptor function. Proc Natl Acad Sci USA 102(36):12861–12866

95. Kryczek I, Wei S, Zou L, Zhu G, Mottram P, Xu H, Chen L, Zou W (2006) Cutting edge: induction of B7-H4 on APCs through IL-10: novel suppressive mode for regulatory T cells. J Immunol 177(1):40–44

96. Huber S, Schramm C, Lehr HA, Mann A, Schmitt S, Becker C, Protschka M, Galle PR, Neurath MF, Blessing M (2004) Cutting edge: TGF-beta signaling is required for the in vivo expansion and immunosuppressive capacity of regulatory CD4+CD25+ T cells. J Immunol 173(11):6526–6531

97. Grossman WJ, Verbsky JW, Barchet W, Colonna M, Atkinson JP, Ley TJ (2004) Human T

regulatory cells can use the perforin pathway to cause autologous target cell death. Immunity 21(4):589–601

98. Mougiakakos D, Johansson CC, Jitschin R, Bottcher M, Kiessling R (2011) Increased thioredoxin-1 production in human naturally occurring regulatory T cells confers enhanced tolerance to oxidative stress. Blood 117(3):857–861

99. Mougiakakos D, Johansson CC, Kiessling R (2009) Naturally occurring regulatory T cells show reduced sensitivity toward oxidative stress-induced cell death. Blood 113 (15):3542–3545

100. Weller K, Foitzik K, Paus R, Syska W, Maurer M (2006) Mast cells are required for normal healing of skin wounds in mice. FASEB J 20(13):2366–2368

101. Williams CM, Galli SJ (2000) The diverse potential effector and immunoregulatory roles of mast cells in allergic disease. J Allergy Clin Immunol 105(5):847–859

102. Benoist C, Mathis D (2002) Mast cells in autoimmune disease. Nature 420(6917):875–878

103. Huang B, Lei Z, Zhang GM, Li D, Song C, Li B, Liu Y, Yuan Y, Unkeless J, Xiong H, Feng ZH (2008) SCF-mediated mast cell infiltration and activation exacerbate the inflammation and immunosuppression in tumor microenvironment. Blood 112(4):1269–1279

104. Caughey GH (2007) Mast cell tryptases and chymases in inflammation and host defense. Immunol Rev 217:141–154

105. Datta YH, Romano M, Jacobson BC, Golan DE, Serhan CN, Ewenstein BM (1995) Peptido-leukotrienes are potent agonists of von Willebrand factor secretion and P-selectin surface expression in human umbilical vein endothelial cells. Circulation 92(11):3304–3311

106. Boyce JA (2007) Mast cells and eicosanoid mediators: a system of reciprocal paracrine and autocrine regulation. Immunol Rev 217:168–185

107. Crivellato E, Nico B, Ribatti D (2008) Mast cells and tumour angiogenesis: new insight from experimental carcinogenesis. Cancer Lett 269(1):1–6

108. Mekori YA, Metcalfe DD (1999) Mast cell–T cell interactions. J Allergy Clin Immunol 104 (3 Pt 1):517–523

109. Kim BG, Li C, Qiao W, Mamura M, Kasprzak B, Anver M, Wolfraim L, Hong S, Mushinski E, Potter M, Kim SJ, Fu XY, Deng C, Letterio JJ (2006) Smad4 signalling in T cells is required for suppression of gastrointestinal cancer. Nature 441(7096):1015–1019

110. Abraham SN, St John AL (2010) Mast cell-orchestrated immunity to pathogens. Nat Rev Immunol 10(6):440–452

111. Conti P, Castellani ML, Kempuraj D, Salini V, Vecchiet J, Tete S, Mastrangelo F, Perrella A, De Lutiis MA, Tagen M, Theoharides TC (2007) Role of mast cells in tumor growth. Ann Clin Lab Sci 37(4):315–322

112. Groot Kormelink T, Abudukelimu A, Redegeld FA (2009) Mast cells as target in cancer therapy. Curr Pharm Des 15(16):1868–1878

113. Joseph IB, Isaacs JT (1998) Macrophage role in the anti-prostate cancer response to one class of antiangiogenic agents. J Natl Cancer Inst 90(21):1648–1653

114. Robinson SC, Scott KA, Wilson JL, Thompson RG, Proudfoot AE, Balkwill FR (2003) A chemokine receptor antagonist inhibits experimental breast tumor growth. Cancer Res 63 (23):8360–8365

115. Tadmor T, Attias D, Polliack A (2011) Myeloid-derived suppressor cells—their role in haemato-oncological malignancies and other cancers and possible implications for therapy. Br J Haematol 153(5):557–567

116. Palucka K, Banchereau J (2012) Cancer immunotherapy via dendritic cells. Nat Rev 12 (4):265–277

117. Scott AM, Wolchok JD, Old LJ (2012) Antibody therapy of cancer. Nat Rev 12(4):278–287

118. Vanneman M, Dranoff G (2012) Combining immunotherapy and targeted therapies in cancer treatment. Nat Rev 12(4):237–251

119. Pardoll DM (2012) The blockade of immune checkpoints in cancer immunotherapy. Nat Rev 12(4):252–264

120. Spano D, Marshall JC, Marino N, De Martino D, Romano A, Scoppettuolo MN, Bello AM, Di Dato V, Navas L, De Vita G, Medaglia C, Steeg PS, Zollo M (2013) Dipyridamole prevents triple-negative breast-cancer progression. Clin Exp Metastasis 30(1):47–68

121. Zollo M, Di Dato V, Spano D, De Martino D, Liguori L, Marino N, Vastolo V, Navas L, Garrone B, Mangano G, Biondi G, Guglielmotti A (2012) Targeting monocyte chemotactic protein-1 synthesis with bindarit induces tumor regression in prostate and breast cancer animal models. Clin Exp Metastasis 29(6):585–601

# 第2章

# 肿瘤-间质相互作用与癌症进展

## Neill Y. Li，Paul C. Kuo，Philip Y. Wai

▶ **摘要：** 了解正常细胞如何转变成肿瘤细胞并进一步向侵袭性癌症转移和演化。肿瘤由异质细胞群体组成，包括招募的宿主免疫细胞、间质细胞、基质组分和内皮细胞。肿瘤微环境在获得标志特征的过程中发挥了基础性的作用，成为当前研究的热点。由这些肿瘤-间质相互作用引发的关键调控机制包括类似于上皮-间充质转化的过程，上皮-间充质转化是极化的上皮细胞发生生物化学和细胞变化，变为具有间充质细胞特征的生理过程。这些细胞适应性地促进提高了细胞的迁移能力、侵袭性、抗凋亡能力，并大大增加了 ECM 组分的产生。事实上，癌细胞被假定为会发生上皮-间充质转化来侵袭和转移。在下面的讨论中，我们将探索慢性炎症、伤口愈合、纤维化和肿瘤侵袭的生理学，并将突出关键细胞因子——转化生长因子β和骨桥蛋白在癌症转移中的作用。

▶ **关键词** 癌症；肿瘤微环境；免疫编辑

▶ **缩略语表**

| | | | |
|---|---|---|---|
| bFGF | 碱性成纤维细胞生长因子 | HCV | 丙型肝炎病毒 |
| BM | 基底膜 | Hh | Hedgehog |
| BSP | 骨涎蛋白 | HSC | 肝星状细胞 |
| CSC | 癌症干细胞 | IFN | 干扰素 |
| CSF-1 | 集落刺激因子 | IL | 白细胞介素 |
| DMP1 | 牙本质基质蛋白1 | LEF | 淋巴样增强因子 |
| DSPP | 牙本质涎蛋白 | LLC | 大型潜伏复合物 |
| ECM | 细胞外基质 | LOX | 赖氨酰化氧 |
| EGF | 表皮生长因子 | LPS | 脂多糖 |
| EMT | 上皮-间充质转化 | MAPK | 促分裂原活化蛋白激酶 |
| GAG | 黏多糖 | MDCK | 马-达二氏犬肾 |
| GMCSF | 粒细胞-巨噬细胞集落刺激因子 | MDSC | 髓源性抑制细胞 |
| | | MEPE | 基质细胞外磷酸糖蛋白 |
| HCC | 肝细胞癌 | MET | 间充质-上皮转化 |

N. Y. Li · P. C. Kuo · P. Y. Wai

Loyola University Medical Center, 2160 S. First Avenue, Maywood, IL 60153, USA

e-mail：pkuo@lumc.edu

MHC    主要组织相容性复合体

MIF    巨噬细胞迁移抑制因子

miR    microRNA

MSC    间充质干细胞

NK    自然杀伤

OPN    骨桥蛋白

PDGF    血小板源性生长因子

PMA    佛波酯

SIBLING    小整合素结合配体 N-连接糖蛋白

TAM    肿瘤相关巨噬细胞

TGF-β    转化生长因子 β

TME    肿瘤微环境

TNF    肿瘤坏死因子

UUO    单侧输尿管梗阻

VEGF    血管内皮生长因子

## 2.1  引言

了解正常细胞如何转变成肿瘤细胞并发展为侵袭性癌症以及转移癌如何继续进化。知识的扩展激发了人们修订"癌症特征"这一现代用来描述肿瘤进展的基础用语的想法[1]。除了获得突变、基因组不稳定性和描述肿瘤细胞转化的表观遗传学变化，有一种观点认为在异质的称为"肿块"的细胞复合物中，存在着宿主免疫和间质细胞。这些细胞不是减弱肿瘤的发展，反而似乎能够使肿瘤生长、浸润和转移。招募所致的"肿瘤微环境"（TME）在获得标志特征的过程中起着基础性作用，并且是当前研究的焦点。累积的证据表明微环境的组分包括细胞外基质（ECM）、成纤维细胞、肌成纤维细胞、白细胞、内皮细胞、周细胞、平滑肌细胞、树突状细胞、巨噬细胞、淋巴细胞、间充质细胞和癌症相关成纤维细胞，这些细胞通过细胞因子、有丝分裂原和生长因子的复杂网络相互作用，激活肿瘤生长。因此，癌症的当代特征包括：（1）维持增殖的信号；（2）逃避生长抑制；（3）抵抗细胞死亡；（4）建立无限复制的特性；（5）诱导血管生成；（6）激活浸润和转移；（7）能量代谢重编程；（8）逃避免疫破坏[2]。

最近，上皮-间充质转化（EMT）已被证明是一个发生在 TME 的关键过程，它诱发某些癌症的特征性标志。EMT 通常是一个生理过程，此过程允许上皮细胞极化，极化细胞通常与基底膜相互作用以进行生化和细胞变化，使它具有间质细胞表型。这些细胞适应性地协助提高了迁移能力、侵袭性和抗凋亡能力，大大增加了 ECM 组分的产生[3,4]。在 EMT 的最后阶段，基底膜发生降解，增强的间充质特征促进了细胞迁移远离上皮层。完成 EMT 需要复杂的分子级联反应来协调转录因子的激活，特定细胞表面蛋白的表达，细胞骨架蛋白的重组与表达，ECM 降解酶的产生，以及特定 microRNAs 的表达变化。肿瘤细胞采用 EMT 来实现侵袭和转移，一些细胞保留一些上皮特征，但其他的细胞完全间充质化，可以根据间充质的特征来区分癌变程度。癌细胞中诱导 EMT 的具体机制现在还不完全清楚。

在本章中，我们将讨论在 TME 中诱发肿瘤生长和侵袭的相互作用。具体来说，我们将回顾当前有关：（1）TME 组成；（2）慢性炎症、纤维化、伤口愈合与肿瘤发生之间细胞过程的相似性；（3）肿瘤发生中的 EMT 与转化生长因子 TGF-β 的作用；（4）骨桥蛋白（OPN）在癌症 EMT 中的作用的概念。

## 2.2  TME：非免疫组分

### 2.2.1  上皮细胞

尽管细胞肿瘤可以来自多种细胞，但大多数实体肿瘤起源于上皮细胞类型。上皮细胞存在于器官的内膜、腔体和腺体，根据功能细胞的形状和类型发生改变：立方形和柱状细胞一般属于分泌型并形成腺体；鳞状或复层鳞状细胞具有保护作用且在黏膜中为内脏和皮肤提供支持和保护；移行上皮细胞可以扩张，使它们能够在一些不断动态变化的器官如膀胱中发挥作用。上皮细胞通过 E-钙黏附蛋白同源二聚体和细胞桥粒连接形成稳定的细胞层。这些细胞通常存在于身体器官和外部环境之间的交界处，在一个细胞周期快速变化的地方发挥作用，这是暴露于有害毒素、传染性病原体、生长因子或激素环境中的细胞的共同特点（表 2.1[5]）。损伤和细胞周期变化会累积基因改变，导致癌细胞发生[6]，在癌症发生过程中出现的众多分子变异和表观遗传学改变不在本书的讨论范围之列，但在这里我们希望强调的是这些变化的根源往往在于具有相应器官特征的上皮细胞类型（表 2.1）。

表 2.1　美国上皮细胞癌症类型和发病率[5]

| 上皮细胞癌症 | 美国新发病例（2012） | 美国死亡病例（2012） |
| --- | --- | --- |
| 肛门 | 6230 | 780 |
| 膀胱 | 73510 | 14880 |
| 乳腺 | 226870（女），2190（男） | 39510（女），410（男） |
| 子宫颈 | 12170 | 4220 |
| 结直肠 | 103170（结肠），40290（直肠） | 51090（结肠和直肠） |
| 子宫内膜 | 47130 | 8010 |
| 食管 | 17460 | 15070 |
| 胆囊 | 9810 | 3200 |

## 2.2.2　基底膜和细胞外基质

癌上皮细胞产生后，最初是被限制在被称为基底膜（BM）的间质组织强化层内的。通常情况下，在器官形成和组织重塑过程中，上皮细胞分泌多种类型的胶原和蛋白来产生 BM。BM 可以作为上皮组织生长和再生的支架[7]，主要由基底层（Ⅳ型胶原蛋白）和网状层（Ⅲ型胶原蛋白）组成。Ⅶ型胶原蛋白、锚定纤维、微纤维（原纤蛋白）和基底膜聚糖（一种作为储存水和生长因子库的蛋白多糖）进一步为 BM 提供强度。BM 的硬度和强度确保它能够间隔开上皮细胞和底层 ECM，上皮细胞通过整合素和半桥粒紧密固定在 BM 上[8]。结果，肿瘤进展需要将上皮细胞从 BM 上分离下来，并穿透 BM，才能使肿瘤能够逃逸至其他器官。

ECM 由多种非细胞成分组成，包括用来填补间隙空间以提供支撑、缓冲外力和保护间质细胞的水、蛋白质和多糖[9]。蛋白聚糖和透明质酸占间质中多糖的大多数。蛋白聚糖是被糖类聚合物——黏多糖（GAGs）包裹的蛋白质，形成了吸引 $Na^+$ 和水的净负电荷环境。透明质酸由具有更高保水效率的非硫酸化 GAGs 组成，除了缓冲特性，水化基质的建立能够隔离生长因子。在癌症发展过程中，蛋白聚糖被类肝素酶和其他酶消化，酶消化能够促进肿瘤的生长和转移[10]。透明质酸也能够通过与恶性细胞上的 CD44 受体结合而促进肿瘤的生长、细胞的分化和迁移[11,12]。总而言之，这些数据证明间质中存在恶性细胞会导致重塑级联反应，重新排列多糖-基质并使之成为促进生长、分化和癌细胞侵袭的组分。

ECM 还富含纤维蛋白如纤连蛋白、胶原蛋白、弹性蛋白，为细胞提供基质结构完整性以及细胞运动的锚定点。纤连蛋白是细胞表面整合素与胶原蛋白和弹性蛋白纤维连接的糖蛋白。胶原蛋白是 ECM 中最丰富的蛋白质，它保证了抗拉强度、细胞黏附和趋化作用。胶原蛋白和弹性蛋白的交联是由赖氨酰氧化酶（LOX）介导的，LOX 使赖氨酸形成高活性醛，以构建硬胶原蛋白和弹性蛋白纤维[13]。整合素、胶原蛋白和弹性蛋白纤维之间的连接使细胞沿着 ECM 运动。LOX 的重要性体现在乳腺癌的研究中，LOX 丧失功能会降低高浸润性乳腺癌细胞 MDA-MB-231 的运动性。反之，将 LOX 加入恢复功能，MCF-7 低浸润型乳腺癌细胞表现出运动性和迁移能力增加[14,15]。

　　肿瘤细胞分泌生长因子和酶来重塑和强化 ECM，其中纤维蛋白受到的影响最大，提高了肿瘤细胞的生存和浸润。TME 的所有组成细胞都释放生长因子和变异的信号[16]，在正常情况下，生长因子释放是有限的，以抑制不必要的生长和增殖。这些生长因子还可以调节衰老，并通过凋亡维持细胞的新陈代谢[17]。在 TME 内，生长因子释放的增加增强了间质细胞与恶性细胞之间或者恶性细胞本身的信号变异。例如，刺激细胞分裂的有丝分裂原在癌细胞中的过量产生，形成了自分泌型增殖信号模式[18]。癌细胞也可以通过上调生长因子受体的表达来提高它们对生长因子的敏感性，在这种情况下，同等数量的配体会引发更多更有效的细胞响应[16]。在 TME 中促进肿瘤进展的重要生长因子列在表 2.2 中[19]。

表 2.2　TME 中的关键生长因子[19]

| 生长因子 | 功能 | 来源 |
| --- | --- | --- |
| 成纤维细胞生长因子——FGF | 上皮细胞增殖，成纤维细胞增殖，刺激上皮细胞增殖、迁移和分化 | 成纤维细胞 |
| 表皮生长因子——EGF | 细胞增殖、分化和存活 | 血小板，巨噬细胞 |
| 肝细胞生长因子——HGF 或扩散因子(SF) | 细胞生长、移动，器官形成，通过结合 c-Met 受体侵袭基质 | 肝细胞，内皮细胞 |
| 胰岛素生长因子——PDGF | 与胰岛素有高度序列相似性，细胞增殖，抑制细胞死亡 | 肝细胞，内皮细胞，周细胞 |
| 血小板源性生长因子——PDGF | 血管生成，成纤维细胞分化 | 血小板，周细胞，内皮细胞 |
| 转化生长因子 α——TGF-α | 内皮发育，能够借助近似同源性结合 EGF 受体 | 巨噬细胞，角质细胞 |
| 转化生长因子 β——TGF-β | 在肿瘤形成早期的上皮-间充质转化，上皮移动，细胞存活，以及上皮中的抗增殖因子 | 间充质干细胞，巨噬细胞 |
| 肿瘤坏死因子 α——TNF-α | 炎症，免疫细胞调控 | 巨噬细胞 |
| 血管内皮生长因子——VEGF | 血管生成，血管新生，内皮细胞　分化 | 内皮细胞，肿瘤细胞，周细胞 |

## 2.3　TME：免疫组分、慢性炎症、伤口愈合与肿瘤进展

　　在肿瘤细胞转化中，致瘤过程与 TME 中细胞产生的炎症过程相互补充，已经被分别定义为"内源性"信号途径和"外源性"信号途径[20]。内源性信号途径包括癌基因和肿瘤抑制激活分子的突变及基因组的改变，推动了目标细胞的转化，肿瘤细胞以这种方式产生并分泌细胞因子，招募细胞并形成炎性 TME。与之相对应的是，外源性信号途径是环境刺激被放大成为炎症或感染，炎症或感染过程增加了癌症风险（如炎性肠病、肝炎、幽门螺杆菌感染）。这两个相互依赖的信号途径最终汇聚在一起，相互使用对方信号途径中的必要组成分子和信号，同时也相互提供有用的构建材料，以互惠的方式促进转化和转移，因而在癌症的发展过程中，炎症和伤口愈合在组织重塑过程中的平行发生并非偶然。Daorak[21]认识到肿

瘤基质的组成非常类似于愈合皮肤伤口的肉芽组织，一些信号途径能够通过细胞外基质、血管生成来促进重要的和必要的炎症过程，如细胞增殖、迁移和侵袭，并最终为宿主组织的修复和生存提供必要的组分。在多种癌症类型中，炎性环境特征可以被新生肿瘤细胞所改变，成为肿瘤进展和转移的工具。

在组织修复和伤口愈合过程中，炎症信号途径的恢复步骤具有明显的特征。由毒素、感染或慢性炎症刺激造成的组织损伤引发的宿主反应主要是招募细胞启动愈合反应（图 2.1），被招募到此环境中的关键组成细胞包括嗜中性粒细胞、单核细胞、巨噬细胞、肥大细胞、树突状细胞、成纤维细胞和内皮细胞。愈合过程常常涉及到相互有部分重叠的几个阶段：凝血、炎症、新组织形成和组织重塑[22]。不同细胞类型以高度一致的方式在特定阶段进入到这个微环境中，此过程中产生的重要炎性信号因子包括白介素（IL）-1β、IL-6、IL-23、肿瘤坏死因子（TNF）-α 和 TGF-β1。选择素家族黏附分子（L-选择素，P-选择素和 E-选择素）的激活促进了白细胞沿着受伤的血管内皮"滚动"，激活整合素的结合和固定（α4β1 和 α4β7结合到 VCAM-1 和 MadCAM-1 上），并最终通过内皮迁移到损伤部位[22]。释放用于招募更多炎性细胞的细胞因子、趋化因子和前列腺素，产生用于摧毁传染性物质的活性氧（ROS），产生促血管生成素以及对凋亡的调节代表了其他基本的活化功能。

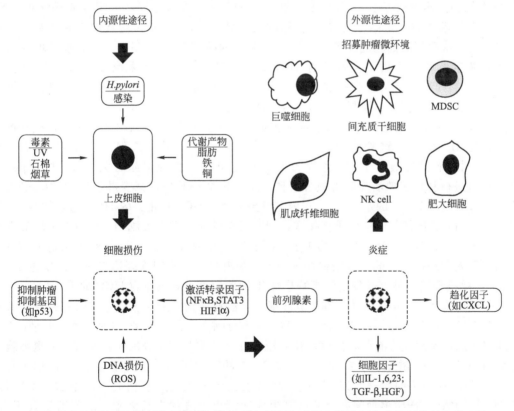

图 2.1　内源性途径和外源性途径结合起来创造出受伤和转化肝细胞周围的局部微环境，以增强肿瘤促进机制（ROS—活性氧；HIF1α—缺氧诱导因子 1α；NK cell—自然杀伤细胞；MDSC—髓源性抑制细胞；IL—白细胞介素；TGFβ—转化生长因子 β；HGF—肝细胞生长因子；NFκB—活化 B 细胞的核因子 κ 轻链增强子活化子；CXCL—趋化因子配体；STAT3—转录因子信号转导和转录激活因子 3）

生理学上炎症通过释放缓解下游炎性信号途径的抗炎调节分子（IL-10、IL-11 和 IL-13）

以实现自限。然而，癌症相关的炎症通常由细胞间信号引导来维持其持续性，或不受调控，为细胞增殖、迁移、基底膜侵袭和血管生成产生病理性持续信号。在这种情况下，肿瘤被描述成"不愈合的伤口"[21]。例如，肝脏在慢性疾病状态时，往往会创造一个使肿瘤生长的环境。当肝脏受到损伤时，会随之发生纤维化，损伤起始于一个可逆的伤口愈合反应，这个损伤愈合过程的主要特征是炎症和 ECM 的积累并最终出现疤痕（如上所述）。如果损伤具有自限性，炎性变化是暂时的，肝脏组织在炎症结束后会恢复到正常构型。然而，当损伤或由此产生的炎症反应持续时，肝脏结构不可逆转地发生改变，导致进行性纤维化以及肝硬化。以此种方式损伤肝脏的物质包括毒素（CCL4、酒精或发生淤积的胆汁）、慢性感染（乙型肝炎和丙型肝炎）或重塑过程代谢物（铁或铜的代谢物，非酒精脂肪肝的脂肪组织）。化学毒素、病毒抗原和代谢物损伤肝细胞时会招募修复细胞和免疫细胞来去除或修复受损细胞，建立防御以抵抗进一步的感染或损伤，并再生或修复组织。相反，慢性炎症由于其重复性损伤（毒素）或无法去除致炎分子（病毒感染），会引发错乱、代偿失调的反应（图 2.1）。

TME 中使肿瘤生长的关键免疫细胞与促进伤口愈合和炎症的免疫细胞相同（如上所述）。然而，这些被招募的肿瘤相关细胞经常发生功能改变，能够促进癌症发展。这一功能的改变源自于促瘤细胞因子的上调表达，例如，肿瘤浸润性树突状细胞受到肿瘤源性粒细胞-巨噬细胞集落刺激因子（GMCSF）和 IL-4 的调节，在抗原捕获方面经常不成熟、无效，在 T 细胞激活能力方面存在缺陷[23]。释放入 TME 的 IL-10 是树突状细胞激活和分化的强力抑制剂，从而帮助细胞逃逸了宿主适应性免疫的破坏[20]，血清 IL-10 的水平增加与多种类型的癌症患者的预后不良和生存期缩短相关[24~26]。IL-10 采取多种方式抑制免疫效应[27]，包括抑制树突状细胞的成熟和分化，下调协同刺激分子和主要组织相容性复合体（MHC）Ⅰ、Ⅱ的表达，抑制初始 T 细胞的抗原启动[28~31]，诱导免疫耐受，促进 Tregs 的功能[32]，以及减少细胞毒性淋巴细胞对肿瘤细胞的识别[33,34]。实验研究表明，接种抗癌疫苗前表达 IL-10 会导致肿瘤进展[35~37]。最近，研究证明在乙型肝炎中发生肝细胞癌（HCC）时肝癌的进展与 IL-10 介导的记忆性 B 淋巴细胞的消除有关[38]。对患有肝癌的 H22 小鼠进行甘草多糖治疗时可通过下调 Tregs 来减小肿瘤，减少淋巴结 IL-10 mRNA 表达，并降低血清 IL-10 的水平[39]。在丙型肝炎病毒（HCV）相关的 HCC 患者体内，CD4+ CD57+ Tregs 的比例与肿瘤阶段相关联，同时还与外周血淋巴细胞 IL-10 的水平增加以及抗肿瘤干扰素（IFN）-γ 的产生能力减少有关[40]。在对 HCC 标本分离细胞进行分析时，Kuang 等人发现被激活的单核细胞释放的 IL-10 刺激了单核细胞表达 PD-L1；反过来，PD-L1（+）单核细胞能够有效抑制肿瘤特异性 T 细胞免疫，导致体内 HCC 的生长[41]。

巨噬细胞代表 TME 内的关键调节性细胞，能够最先发生反应，并在固有免疫反应和适应性免疫反应中具有独特的协调能力。巨噬细胞通常可以分为 M1 和 M2 两个亚型。M1 巨噬细胞与急性炎症反应有关，能够杀死病原体并启动抗肿瘤免疫反应；而 M2 巨噬细胞在体外由 IL-4 和 IL-13 诱导，因而 MHC Ⅱ 和 IL-12 的表达下调，且同时增加了 IL-10、清道夫受体 A 和精氨酸酶的表达。M2 极化与肿瘤生长环境产生肿瘤相关巨噬细胞（TAM）相关[42,43]。TAMs 产生多种强有力的血管生成和淋巴生成的生长因子、细胞因子及蛋白酶，介导肿瘤进展。TAMs 在人类宫颈癌中表达血管内皮生长因子（VEGF）-C、VEGF-D 和 VEGF 受体-3 来促进血管生成[44]。在小鼠乳腺癌转移模型中，集落刺激因子（CSF）-1 通过支持和营养 TME 来调节肿瘤的生长。在 CSF-1−/− 小鼠中，晚期乳腺肿瘤和肺转移无法发生是由于招募至肿瘤组织的 TAM 减少了[45]；CSF-1 已被证明能促进乳腺肿瘤的恶性进展，其替代品转基因 CSF-1 加入乳腺上皮时引发巨噬细胞招募、原发肿瘤发生以及细胞转移潜能的恢复[45]。除了这些机制以外，阻断抑癌信号代表另一种促进肿瘤生长的方法。TAMs

释放的巨噬细胞游走抑制因子（MIF）是一种强力的细胞因子，它能抑制 p53 的转录活性。释放到 TME 的 MIF 能够创建一个对 DNA 损伤反应缺陷的微环境[46]。在人类肿瘤中，TAMs 将被转换为 M2 表型，这时巨噬细胞功能集中于促进肿瘤生长、重塑组织、促进血管生成以及抑制适应性免疫[43,47]（图 2.2）。

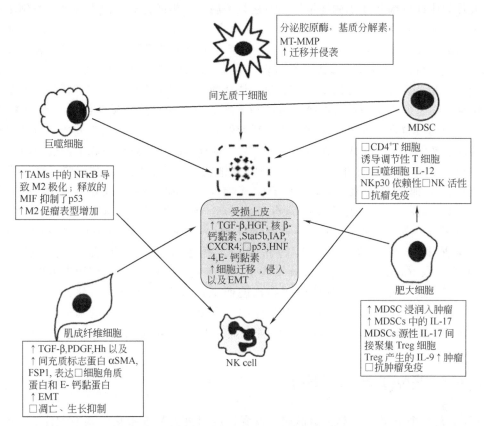

图 2.2　肿瘤微环境中由趋化因子、细胞因子和细胞的转录因子介导的复杂细胞网络（NK cell—自然杀伤细胞；MDSC—髓源性抑制细胞；IL—白细胞介素；TGF-β—转化生长因子 β；αSMA—α 平滑肌动蛋白；FSP1—成纤维细胞特异性蛋白；PDGF—血小板源性生长因子、Hh—hedgehog、NF-κ B—活化 B 细胞核因子 κ 轻链激活子；CXCR—趋化因子受体；STAT5b—信号转导和转录激活因子 5b；Treg—调节性 T 细胞；MT-MMP—膜型基质金属蛋白酶；HNF-4—肝细胞核因子 4；EMT—上皮-间充质转化）

　　TME 内强力刺激肿瘤进展的分子还包括浸润白细胞产生的 ROS。在慢性炎症和重复损伤存在的情况下，白细胞和其他吞噬细胞在细胞增殖时通过产生活性氧和氮类（如过氧硝酸盐）诱导 DNA 损伤。这些活性物质导致的不可逆转的 DNA 突变可以成为肿瘤转化至关重要的诱发因素。

　　另一类被招募到 TME 的细胞包括髓源性抑制细胞（MDSCs），这些细胞在肿瘤中含量丰富且强力抑制抗肿瘤免疫[22]。MDSCs 是一类抑制固有免疫和适应性免疫的未成熟髓源性细胞，常出现在癌症患者和荷瘤实验动物体内[48]。尽管没有明确的分子特征，但许多研究人员发现人类 MDSCs 表达细胞表面标记 CD33、CD11b 和 CD15[48]。MDSCs 抑制抗肿瘤免疫是通过抑制 CD4+T 细胞[49]、下调 I 型细胞因子[50]、表达 IL-12[51] 来实现的，并可能通过抑制自然杀伤（NK）细胞的细胞毒性作用来诱导 Tregs[52]。在肿瘤模型中，信号传递和 MDSCs 累积似乎依赖于 gp130，NK 细胞的细胞因子产量下调也依赖于 NK p30[53]。最近的研究也集中在肌成纤维细胞上，它是伤口和 TME 中另一种常见的细胞类型，暗示其与肿瘤进展相关。

大量的成纤维细胞和肌成纤维细胞的存在是癌症发生的标志，因为许多肿瘤细胞有促结缔组织增生的细胞反应[22]。尽管肿瘤成纤维细胞可以来自肿瘤周围的间质，但有证据表明从骨髓招募的细胞也"归巢至"TME[54]。肌成纤维细胞是受到调节的细胞，表达 α 平滑肌肌动蛋白并与肌动-肌球蛋白收缩系统整合，为伤口闭合提供必要的张力[55]。这些细胞分泌胶原蛋白Ⅰ和Ⅲ、纤连蛋白以及蛋白聚糖，结合到促结缔组织增生的或"活性"的细胞间质上。结缔组织生成定义为过量的胶原蛋白和支架蛋白沉积形成"硬"的或致密的 ECM[56]。在正常生理伤口愈合过程中，招募的肌成纤维细胞形成促结缔组织增生间质，存在于伤口部位的时间会持续几天。然而，在 TME 中，这一间质可以维持数月到数年，这是因为肿瘤微环境中高水平的 TGF-β 选择性地招募了成纤维细胞分化成为肌成纤维细胞。这一错乱的细胞反应受到肿瘤细胞分泌的细胞因子如 TNF-α、微血管损伤或血小板源性生长因子（PDGF）的调控[57]。肌成纤维细胞自分泌和旁分泌的 PDGF 与 TGF-β 依赖性信号是 EMT、癌症干细胞（CSCs）和肿瘤进展的基础。CSCs 表现出 CD44$^高$/CD24$^低$ 抗原表型，说明间充质标志与转录因子、N-钙黏蛋白、纤连蛋白、波形蛋白、FOXC2、SIP1、Hedgehog 蛋白（Hh）、Snail、Twist 的表达上调有关。CSCs 具有自我更新的能力，它能够退出组织库，进入并在循环系统中生存，进而退出循环系统进入二级组织部位（"多能性"）[58]。癌症相关成纤维细胞为 TME 做出了重要的贡献[59]，它们的确切起源现在仍不清楚，多种细胞能够产生干细胞特征，包括肝细胞、卵圆细胞/肝祖细胞和髓系细胞[60]。

## 2.4  EMT 与 TGF-β

EMT 是一个应用于正常胚胎形成、发育、组织再生和纤维化的调节程序。EMT 现已作为一个范例，转换的上皮细胞通过它破坏原先的炎性分子机制，获得侵袭性，抑制细胞凋亡，并能够向外传播[61~64]。由于有许多生理过程，在肿瘤进展与侵袭中，EMT 过程的发生可以有一个从部分向完整的过渡，并且方式有暂时和稳定之分[4]。在正常的胚胎形成和发育过程中，关键调节转录因子如 Snail、Slug、Twist、锌指 E 盒结合同源异形盒 1（Zeb1）和 FOXC2[65~68]的诱导来自间质输出的信号。在癌症的 TME 中，信号如 HGF、表皮生长因子（EGF）、PDGF 和 TGF-β 似乎要负责这些 EMT 所诱导的转录因子的精细调节。在许多恶性肿瘤类型中，这些因子的功能以多向性模式形成多种组合，并且已经在实验模型中证明它们能够调节癌细胞的侵袭性[69~71]。这些转录因子激活的下游细胞过程包括黏着连接丢失，从上皮向梭形细胞或成纤维细胞形态的转换，基质降解酶类的表达，运动性增加以及细胞凋亡抗性增加。E-钙黏蛋白明显控制上皮来源的细胞黏附，在 EMT 时，许多已激活的分子信号途径直接抑制 E-钙黏蛋白的基因表达，促进了细胞分离或从基底膜锚定的微环境中逃逸[72]。这些转录因子之间的协调机制目前尚不完全清楚，具体过程代表了独特的转录因子表达组合方式，以及相关信号途径的相互影响效应。此过程的另外一个复杂性来源于癌细胞的异质性，例如处于癌细胞侵袭边缘的细胞可以检测到 EMT，而位于肿瘤核心的细胞可能在信号、相互作用或刺激物等方面受到屏蔽[73]。调节癌-EMT 的分子信号途径非常重要，因为对这一过程的调节可以逆转癌症的活化，这种逆转过程称为间质上皮细胞转化

（MET），MET 具有不确定性，仍然缺乏令人信服的确凿证据支持这一治疗方法。然而，EMT 过程已被证明具有一系列表型，一些肿瘤细胞可能只是部分或不完全进入 EMT 过程，共同表达上皮和间充质的基因特征。实际上，这种部分或不完全的过程反映了真正的分化状态，使其自身具有可塑性并可能回归新生上皮状态。此外，在实体瘤浸润一侧看到的肿瘤细胞被认为是最终经历 EMT 的细胞，其表现出渗入血管，通过血循环运输，渗出血管，并形成微转移等特性[74~76]。讽刺的是，在远端形成的癌症细胞经常类似于它们 EMT 之前的原发性肿瘤，这些现象说明在二次肿瘤形成过程中转移的癌细胞必须要通过 MET 逆转它们的间质表型[77]。

### 2.4.1　TGF-β 信号

尽管 EMT 分子调控所涉及的多种信号超出了本章讨论的范围，但我们还是要在下面的讨论中关注一下一个重要的信号分子 TGF-β。多种类型的细胞分泌 TGF-β，在哺乳动物中，TGF-β 存在三个亚型（TGF-β1、TGF-β2 和 TGF-β3）。分泌到 ECM 的同质或异质二聚体作为复合物的一部分，称为大潜伏复合物（LLC）[78]。TGF-β 从这个复合物脱离时被激活。TGF-β 受体是膜结合受体且具有丝氨酸苏氨酸激酶活性，TGF-β 作为配体结合 II 型受体（TGFβ-R II），同时与 III 型受体 TGFβ-R III 结合。异源四聚体复合物磷酸化 I 型受体（TGF-βR I），通过下游的 Smads 蛋白家族成员（主要是促进结合 Smad2 和 Smad3）发挥功能。受体调控的 Smads（R-Smads）和 Smad4 形成一个复合物并行使转录调控功能，与转录增强子 p300/CBP、叉头框转录因子、锌指分子、AP1、Ets、碱性螺旋-环-螺旋转录因子家族发生相互作用[79]。被 E3 连接酶和 Smurf 家族蛋白泛素化会导致 TGF-β 途径组分的降解，在这种情况下，Smurf 1 和 Smurf 2 常常通过与 Smad7 的相互作用来调节泛素介导的降解[80]。TGF-β 具有多种功能，且通常看似是矛盾的。TGF-β 可以通过阻滞细胞周期进程来抑制肿瘤；然而，非经典的 TGF-β 信号能促进使肿瘤生长的细胞过程。事实上，累积的证据表明 TGF-β 使肿瘤进展并转移[81~83]，并诱导癌 EMT[84]。TGF-β 配体与下游参与 TGF-β 信号途径的效应分子的异质性，起作用的转录因子和复合物的多样性，以及 TGF-β 信号网络与其他经典信号途径之间相互作用的复杂性导致了 TGF-β 对肿瘤生长和转移具有多种影响[85]。

在激活促 EMT 信号方面 TGF-β 具有至关重要的作用[86,87]，下游转录激活 Snail、Slug、Zeb1、Twist 和 BHLH[88~90]导致了细胞间紧密连接的分解和肌动蛋白细胞骨架的重排[88]。最近发现，一种新型的 Smad4 突变能够增加 Smad4 与受体 Smads 的同源二聚化并促进核定位，这导致了乳头状甲状腺癌细胞 E-钙黏蛋白减少，N-钙黏蛋白增加，成纤维细胞的表型增加及其在非贴壁依赖条件下的生长[78,91]。TGF-β 可能是癌症细胞抵抗化疗和放疗的中介分子，放疗已被证明会导致 TGF-β 水平和循环肿瘤细胞的增加以及肺转移[92]，并且在六种不同的癌症类型中发现电离辐射会促进 TGF-β 相关性 EMT 且与细胞侵袭性和迁移的增加有关[93]。TGF-β 在 HCC 进展中起作用，许多肝细胞类型，包括肝星状细胞（HSCs）、肝细胞和肝窦内皮细胞都受到 TGF-β 的调控[94]。通常，TGF-β 的双重作用是通过调控受体表达来调节的。例如，TGF-β II 型受体功能的退化导致了肿瘤发生易感性的增强，再一次证明 TGF-β 保留了肿瘤抑制功能[95]。与此相对应的是，转基因小鼠中局限于肝细胞的 Smad7 的表达上调显著降低了肝损伤和纤维化，表明 TGF-β 信号是肝细胞纤维化发生所需要的[96]。这些双重效应的意义尚不清楚，但证明了 TGF-β 的效应分子可能与时间和环境有关。例如，在乳腺癌动物模型中，II 型 TGF-β 受体的失活增加了 CXCL5 和 CXCL12

介导的 MDSCs 的招募（MDSCs 是肿瘤适应性免疫反应的强力抑制细胞）[20]。Smad7 激活或 RNA 干扰 Smad4 降低了 TGF-β 信号并减弱了促纤维化基因的表达[96,97]。然而相比健康老鼠肝脏，从暴露于高 TGF-β 的肝脏内分离到了延长的成纤维样肝细胞，此细胞表达波形蛋白和胶原蛋白[98]。Fabregat 小组的累积研究证据表明 TGF-β 信号在正常肝细胞和 HCC 中调节看似相互矛盾的过程，在非转化人类胎肝细胞中，TGF-β 介导生长抑制和凋亡（肿瘤抑制特征），而逆分化至间充质-干细胞样表型时 Snail 表达增加，E-钙黏蛋白表达减少，波形蛋白和 N-钙黏蛋白表达增加（促瘤），这一过程也是由 TGF-β 介导的[99]。事实上，使用 siRNA 介导的平行实验下调 Snail 表达，结果显示肝细胞对 TGF-β 介导的凋亡敏感，在癌细胞中 Snail 和 EMT 表型的诱导破坏了 TGF-β 介导的凋亡[100]。

在其他信号途径中，β 链蛋白和淋巴样增强因子（LEF）也配合 Smads 诱导 EMT[4,101~103]。这些研究表明癌症中 TGF-β/Smad/LEF/PDGF 轴是重要的 EMT 表型诱导途径。有证据表明，在 NmuMG 小鼠乳腺上皮细胞中，p38 有丝分裂原激活的蛋白激酶（MAPK）和 RhoA 以整合素介导的模式介导自分泌型 TGF-β 诱导的 EMT[104]。一种 ECM 分子 Fibulin-5，以 MAPK 依赖性机制增强 TGF-β 诱导的 EMT[105]。其他与 MAPK 相关的机制还包括在 Ras 转化的肝细胞、乳腺上皮细胞（通过 MAPK）和马-达二氏犬肾（MDCK）细胞中 TGF-β 诱导的 EMT[106~108]。有趣的是，在皮肤癌和人类结肠癌的小鼠模型中，TGF-β 受体表达的缺失会引起预后改善[109,110]。肿瘤细胞表达 E-钙黏蛋白并进入 EMT 也被证明是依赖于 TGF-β 的[111,112]。胞质 β 链蛋白的隔离维持了癌细胞的上皮细胞特点，获得的间质表型与 β 链蛋白移位入核有关，在那里，它与 Tcf/LEF 形成复合物[103,113]。核内积累 β 链蛋白通常与 E-钙黏蛋白的表达缺失相关[74,114]，非编码 microRNAs 包括 microRNA 200（miR200）和 miR205 能够抑制 E-钙黏蛋白与 ZEB1 和 ZEB2 的阻遏物活性，维持上皮细胞的特征[115,116]。

## 2.5 骨桥蛋白与 EMT

骨桥蛋白（OPN）最初是作为肿瘤的诱导促进剂被发现的，在肿瘤中过度表达，是晚期恶性转移性癌症细胞分泌的主要磷蛋白，是肿瘤细胞迁移和转移的重要中介，是 HCC 进展和转移的主要标志物，并能够诱发 EMT[117~119]。OPN 最初是在 1979 年作为恶性转化上皮细胞分泌的磷蛋白质被发现的[120]。几组研究人员的独立实验都检测到了这种分子，把它分别命名为分泌性磷蛋白 I（Spp1）、2ar、尿桥蛋白和早期 T 淋巴细胞激活蛋白 1（Eta-1)[121]。OPN 是小整合素结合配基 N 连接糖蛋白（SIMLING）蛋白家族的一员，此家庭包括骨涎蛋白（BSP）、牙本质基质蛋白 1（DMP1）、牙本质涎蛋白（DSPP）和基质细胞外磷酸糖蛋白（MEPE)[122]。OPN 的表达升高可能是肿瘤转移的重要中介，并作为晚期疾病的生物标志物及调节癌症转移的潜在治疗靶点被广泛研究。OPN 的分子结构中富含天冬氨酸和唾液酸残基，并包含独特的功能结构域[123]，这些结构域在许多正常和病理过程中通过 αvβ 整合素和 CD44 受体介导关键性细胞-基质信号和细胞-细胞信号。有趣的是，OPN 的作用似乎是跨物种的，在人类和啮齿动物中检测到有类似的表达和功能[121]。表达 OPN 的细胞类型包括破骨细胞、成骨细胞、肾、乳腺和皮肤上皮细胞、神经细胞、血管平滑肌细胞和内皮细胞。激活的免疫细胞如 T 细胞、NK 细胞、巨噬细胞和枯否细胞（Kupffer cells）也表达 OPN。分泌的 OPN 蛋白广泛分布于血浆、尿液、牛奶和胆汁中[124~126]。细胞重塑如炎症、缺血-再灌注、骨吸收和肿瘤进展过程中在 T 淋巴细胞、表皮细胞、骨细胞、巨噬细胞和肿瘤细胞中可检测到 OPN 的诱导表达。在肿瘤发生和转移时，一个重要的研究领域涉及到 OPN 表达的转录调控，并确定其可能为影响转移表型的反式作用因子。包括佛波酯（PMA）、1,25-二羟基维生素 D、碱性成纤维细胞生长因子（bFGF）、TNF-α、IL-1、IFN-γ 和脂多糖（LPS）在内的多种刺激物都上调 OPN 的表达[121]。

在组织修复和纤维化的情况下，上调 OPN 表达已经证明是发生在伤口愈合的炎症阶段，OPN 为这个过程中的重大步骤提供了重要的调节。正常表达和病理性持久表达 OPN 的平衡取决于持续表达时间，过量表达 OPN 会导致纤维化和瘢痕的形成，它以剂量和时间依赖性的方式发挥作用。动物模型研究发现 OPN 与肾间质纤维化和肾小球纤维化的进展都有关系，研究表明肾 OPN mRNA 和蛋白质的上调与肾小球的纤维化进展相关联[127]。使用单侧输尿管梗阻（UUO）的动物模型，研究人员发现 OPN 缺失小鼠与野生型小鼠相比，间质纤维化减少[128]。OPN 的主要功能是招募、调控并分化成纤维细胞和肌成纤维细胞[129]。作为成纤维细胞的化学诱导剂，OPN 在 ECM 沉积和胶原蛋白基质的形成中发挥功能。OPN 缺失小鼠在伤口愈合时表现为基质结构组成能力降低，胶原纤维数量减少以及纤维直径降低[130]。感染层的特征是隙度增加的 ECM。此外，这些 OPN 缺失的小鼠表现出Ⅰ型胶原蛋白、纤连蛋白、基质金属蛋白酶 9 和 TGF-β 的 mRNA 表达减少[131]。虽然在 TGF-β1 刺激时 OPN 缺失小鼠中成纤维细胞没有反应，但仍然可以检测到它转化为表达 α-SMA 的肌成纤维细胞，这表明还存在一条替代调节途径。有趣的是，在 OPN 缺陷条件下，组织表现出更高效的再上皮化和伤口闭合能力[131]。与之相反的是，研究人员使用角膜损伤模型的研究表明，在 OPN 缺失功能的情况下，伤口被推迟闭合[132]。这些相反的结果表明 OPN 的作用具有组织依赖性，可能随不同情况而有所变化，而且可能根据调节刺激分子的不同而具有双重功能。

最近，我们实验室试图确定 OPN 是否是 TGF-β 介导的 EMT 的靶点。使用乳腺癌共培养模型，我们分析了癌细胞和间充质干细胞（MSCs）的相互作用。在高水平表达 OPN 的 MDA-MB231 细胞内，我们发现 OPN 刺激 MSCs 表达高水平的 TGF-β（未发表的结果）。然后在乳腺癌细胞中，TGF-β 以旁分泌的方式启动 EMT，其表达波形蛋白、腱生蛋白 C、FSP-1 和 SMA 的水平升高。不表达 OPN 的乳腺癌 MCF7 细胞与 MSCs 细胞培养作为对照，在对照组观察不到 TGF-β 的表达升高以及 EMT 的缺失。这些数据证实了其他研究人员的发现。使用各种癌症模型，研究人员已经证明 OPN 是重要的转移调节分子[117]。Medico 等人[133]应用 cDNA 微阵列确认 OPN 是转录因子和肝细胞生长因子的主要靶点，并且证明在 MLP-29 小鼠癌细胞中 OPN 介导细胞黏附。在人类 HCC 样本中，Ye 等人[117]使用微阵列基因表达谱来分析研究与 HCC 转移相关的表达变化，这些研究者发现 OPN 与原发性 HCC 的转移潜能相关。其他体外研究表明 OPN 中和抗体能够明显阻止 SK-Hep-1 细胞的侵袭。使用存档的肝癌切除标本，研究人员发现 OPN mRNA 表达与肝内转移、早期复发和肝癌晚期/更高等级具有密切相关性[119]。另外的免疫组织化学研究表明 OPN 主要在癌变细胞表达，尤其是囊状侵袭的 HCC 和间质细胞邻近地区。Zhao 等人[134]使用聚乙烯亚胺纳米粒子来输送短发卡 RNA，用于在肝癌细胞内清除 OPN 的表达，结果显示这种处理导致了裸鼠 HCC 生长、细胞非贴壁生长、纤连蛋白的黏附以及经由细胞外基质的侵袭的抑制，并阻断了肿瘤的发生和肺转移。在另一项研究中，Sun 等人[135]用慢病毒输送 OPN 的 microRNA，成功抑制了 HCCLM3 的体外增殖和体内肿瘤生长。

最近我们实验室以及其他研究人员检查了肿瘤进展中 OPN 和 EMT 之间的关系。Saika 等人确证，在受伤的小鼠晶状体中，EMT 开始之前 OPN 的表达已经上调[136]。当测量 OPN 缺陷小鼠的 SMA、转化生长因子 β 和Ⅰ型胶原蛋白时，研究者们发现 OPN 缺乏与

EMT 抑制相关。在非小细胞肺癌中，OPN 的表达与 EMT 的标志物、基质金属蛋白酶 2、Snail-1、Snail-2、转化生长因子 β1-R、基质金属蛋白酶 9、N-钙黏蛋白、波形蛋白、SOX-8 和 SOX-9 的表达增加有关[137]。根据我们的研究，HCC 中 OPN 表达还与整合素依赖性 EMT 标志物的表达以及体外生长和转移的增加相关[119]。利用动物模型研究发现，OPN 和 EMT 标志物在转移组明显增加，OPN-适配体抑制减少了肿瘤黏附、迁移/侵袭，还减少了 EMT 蛋白标志物、SMA、波形蛋白和腱生蛋白 C。体内 OPN-适配体抑制性治疗能够减慢 HCC 的生长达 10 倍以上[119]。

## 2.6　结语

　　肿瘤进展、侵袭和转移不仅依赖于源自转化细胞的突变，而且依赖于癌症细胞与其周围招募的间质细胞以及组织之间的相互作用。细胞 EMT-MET 属性改变了我们对肿瘤如何具有侵袭性，同时又可在远端转移部位归巢的理解。OPN 在多种癌症中是转移表型的关键中介分子，我们最近在 EMT 中研究了它的功能，这些结果可能会让我们能够对侵袭性肿瘤表型进行调节治疗。

**参 考 文 献**

1. Hanahan D, Weinberg RA (2000) The hallmarks of cancer. Cell 100:57–70
2. Hanahan D, Weinberg RA (2011) Hallmarks of cancer: the next generation. Cell 144:646–674
3. Kalluri R, Neilson EG (2003) Epithelial–mesenchymal transition and its implications for fibrosis. J Clin Invest 112:1776–1784
4. Kalluri R, Weinberg RA (2009) The basics of epithelial–mesenchymal transition. J Clin Invest 119:1420–1428
5. Siegel R, Naishadham D, Jemal A (2012) Cancer statistics, 2012. CA Cancer J Clin 62:10–29
6. Vogelstein B, Kinzler KW (1993) The multistep nature of cancer. Trends Genet 9:138–141
7. Ota I, Li X-Y, Hu Y, Weiss SJ (2009) Induction of a MT1-MMP and MT2-MMP-dependent basement membrane transmigration program in cancer cells by Snail1. Proc Natl Acad Sci USA 106:20318–20323
8. Shattil SJ, Kim C, Ginsberg MH (2010) The final steps of integrin activation: the end game. Nat Rev Mol Cell Biol 11:288–300
9. Frantz C, Stewart KM, Weaver VM (2010) The extracellular matrix at a glance. J Cell Sci 123:4195–4200
10. Sanderson RD, Yang Y, Kelly T et al (2005) Enzymatic remodeling of heparan sulfate proteoglycans within the tumor microenvironment: growth regulation and the prospect of new cancer therapies. J Cell Biochem 96:897–905
11. Timár J, Lapis K, Dudás J (2002) Proteoglycans and tumor progression: Janus-faced molecules with contradictory functions in cancer. Semin Cancer Biol 12:173–186
12. Naor D, Nedvetzki S, Golan I et al (2002) CD44 in cancer. Crit Rev Clin Lab Sci 39:527–579
13. Csiszar K (2001) Lysyl oxidases: a novel multifunctional amine oxidase family. Prog Nucleic Acid Res Mol Biol 70:1–32
14. Ng MR, Brugge JS (2009) A stiff blow from the stroma: collagen crosslinking drives tumor progression. Cancer Cell 16:455–457
15. Levental KR, Yu H, Kass L et al (2009) Matrix crosslinking forces tumor progression by enhancing integrin signaling. Cell 139:891–906
16. Bhowmick NA, Neilson EG, Moses HL (2004) Stromal fibroblasts in cancer initiation and progression. Nature 432:332–337
17. Lum JJ, Bauer DE, Kong M et al (2005) Growth factor regulation of autophagy and cell survival in the absence of apoptosis. Cell 120:237–248
18. Gruss CJ, Satyamoorthy K, Berking C et al (2003) Stroma formation and angiogenesis by overexpression of growth factors, cytokines, and proteolytic enzymes in human skin grafted to SCID mice. J Invest Dermatol 120:683–692
19. Elenbaas B, Weinberg RA (2001) Heterotypic signaling between epithelial tumor cells and fibroblasts in carcinoma formation. Exp Cell Res 264:169–184

20. Mantovani A, Allavena P, Sica A, Balkwill F (2008) Cancer-related inflammation. Nature 454:436–444
21. Dvorak HF (1986) Tumors: wounds that do not heal. Similarities between tumor stroma generation and wound healing. N Engl J Med 315:1650–1659
22. Schafer M, Werner S (2008) Cancer as an overhealing wound: an old hypothesis revisited. Nat Rev Mol Cell Biol 9:628–638
23. Coussens LM, Werb Z (2002) Inflammation and cancer. Nature 420:860–867
24. Beckebaum S, Zhang X, Chen X et al (2004) Increased levels of interleukin-10 in serum from patients with hepatocellular carcinoma correlate with profound numerical deficiencies and immature phenotype of circulating dendritic cell subsets. Clin Cancer Res 10:7260–7269
25. Chau GY, Wu CW, Lui WY et al (2000) Serum interleukin-10 but not interleukin-6 is related to clinical outcome in patients with resectable hepatocellular carcinoma. Ann Surg 231:552–558
26. Hattori E, Okumoto K, Adachi T et al (2003) Possible contribution of circulating interleukin-10 (IL-10) to anti-tumor immunity and prognosis in patients with unresectable hepatocellular carcinoma. Hepatol Res 27:309–314
27. Moore KW, de Waal Malefyt R, Coffman RL, O'Garra A (2001) Interleukin-10 and the interleukin-10 receptor. Annu Rev Immunol 19:683–765
28. Buelens C, Willems F, Delvaux A et al (1995) Interleukin-10 differentially regulates B7-1 (CD80) and B7-2 (CD86) expression on human peripheral blood dendritic cells. Eur J Immunol 25:2668–2672
29. Buelens C, Verhasselt V, De Groote D et al (1997) Interleukin-10 prevents the generation of dendritic cells from human peripheral blood mononuclear cells cultured with interleukin-4 and granulocyte/macrophage-colony-stimulating factor. Eur J Immunol 27:756–762
30. McBride JM, Jung T, de Vries JE, Aversa G (2002) IL-10 alters DC function via modulation of cell surface molecules resulting in impaired T-cell responses. Cell Immunol 215:162–172
31. Allavena P, Piemonti L, Longoni D et al (1998) IL-10 prevents the differentiation of monocytes to dendritic cells but promotes their maturation to macrophages. Eur J Immunol 28:359–369
32. Mocellin S, Panelli MC, Wang E et al (2003) The dual role of IL-10. Trends Immunol 24:36–43
33. Zheng LM, Ojcius DM, Garaud F et al (1996) Interleukin-10 inhibits tumor metastasis through an NK cell-dependent mechanism. J Exp Med 184:579–584
34. Kundu N, Fulton AM (1997) Interleukin-10 inhibits tumor metastasis, downregulates MHC class I, and enhances NK lysis. Cell Immunol 180:55–61
35. Groux H, Cottrez F, Rouleau M et al (1999) A transgenic model to analyze the immunoregulatory role of IL-10 secreted by antigen-presenting cells. J Immunol 162:1723–1729
36. Berman RM, Suzuki T, Tahara H et al (1996) Systemic administration of cellular IL-10 induces an effective, specific, and long-lived immune response against established tumors in mice. J Immunol 157:231–238
37. Fujii S, Shimizu K, Shimizu T, Lotze MT (2001) Interleukin-10 promotes the maintenance of antitumor CD8(+) T-cell effector function in situ. Blood 98:2143–2151
38. Wang XD, Wang L, Ji FJ et al (2012) Decreased CD27 on B lymphocytes in patients with primary hepatocellular carcinoma. J Int Med Res 40:307–316
39. He X, Li X, Liu B et al (2011) Down-regulation of Treg cells and up-regulation of TH1/TH2 cytokine ratio were induced by polysaccharide from Radix Glycyrrhizae in H22 hepatocarcinoma bearing mice. Molecules 16:8343–8352
40. Shiraki T, Takayama E, Magari H et al (2011) Altered cytokine levels and increased CD4+CD57+ T cells in the peripheral blood of hepatitis C virus-related hepatocellular carcinoma patients. Oncol Rep 26:201–208
41. Kuang DM, Peng C, Zhao Q et al (2010) Activated monocytes in peritumoral stroma of hepatocellular carcinoma promote expansion of memory T helper 17 cells. Hepatology 51:154–164
42. Aris M, Barrio MM, Mordoh J (2012) Lessons from cancer immunoediting in cutaneous melanoma. Clin Dev Immunol 2012:192719
43. Mantovani A, Sozzani S, Locati M et al (2002) Macrophage polarization: tumor-associated macrophages as a paradigm for polarized M2 mononuclear phagocytes. Trends Immunol 23:549–555
44. Schoppmann SF, Birner P, Stockl J et al (2002) Tumor-associated macrophages express lymphatic endothelial growth factors and are related to peritumoral lymphangiogenesis. Am J Pathol 161:947–956
45. Lin EY, Nguyen AV, Russell RG, Pollard JW (2001) Colony-stimulating factor 1 promotes

progression of mammary tumors to malignancy. J Exp Med 193:727–740

46. Hudson JD, Shoaibi MA, Maestro R et al (1999) A proinflammatory cytokine inhibits p53 tumor suppressor activity. J Exp Med 190:1375–1382

47. De Palma M, Venneri MA, Galli R et al (2005) Tie2 identifies a hematopoietic lineage of proangiogenic monocytes required for tumor vessel formation and a mesenchymal population of pericyte progenitors. Cancer Cell 8:211–226

48. Ostrand-Rosenberg S, Sinha P (2009) Myeloid-derived suppressor cells: linking inflammation and cancer. J Immunol 182:4499–4506

49. Sinha P, Clements VK, Ostrand-Rosenberg S (2005) Reduction of myeloid-derived suppressor cells and induction of M1 macrophages facilitate the rejection of established metastatic disease. J Immunol 174:636–645

50. Huang B, Pan PY, Li Q et al (2006) Gr-1+CD115+ immature myeloid suppressor cells mediate the development of tumor-induced T regulatory cells and T-cell anergy in tumor-bearing host. Cancer Res 66:1123–1131

51. Sinha P, Clements VK, Bunt SK et al (2007) Cross-talk between myeloid-derived suppressor cells and macrophages subverts tumor immunity toward a type 2 response. J Immunol 179:977–983

52. Li H, Han Y, Guo Q et al (2009) Cancer-expanded myeloid-derived suppressor cells induce anergy of NK cells through membrane-bound TGF-beta 1. J Immunol 182:240–249

53. Hoechst B, Voigtlaender T, Ormandy L et al (2009) Myeloid derived suppressor cells inhibit natural killer cells in patients with hepatocellular carcinoma via the NKp30 receptor. Hepatology 50:799–807

54. Direkze NC, Hodivala-Dilke K, Jeffery R et al (2004) Bone marrow contribution to tumor-associated myofibroblasts and fibroblasts. Cancer Res 64:8492–8495

55. Gabbiani G (2003) The myofibroblast in wound healing and fibrocontractive diseases. J Pathol 200:500–503

56. Dvorak HF, Form DM, Manseau EJ, Smith BD (1984) Pathogenesis of desmoplasia. I. Immunofluorescence identification and localization of some structural proteins of line 1 and line 10 guinea pig tumors and of healing wounds. J Natl Cancer Inst 73:1195–1205

57. Shao ZM, Nguyen M, Barsky SH (2000) Human breast carcinoma desmoplasia is PDGF initiated. Oncogene 19:4337–4345

58. Mani SA, Guo W, Liao MJ et al (2008) The epithelial–mesenchymal transition generates cells with properties of stem cells. Cell 133:704–715

59. Berdiel-Acer M, Bohem ME, Lopez-Doriga A et al (2011) Hepatic carcinoma-associated fibroblasts promote an adaptative response in colorectal cancer cells that inhibit proliferation and apoptosis: nonresistant cells die by nonapoptotic cell death. Neoplasia 13:931–946

60. Alison MR, Choong C, Lim S (2007) Application of liver stem cells for cell therapy. Semin Cell Dev Biol 18:819–826

61. Klymkowsky MW, Savagner P (2009) Epithelial–mesenchymal transition: a cancer researcher's conceptual friend and foe. Am J Pathol 174:1588–1593

62. Polyak K, Weinberg RA (2009) Transitions between epithelial and mesenchymal states: acquisition of malignant and stem cell traits. Nat Rev Cancer 9:265–273

63. Thiery JP (2009) Epithelial–mesenchymal transitions in cancer onset and progression. Bull Acad Natl Med 193:1969–1978, discussion 1978–1969

64. Barrallo-Gimeno A, Nieto MA (2005) The Snail genes as inducers of cell movement and survival: implications in development and cancer. Development 132:3151–3161

65. Shi Y, Massague J (2003) Mechanisms of TGF-beta signaling from cell membrane to the nucleus. Cell 113:685–700

66. Niessen K, Fu Y, Chang L et al (2008) Slug is a direct Notch target required for initiation of cardiac cushion cellularization. J Cell Biol 182:315–325

67. Medici D, Hay ED, Olsen BR (2008) Snail and Slug promote epithelial–mesenchymal transition through beta-catenin-T-cell factor-4-dependent expression of transforming growth factor-beta3. Mol Biol Cell 19:4875–4887

68. Kokudo T, Suzuki Y, Yoshimatsu Y et al (2008) Snail is required for TGFbeta-induced endothelial–mesenchymal transition of embryonic stem cell-derived endothelial cells. J Cell Sci 121:3317–3324

69. Micalizzi DS, Farabaugh SM, Ford HL (2010) Epithelial–mesenchymal transition in cancer: parallels between normal development and tumor progression. J Mammary Gland Biol Neoplasia 15:117–134

70. Taube JH, Herschkowitz JI, Komurov K et al (2010) Core epithelial-to-mesenchymal transition interactome gene-expression signature is associated with claudin-low and metaplastic breast cancer subtypes. Proc Natl Acad Sci USA 107:15449–15454

71. Yang J, Weinberg RA (2008) Epithelial–mesenchymal transition: at the crossroads of development and tumor metastasis. Dev Cell 14:818–829

72. Peinado H, Marin F, Cubillo E et al (2004) Snail and E47 repressors of E-cadherin induce distinct invasive and angiogenic properties in vivo. J Cell Sci 117:2827–2839

73. Hlubek F, Brabletz T, Budczies J et al (2007) Heterogeneous expression of Wnt/beta-catenin target genes within colorectal cancer. Int J Cancer 121:1941–1948

74. Thiery JP (2002) Epithelial–mesenchymal transitions in tumour progression. Nat Rev Cancer 2:442–454

75. Fidler IJ (2001) Seed and soil revisited: contribution of the organ microenvironment to cancer metastasis. Surg Oncol Clin N Am 10:257–269, vii–viiii

76. Brabletz T, Jung A, Reu S et al (2001) Variable beta-catenin expression in colorectal cancers indicates tumor progression driven by the tumor environment. Proc Natl Acad Sci USA 98:10356–10361

77. Zeisberg M, Shah AA, Kalluri R (2005) Bone morphogenic protein-7 induces mesenchymal to epithelial transition in adult renal fibroblasts and facilitates regeneration of injured kidney. J Biol Chem 280:8094–8100

78. Talbot LJ, Bhattacharya SD, Kuo PC (2012) Epithelial–mesenchymal transition, the tumor microenvironment, and metastatic behavior of epithelial malignancies. Int J Biochem Mol Biol 3:117–136

79. Koinuma D, Tsutsumi S, Kamimura N et al (2009) Promoter-wide analysis of Smad4 binding sites in human epithelial cells. Cancer Sci 100:2133–2142

80. Meulmeester E, Ten Dijke P (2011) The dynamic roles of TGF-beta in cancer. J Pathol 223:205–218

81. Bierie B, Moses HL (2006) Tumour microenvironment: TGFbeta: the molecular Jekyll and Hyde of cancer. Nat Rev Cancer 6:506–520

82. Oft M, Heider KH, Beug H (1998) TGFbeta signaling is necessary for carcinoma cell invasiveness and metastasis. Curr Biol 8:1243–1252

83. Hata A, Shi Y, Massague J (1998) TGF-beta signaling and cancer: structural and functional consequences of mutations in Smads. Mol Med Today 4:257–262

84. Song J (2007) EMT or apoptosis: a decision for TGF-beta. Cell Res 17:289–290

85. Postigo AA, Depp JL, Taylor JJ, Kroll KL (2003) Regulation of Smad signaling through a differential recruitment of coactivators and corepressors by ZEB proteins. EMBO J 22:2453–2462

86. Tian M, Neil JR, Schiemann WP (2011) Transforming growth factor-beta and the hallmarks of cancer. Cell Signal 23:951–962

87. Miettinen PJ, Ebner R, Lopez AR, Derynck R (1994) TGF-beta induced transdifferentiation of mammary epithelial cells to mesenchymal cells: involvement of type I receptors. J Cell Biol 127:2021–2036

88. Wendt MK, Tian M, Schiemann WP (2012) Deconstructing the mechanisms and consequences of TGF-beta-induced EMT during cancer progression. Cell Tissue Res 347:85–101

89. Xu J, Lamouille S, Derynck R (2009) TGF-beta-induced epithelial to mesenchymal transition. Cell Res 19:156–172

90. Leptin M (1991) Twist and snail as positive and negative regulators during Drosophila mesoderm development. Genes Dev 5:1568–1576

91. D'Inzeo S, Nicolussi A, Donini CF et al (2012) A novel human Smad4 mutation is involved in papillary thyroid carcinoma progression. Endocr Relat Cancer 19:39–55

92. Biswas S, Guix M, Rinehart C et al (2007) Inhibition of TGF-beta with neutralizing antibodies prevents radiation-induced acceleration of metastatic cancer progression. J Clin Invest 117:1305–1313

93. Zhou YC, Liu JY, Li J et al (2011) Ionizing radiation promotes migration and invasion of cancer cells through transforming growth factor-beta-mediated epithelial–mesenchymal transition. Int J Radiat Oncol Biol Phys 81:1530–1537

94. Dooley S, ten Dijke P (2012) TGF-beta in progression of liver disease. Cell Tissue Res 347:245–256

95. Kanzler S, Meyer E, Lohse AW et al (2001) Hepatocellular expression of a dominant-negative mutant TGF-beta type II receptor accelerates chemically induced hepatocarcinogenesis. Oncogene 20:5015–5024

96. Dooley S, Hamzavi J, Ciuclan L et al (2008) Hepatocyte-specific Smad7 expression attenuates TGF-beta-mediated fibrogenesis and protects against liver damage. Gastroenterology 135:642–659

97. Kaimori A, Potter J, Kaimori JY et al (2007) Transforming growth factor-beta1 induces an epithelial-to-mesenchymal transition state in mouse hepatocytes in vitro. J Biol Chem

282:22089–22101

98. Nitta T, Kim JS, Mohuczy D, Behrns KE (2008) Murine cirrhosis induces hepatocyte epithelial mesenchymal transition and alterations in survival signaling pathways. Hepatology 48:909–919

99. Caja L, Bertran E, Campbell J et al (2011) The transforming growth factor-beta (TGF-beta) mediates acquisition of a mesenchymal stem cell-like phenotype in human liver cells. J Cell Physiol 226:1214–1223

100. Franco DL, Mainez J, Vega S et al (2010) Snail1 suppresses TGF-beta-induced apoptosis and is sufficient to trigger EMT in hepatocytes. J Cell Sci 123:3467–3477

101. Yang L, Lin C, Liu ZR (2006) P68 RNA helicase mediates PDGF-induced epithelial–mesenchymal transition by displacing Axin from beta-catenin. Cell 127:139–155

102. Eger A, Stockinger A, Schaffhauser B et al (2000) Epithelial–mesenchymal transition by c-Fos estrogen receptor activation involves nuclear translocation of beta-catenin and upregulation of beta-catenin/lymphoid enhancer binding factor-1 transcriptional activity. J Cell Biol 148:173–188

103. Stockinger A, Eger A, Wolf J et al (2001) E-cadherin regulates cell growth by modulating proliferation-dependent beta-catenin transcriptional activity. J Cell Biol 154:1185–1196

104. Bhowmick NA, Zent R, Ghiassi M et al (2001) Integrin beta 1 signaling is necessary for transforming growth factor-beta activation of p38MAPK and epithelial plasticity. J Biol Chem 276:46707–46713

105. Lee YH, Albig AR, Regner M et al (2008) Fibulin-5 initiates epithelial–mesenchymal transition (EMT) and enhances EMT induced by TGF-beta in mammary epithelial cells via a MMP-dependent mechanism. Carcinogenesis 29:2243–2251

106. Lehmann K, Janda E, Pierreux CE et al (2000) Raf induces TGFbeta production while blocking its apoptotic but not invasive responses: a mechanism leading to increased malignancy in epithelial cells. Genes Dev 14:2610–2622

107. Gotzmann J, Huber H, Thallinger C et al (2002) Hepatocytes convert to a fibroblastoid phenotype through the cooperation of TGF-beta1 and Ha-Ras: steps towards invasiveness. J Cell Sci 115:1189–1202

108. Oft M, Peli J, Rudaz C et al (1996) TGF-beta1 and Ha-Ras collaborate in modulating the phenotypic plasticity and invasiveness of epithelial tumor cells. Genes Dev 10:2462–2477

109. Cui W, Fowlis DJ, Bryson S et al (1996) TGFbeta1 inhibits the formation of benign skin tumors, but enhances progression to invasive spindle carcinomas in transgenic mice. Cell 86:531–542

110. Watanabe T, Wu TT, Catalano PJ et al (2001) Molecular predictors of survival after adjuvant chemotherapy for colon cancer. N Engl J Med 344:1196–1206

111. Tepass U, Truong K, Godt D et al (2000) Cadherins in embryonic and neural morphogenesis. Nat Rev Mol Cell Biol 1:91–100

112. Edelman GM, Gallin WJ, Delouvee A et al (1983) Early epochal maps of two different cell adhesion molecules. Proc Natl Acad Sci USA 80:4384–4388

113. Gottardi CJ, Wong E, Gumbiner BM (2001) E-cadherin suppresses cellular transformation by inhibiting beta-catenin signaling in an adhesion-independent manner. J Cell Biol 153:1049–1060

114. Kim K, Lu Z, Hay ED (2002) Direct evidence for a role of beta-catenin/LEF-1 signaling pathway in induction of EMT. Cell Biol Int 26:463–476

115. Korpal M, Lee ES, Hu G, Kang Y (2008) The miR-200 family inhibits epithelial–mesenchymal transition and cancer cell migration by direct targeting of E-cadherin transcriptional repressors ZEB1 and ZEB2. J Biol Chem 283:14910–14914

116. Gregory PA, Bracken CP, Bert AG, Goodall GJ (2008) MicroRNAs as regulators of epithelial–mesenchymal transition. Cell Cycle 7:3112–3118

117. Ye QH, Qin LX, Forgues M et al (2003) Predicting hepatitis B virus-positive metastatic hepatocellular carcinomas using gene expression profiling and supervised machine learning. Nat Med 9:416–423

118. Mi Z, Bhattacharya SD, Kim VM et al (2011) Osteopontin promotes CCL5-mesenchymal stromal cell-mediated breast cancer metastasis. Carcinogenesis 32:477–487

119. Bhattacharya SD, Mi Z, Kim VM et al (2012) Osteopontin regulates epithelial–mesenchymal transition-associated growth of hepatocellular cancer in a mouse xenograft model. Ann Surg 255:319–325

120. Senger DR, Wirth DF, Hynes RO (1979) Transformed mammalian cells secrete specific proteins and phosphoproteins. Cell 16:885–893

121. Wai PY, Kuo PC (2008) Osteopontin: regulation in tumor metastasis. Cancer Metastasis Rev 27:103–118

122. Fisher LW, Fedarko NS (2003) Six genes expressed in bones and teeth encode the current members of the SIBLING family of proteins. Connect Tissue Res 44(Suppl 1):33–40

123. Denhardt DT, Guo X (1993) Osteopontin: a protein with diverse functions. FASEB J 7:1475–1482

124. Senger DR, Perruzzi CA, Gracey CF et al (1988) Secreted phosphoproteins associated with neoplastic transformation: close homology with plasma proteins cleaved during blood coagulation. Cancer Res 48:5770–5774

125. Senger DR, Perruzzi CA, Papadopoulos A, Tenen DG (1989) Purification of a human milk protein closely similar to tumor-secreted phosphoproteins and osteopontin. Biochim Biophys Acta 996:43–48

126. Bautista DS, Denstedt J, Chambers AF, Harris JF (1996) Low-molecular-weight variants of osteopontin generated by serine proteinases in urine of patients with kidney stones. J Cell Biochem 61:402–409

127. Merszei J, Wu J, Torres L et al (2010) Osteopontin overproduction is associated with progression of glomerular fibrosis in a rat model of anti-glomerular basement membrane glomerulonephritis. Am J Nephrol 32:262–271

128. Yoo KH, Thornhill BA, Forbes MS et al (2006) Osteopontin regulates renal apoptosis and interstitial fibrosis in neonatal chronic unilateral ureteral obstruction. Kidney Int 70:1735–1741

129. Lenga Y, Koh A, Perera AS et al (2008) Osteopontin expression is required for myofibroblast differentiation. Circ Res 102:319–327

130. Liaw L, Birk DE, Ballas CB et al (1998) Altered wound healing in mice lacking a functional osteopontin gene (spp1). J Clin Invest 101:1468–1478

131. Mori R, Shaw TJ, Martin P (2008) Molecular mechanisms linking wound inflammation and fibrosis: knockdown of osteopontin leads to rapid repair and reduced scarring. J Exp Med 205:43–51

132. Miyazaki K, Okada Y, Yamanaka O et al (2008) Corneal wound healing in an osteopontin-deficient mouse. Invest Ophthalmol Vis Sci 49:1367–1375

133. Medico E, Gentile A, Lo Celso C et al (2001) Osteopontin is an autocrine mediator of hepatocyte growth factor-induced invasive growth. Cancer Res 61:5861–5868

134. Zhao J, Dong L, Lu B et al (2008) Down-regulation of osteopontin suppresses growth and metastasis of hepatocellular carcinoma via induction of apoptosis. Gastroenterology 135:956–968

135. Sun BS, Dong QZ, Ye QH et al (2008) Lentiviral-mediated miRNA against osteopontin suppresses tumor growth and metastasis of human hepatocellular carcinoma. Hepatology 48:1834–1842

136. Saika S, Shirai K, Yamanaka O et al (2007) Loss of osteopontin perturbs the epithelial–mesenchymal transition in an injured mouse lens epithelium. Lab Invest 87:130–138

137. Goparaju CM, Pass HI, Blasberg JD et al (2010) Functional heterogeneity of osteopontin isoforms in non-small cell lung cancer. J Thorac Oncol 5:1516–1523

## 第 3 章

# 肿瘤进展过程中肿瘤相关巨噬细胞的作用

**Astrid Schmieder，Kai Schledzewski**

▶ 摘要：肿瘤是由肿瘤细胞及非恶性间质细胞组成的器官样结构。间质细胞组成中最突出的细胞之一就是肿瘤相关巨噬细胞（TAMs）。临床前以及临床试验均表明巨噬细胞浸润与病人的预后之间具有负相关性，表明在肿瘤进展过程中巨噬细胞起到了促进作用。巨噬细胞是一个多样化的细胞群体，对于机体有不同的作用，它们可以分为炎性即经典活化的巨噬细胞（M1，受 INF-γ 或 LPS 活化）以及抗炎即替代活化的巨噬细胞（M2，由与免疫复合物结合的 IL-4/IL-13、IL-1β/LPS 或 IL-10/β/糖皮质激素激活）。TAM 在肿瘤起始过程中表现出 M1 表型，但在肿瘤进展过程中它们又表现出 M2 样巨噬细胞的特点，后者通过促血管生成、抗炎以及基质重塑等功能支持肿瘤的生长。它们通过分泌不同的生长因子，如 VEGF、PDGF、EGF、趋化因子以及细胞因子如 IL-10、TGF-β、CCL2、CXCL12 来发挥作用。另外，巨噬细胞能够通过分泌基质重塑分子帮助肿瘤侵袭，比如金属蛋白酶和组织蛋白酶。这些功能使巨噬细胞成为了新的抗肿瘤辅助治疗靶点。第一个直接对抗 TAM 在肿瘤进展中的细胞群及其作用的方法，比如二磷酸盐，已经展示出一定的令人满意的结果。

▶ 缩略语表

| | | | |
|---|---|---|---|
| AID | 活化诱导胞嘧啶核苷脱氨酶 | HGF | 肝细胞生长因子 |
| ANG2 | 血管生成素-2 | HIF | 低氧诱导因子 |
| bFGF | 碱性成纤维细胞生长因子 | HPV | 人乳头瘤病毒 |
| CCL | 趋化因子（C—C 结构域）配体 | IDO | 吲哚胺 2,3-双加氧酶 |
| CCR2 | CC-趋化因子受体 2 | IFN-γ | 干扰素 γ |
| COX-2 | 环氧合酶 2 | IL | 白细胞介素 |
| CSF-1R | 细胞集落刺激因子受体 1 | iNOS | 诱导型一氧化氮合酶 |
| CX3CR1 | CX3C-趋化因子受体 1 | LPS | 脂多糖 |
| CXCL | CXC 趋化因子配体 | M1 | 经典活化的巨噬细胞 |
| EGF | 表皮生长因子 | M2 | 替代性活化的巨噬细胞 |
| EMT | 上皮-间充质转化 | M-CSF/CSF-1 | 巨噬细胞 CSF 1 |
| GM-CSF | 粒细胞/巨噬细胞集落刺激因子 | MDSC | 髓源性抑制细胞 |

A. Schmieder · K. Schledzewski

Department of Dermatology, Venereology and Allergology，University Medical Center and Medical Faculty Mannheim，University of Heidelberg，Theodor-Kutzer Ufer 1-3，68167 Mannheim，Germany

e-mail：astrid. schmieder@umm. de；kai. schledzewski@umm. de

| | |
|---|---|
| MHC　主要组织相容性复合物 | STAT3　转录因子信号转导和转录激活因子 3 |
| MIF　巨噬细胞游走抑制因子 | |
| MMP　金属蛋白酶 | TAM　肿瘤相关巨噬细胞 |
| MMTV　小鼠乳腺瘤病毒 | TEM　Tie2 表达性巨噬细胞 |
| MPS　单核巨噬细胞系统 | TGF-β　转化生长因子 β |
| MRC1　甘露糖受体 c1 | Th1　Ⅰ型辅助性 T 细胞 |
| NF-κB　核因子 κB | Th2　Ⅱ型辅助性 T 细胞 |
| PDGF　血小板源性生长因子 | TLR　Toll 样受体 |
| PlGF　胎盘生长因子 | TNFR Ⅰ　肿瘤坏死因子受体 1 |
| PyVT　多瘤病毒中间 T 抗原 | TNF-α　肿瘤坏死因子 α |
| ROS　活性氧 | VEGF　血管内皮生长因子 |

## 3.1　引言

近几年，人们明显认识到肿瘤不仅是恶性细胞群，更像是器官样的组织，具有血管、造血细胞、间充质细胞。正如我们在前边的章节中所讨论的，每个肿瘤都有供其生长、进展、转移的微环境，在这个微环境中，肿瘤细胞、非恶性细胞以及细胞外的成分发生多种相互作用，这些都导致了肿瘤组织强大的异质性[1]。肿瘤在机体免疫系统的攻击下生成的过程中，几种间质细胞在肿瘤的存活中发挥了作用，其中就有髓系来源的细胞，如巨噬细胞。

巨噬细胞是具有异质性的驻留组织细胞，多数起源于血单核细胞，是单核巨噬细胞系统（MPS）的组成部分。MPS 是一个实体的概念，包括骨髓源性前体细胞、血单核细胞、巨噬细胞以及一些源于髓系前体的树突状细胞[2]。髓源性细胞表面表达集落刺激因子受体 1（CSF-1R），在由血液单核细胞向巨噬细胞发育成熟的过程中受到巨噬细胞集落刺激因子 1 的激活是必不可少的[3]。

人出生之后，几乎在所有的组织中都能找到巨噬细胞，比如肝脏中的枯否细胞以及脑中的小胶质细胞，它们在其组织中发挥不同的作用。它们是全能型的细胞，不仅是感染中的前沿杀伤细胞，还是机体稳态的维护者。它们能够吞噬凋亡的细胞碎片并能分泌促进组织再生及血管生成的生长因子，因此有助于机体不断的更新再生。这种功能上的多元化促使我们尝试将巨噬细胞分类。

## 3.2　巨噬细胞的分类

巨噬细胞由 Elie Metchnikoff 发现，最初描述为噬菌细胞，存在于脊椎动物以及具有自身稳态和杀菌功能的无脊椎动物中，对于保持机体的完整性具有重要的作用[4]。20 世纪最后十年中，mRNA 分子以及蛋白表达谱的发现使研究者能够更仔细地描述及分类细胞。对于巨噬细胞，将两个功能性的群体分离是一件很简单但又至关重要的工作。M1 被定义为存在于炎性环境中的巨噬细胞，由 γ 干扰素、TNF-α 和 GM-CSF 诱导，对于杀死细胞内的细菌和病毒非常重要。具有这种功能是由于它们的 MHC Ⅱ 复合体具有很高的抗原呈递率，并能分泌炎性细胞因子，如 IL-12 和 IL-23。另一方面，M2 巨噬细胞参与机体稳态过程，比如血管生成、组织重塑、伤口愈合以及抗炎作用，它能够表达大量的抗炎细胞因子 IL-10 以及少量的 IL-12。M2 主要是由 Th2 细胞因子诱导的，如 IL-4、IL-13、糖皮质激素以及 M-CSF[5～8]。另外，M2 能够表达典型的 M2 标志物如人类清道夫甘露糖受体[8]、稳定素 1[9]、趋化因子 CCL18[10]，以及鼠精氨酸酶 1[11]。这种体外的分类很快便被证实对于体内的状况是过分简单化的，因为巨噬细胞不仅在巨噬细胞活化谱的两极之间表现出多种不同的形态，而且能在两种主要形式之间相互转化[5]。其他的分类方法试图将 M2 分为不同的亚群，有 M2a、M2b 和 M2c，其中 M2a 由 IL-4 和 IL-13 诱导，M2b 由免疫复合物和 TLR 激活剂诱导，M2c 由糖皮质激素和 IL-10 诱导[7]。最灵活的分类方法由 Moser 等人提出，他们将巨噬细胞的活化过程在一个彩色的轮子上画出来，用三原色代表三种最主要的巨噬细胞的功能：免疫调节、伤口愈合以及宿主防御[12]。这个图例将巨噬细胞描绘成在体内微环境中具有相互重叠功能的连续过程的一部分。尽管过度简化了巨噬细胞的异质性，但 Stein 等人将巨噬细胞分为 M1 与 M2 两类的最初分类方法仍然是一种简明有效的分类模型，因为它清楚地表明了巨噬细胞活化的基本要点。尽管有其局限性，但本章仍将采用这种分类方法，因为它非常简洁明了（图 3.1）。

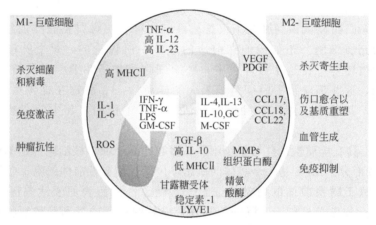

图 3.1 巨噬细胞活化的 M1/M2 模型。当存在 IFN-γ、LPS、GM-CSF 和高浓度的 TNF-α 时，巨噬细胞获得炎性表型，从而参与杀死细菌、病毒和肿瘤细胞。这些细胞分泌大量的 IL-12、IL-23 和 ROS。另外，由于表面表达的 MHC Ⅱ 分子，它们表现出很强的抗原呈递能力。另一方面，M2 表型是由 IL-4、IL-13、IL-10、糖皮质激素和 M-CSF 诱导的。这些巨噬细胞参与杀死包裹的寄生虫，而且对于维持组织的稳态至关重要。它们分泌大量的 IL-10、TNF-β、多种生长因子以及细胞外基质降解酶

## 3.3 肿瘤与炎症之间的联系

已经形成的肿瘤被描述成一个结构混乱的器官，需要与宿主相互作用和交流。这在营养供给及毒物、废物的清除方面是非常明显的，都是由血管系统来完成的。如果没有与宿主血管之间的联系，肿瘤将体积变小，因此，靶向作用于血管生成的概念便建立起来了[13]。在临床应用了几年之后发现，仅仅抗血管生成的治疗是不够的，因此，需要进一步发展已经建立起来的治疗方法，如传统的放疗、抗有丝分裂药物、肿瘤细胞直接靶向治疗等，也需要提出更新的概念。

炎症与肿瘤的关联是由 Virchow 在 19 世纪提出的，他认为炎症的慢性刺激是肿瘤形成的一个可能的诱发因素[14]。从那时开始，多个流行病学的研究结果都印证了这个观点，许

多慢性感染比如幽门螺杆菌或者人乳头瘤病毒感染都与癌症或淋巴瘤发生的高风险有关。因此，抗炎药物如非甾体类抗炎药降低了肿瘤的发生率[15]。

内外源性途径的亚类对于研究炎症与肿瘤的关系是一个非常有用的模型。内源性途径需要肿瘤细胞中有一个遗传变异激活转录程序，这令人联想到炎症时发生的情况，比如黑色素瘤中 BRAF-MAPK 的激活使可溶性因子如 IL-10、VEGF 和 IL-6 的分泌增加，它们有助于建立一个免疫抑制和促进血管生成的肿瘤环境[16]。与之相似的是，在乳腺癌模型中，Ⅱ型 TGF-β 受体突变失活会解除对趋化因子 CXCL5 和 CXCL12 合成的抑制，导致具有免疫抑制功能的免疫细胞的聚集，如髓源性抑制细胞（MDSC）[17]。这些数据证明特定原癌基因最初的突变可能已经为后来滋养肿瘤的微环境的发展铺平了道路，从而为肿瘤的发生发展提供了一个完美的环境（图 3.2）。

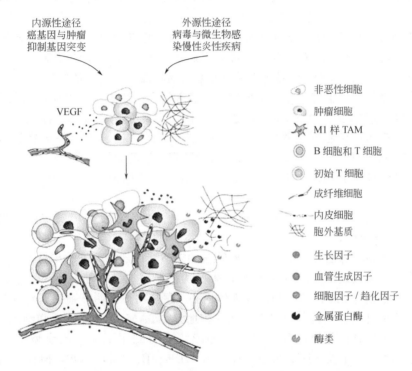

内源性途径
癌基因与肿瘤
抑制基因突变

外源性途径
病毒与微生物感
染慢性炎性疾病

VEGF

非恶性细胞
肿瘤细胞
M1 样 TAM
B 细胞和 T 细胞
初始 T 细胞
成纤维细胞
内皮细胞
胞外基质
生长因子
血管生成因子
细胞因子 / 趋化因子
金属蛋白酶
酶类

图 3.2　炎症与肿瘤之间的联系，炎症和肿瘤通过内源性和外源性的途径相联系。在内源性途径中，基因突变导致抑癌基因的持续激活，这就导致炎症中介物的产生，导致白细胞的聚集，这对肿瘤的发生是非常重要的。在外源性途径中，慢性细菌感染或者慢性炎性疾病所导致的致病慢性炎症环境使肿瘤发生的危险性升高。在人体内，两种途径都参与肿瘤的发生

相反的，外源性途径被定义为肿瘤发生过程中甚至之前的感染或慢性炎性疾病引起的炎症环境。这种局部的状况促进了肿瘤细胞中潜在的炎性信号途径和转录因子的活化，比如 NF-κB 或转录因子信号转导和转录激活因子 3（STAT 3），这促进了肿瘤细胞的转化，并且阻碍了正常的细胞凋亡。另外，环境中存在的过剩的细胞因子和趋化因子吸引了更多的炎性细胞如巨噬细胞和 T 细胞，都对血管生成、免疫抑制以及有丝分裂因子的产生具有重要的作用[17,18]。

然而，在体内，两种途径同时在肿瘤的形成中发挥作用。这一点在最近用基因突变小鼠建立胰腺癌模型诱导 K-ras 原癌基因表达的研究中得到了证实。单纯的基因突变并没有引起

胰腺导管腺癌的发生，还需要与蛭皮素诱导的慢性胰腺炎相结合[19]。

### 3.4 肿瘤相关巨噬细胞在肿瘤形成中的作用

在内源性途径和外源性途径中，巨噬细胞都是肿瘤相关炎性环境中的重要组成部分。在肿瘤形成阶段，抗瘤免疫与促瘤炎症之间的平衡，除了依赖肿瘤生长环境中的多种免疫细胞和间质细胞的活化外，还需要细胞因子、趋化因子和生长因子[20,21]。人体细胞的恶性转化是经常发生的，在正常的免疫应答的情况下受到机体的控制。因此，在肿瘤形成的早期，恶性细胞会受到 M1 巨噬细胞和其他白细胞的攻击。然而，要建立 M1 分化与肿瘤免疫监视之间明确的联系是不可能的，因为大多数已确定的肿瘤诱导的细胞因子属于 M1 细胞因子。因此，尽管 ROS 能否进入邻近细胞的细胞核现在还不清楚，但炎症环境中 M1 分泌的 ROS 被认为与破坏 DNA 和染色体不稳定有关[22]。要么是巨噬细胞或其他免疫细胞分泌的 TNF-α 导致了潜在肿瘤细胞中 ROS 的累积，从而引起多种原癌基因和抑癌基因的氧化破坏，如 p53[23]。要么有可能是 ROS 直接使错配修复酶失活，加重了炎症诱导突变的累积[24,25]。另外一些令人信服的证据也将巨噬细胞分泌的细胞因子和生长因子与肿瘤形成联系起来。IL-1 与 TNF-α 介导的转录因子 NF-κB 的活化也有助于肿瘤细胞的繁殖和生存[26]。另外，NF-κB 的活化引发了激活诱导胞嘧脱氨酶（AID）的转录，AID 能够引起关键癌基因不稳定，如 Bcl-6、Trp53 和 c-Myc[24]，因此，参与了胃肠肿瘤和淋巴瘤的形成[27,28]。肿瘤形成过程中另一种重要的转录因子是 STAT3，它在免疫细胞和肿瘤细胞中都是活化的。STAT3 的活化是由多种巨噬细胞衍生细胞因子和生长因子完成的，如 EGF 和 IL-6。这种转录因子被认为是参与诱导干细胞样表型或者刺激干细胞增殖，从而扩大了受环境突变影响的细胞池[29]。另外，STAT3 能够阻止细胞凋亡[30]。

尽管巨噬细胞在肿瘤转化的早期起始阶段的表型特征还需要进一步讨论，但最基本的抗肿瘤细胞免疫反应应该是 Th1 免疫反应产生的局部环境。在这种炎性环境中，浸润巨噬细胞前体最可能分化为 M1 巨噬细胞。在人体内和小鼠模型体内明显逃逸了免疫监视的成熟实体瘤中，TAMs 已被详细地分析出来。在这些地方，TAMs 具有 M2 巨噬细胞的特点[31]。

从 M1 到 M2 的转化也已经在小鼠肝癌模型中得到了证实，在模型中，在肿瘤早期 TAMs 表达高水平的 II 类 MHC 分子、IL-10β、IL-6、IL-12 和 iNOS，但在肿瘤晚期阶段则主要表达低水平的 II 类 MHC 分子和典型的 M2 标记，如甘露糖受体 c1（MRC1）、精氨酸酶和 IL-10[32]。在癌症进展过程中，M1 到 M2 表型的转化机制还没有完全弄清楚。然而，有明显的证据表明，在肿瘤生长过程中，氧分压、血糖和 pH 的变化在一定程度上是源于这种现象的[33]。

在转换过程中，TAMs 获得了对于炎性刺激如 LPS 的 NF-κB 应答缺陷，因而分泌的炎性细胞因子如 IL-12、IL-1 和 TNF-α 也有缺陷[34]。NF-κB 族转录因子由五个成员组成，它们能够形成同质二聚体或异质二聚体：NF-κB1（p105/p50），NF-κB2（p100/p52），RelA（p65），RelB 和 c-Rel[35]。在 TAMs 中，p50 同型二聚体的形成被描述为一种 TAMs 中炎症反应可能的负性调节机制[36]。与其他 NF-κB 家族成员不同，p50 和 p52 缺少转录激活域。

### 3.5 肿瘤相关巨噬细胞在肿瘤进展中的作用

多项流行病学及临床研究表明，肿瘤中巨噬细胞的高浸润水平与预后不良有关[37]。比如，肺腺癌中，大量的 TAMs 就与淋巴管形成和淋巴转移有关[38]，再如肾细胞癌[39]、尤文肉瘤[40]和霍奇金淋巴瘤[41,42]中，大量的 TAMs 也是独立的导致预后不良的因素。这并不出乎意料，因为正如 2000 年 Hanahan 和 Weinberg 所提出的，M2 巨噬细胞具有多种功能，能够促进肿瘤发生和发展的多个步骤，包括恶性肿瘤生长所需要的六个特征[43]。这六个特征是充足的外部生长因子，对于生长抑制因子和细胞凋亡信号的抗性，无限复制的潜能，诱导血管生成，组织侵袭以及转移。巨噬细胞通过分泌生长因子和细胞因子活化肿瘤细胞中的抗凋亡途径，并刺激血管生成，从而促进肿瘤生长。另外，巨噬细胞源性金属蛋白酶为组织侵袭和转移提供了条件。因此，肿瘤细胞招募具有营养功能和免疫抑制作用的 M2 巨噬细胞作为无辜的同谋，为肿瘤细胞提供了合适的生长微环境（图 3.3）。

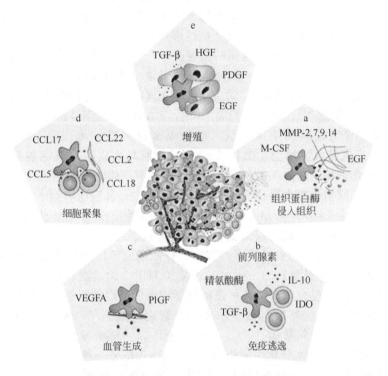

图 3.3 肿瘤相关巨噬细胞（TAMs）支持肿瘤生长。a. TAMs 通过分泌多种基质降解酶和肿瘤细胞聚集因子如 EGF 促进肿瘤侵袭。b. 巨噬细胞通过分泌免疫抑制因子如 IL-10、TGF-β 和剥夺环境中 T 细胞必需的氨基酸来达到免疫抑制的作用。c. 血管生成是通过释放促血管生成因子如 VEGF 和 PIGF 达到的。d. 为了给肿瘤进展提供一个有利的环境，具有肿瘤促进作用的间质细胞和免疫细胞需要聚集起来，巨噬细胞完成了这一步骤，它通过分泌多种不同的细胞因子和趋化因子来实现。e. 巨噬细胞通过分泌不同的生长因子如 EGF、PDGF、HGF、bFGF 等来促进肿瘤细胞的增殖

与以上六个特征类似，Condeelis 和 Pollard 在 2006 年提出了巨噬细胞在肿瘤发生发展、转移中的 6 个与巨噬细胞相关的外部特点，即慢性炎症、基质重塑、肿瘤细胞侵袭、渗入血管、血管生成和向远处播散[44]。正如前面讨论的慢性炎症一样，以下的部分将关注于肿瘤血管生成、肿瘤侵袭和免疫抑制中 TAMs 的作用。

### 3.5.1 血管生成

与器官相似，肿瘤也有一个结构复杂的内皮细胞形成的血管床。肿瘤血管向肿瘤供给营养、氧气，并带走废物和二氧化碳[45]。如果没有与宿主血流的连接，肿瘤的体积不会超过$1mm^3$，也将不会产生症状[46]。胚胎器官发育过程中，血管在称为血管发生（vasculogenesis）的过程中形成，与之相反，肿瘤血管是在原有血管系统的基础上芽生出上皮细胞形成的，这种形式称为血管生成（angiogenesis），在成人，除了肿瘤形成环境，这种方式只局限于女性生殖循环、急慢性炎症和创伤愈合过程中。为了增殖，静止状态的内皮细胞必须分化为血管生成形式。这种转化在促血管生成生长因子如VEGFs和PlGF的强烈刺激下将会启动[47,48]。被刺激的内皮细胞将通过释放蛋白酶如MMP-9来减少细胞内容物并部分降解连续的基底膜。随后，内皮细胞的增殖和基质侵袭便在原有血管的基础上形成了新生血管。在正常的血管生成（如伤口愈合）过程中，成熟毛细血管末端出芽；而在肿瘤中，内皮细胞层是不连续的，细胞与细胞间的黏着破坏，连续的基底膜消失，这就导致血管不是正常的形态，是扭曲的或者膨大的，结果就保持了渗入肿瘤微环境且部分氧气供给不足的状态。在肿瘤进展过程中，肿瘤细胞及间质中其他细胞组分缺氧会诱发VEGF表达。在人类乳腺癌[49,50]、结直肠癌[51]、鳞状细胞癌[52]中，TAMs与血管形成的正相关关系也被证实。TAMs浸润与血管生成的关系通过引入动物模型得到进一步证实。M-CSF表达缺陷的MMTV-PyMT小鼠乳腺癌模型在破坏TAMs浸润时只生成了50%的肿瘤血管。因此，笔者证明了这种转化依赖于肿瘤环境中TAMs的存在[53]。体内巨噬细胞在血管生成过程中的正面作用也在皮肤皱褶模型中得到证实，在这个模型中，乳腺癌细胞结节在伴有或者不伴有巨噬细胞的环境中生长[54]。抗M-CSF抗体[55]或氯磷酸治疗[56]能够消耗巨噬细胞，治疗效果印证了巨噬细胞与血管生成之间的关系，并且确认了TAMs具有促使血管生成的潜在机制。MMTV-PyMT小鼠乳腺癌的发展过程中，巨噬细胞定位于缺氧的区域或者有新生血管的区域[57]，巨噬细胞缺氧激发HIF-1的α亚基和HIF-2的过度表达，HIF-2与β亚基结合形成活化二聚体。这种复合体作为一种强缺氧反应的转录启动因子与对氧敏感的靶基因中的启动子部分结合[58]。这些基因包括VEGF-A、游走抑制因子（MIF）、ANG2和CXCL8，它们都是血管生成的强效刺激物[59,60]。另外，HIF-2α也能诱导精氨酸酶1的表达，这证明了HIF在M1/M2巨噬细胞分化中的作用[61]。NF-κB是另一种在缺氧起始阶段诱导的转录因子[62]，它能够反过来提升巨噬细胞中HIF-1α的水平。然而，由于持续缺氧的刺激，缺氧相关基因（如VEGF-A）的表达不依赖于NF-κB信号途径，这表明巨噬细胞NF-κB途径的作用只存在于肿瘤早期缺氧环境中[60]。

另外，巨噬细胞还能产生大量的多向因子，从而刺激肿瘤基质中存在的其他细胞，有利于促进血管生成环境的形成。这些由TAMs表达的强效多向因子是IL-1β[63]、TGF-β和TGF-α[64]。比如TGF-β，在培养的成纤维细胞和腺癌细胞中能诱导VEGF的表达[65]。TAMs的另一个重要特征就是它与蛋白酶的分泌相关，比如MMP-7[59]、MMP-9[66]和MMP-12[67]。这些酶是出芽过程中细胞外基质的强效调节分子，通过它们的蛋白水解功能，支持细胞迁移和活化内皮细胞的侵袭。通过分子内加工，由MMPs引发的细胞外基质溶解能够使与基质结合的VEGF-A变成生物活性形式[68]，这与实验发现也是相一致的，实验中，胶质细胞瘤小鼠模型中血管重塑严格地依赖于髓源性细胞提供的MMP-9[69]。另一类由TAMs产生的在细胞外基质转变和血管生成中发挥活性作用的蛋白酶是组织蛋白酶[70]。在一个胰腺癌模型中，巨噬细胞表达的组织蛋白酶B和组织蛋白酶S被证实在体内促进血管生成和侵袭过程中发挥着至关重要的作用[71]。

通过观察血管内皮细胞与巨噬细胞之间的相互作用，人们会产生一个疑问，那就是造血系统细胞比如巨噬细胞能否通过分化步骤作用于血管的形成。最近，研究发现一种由多种人类肿瘤细胞血管生成因子——多效生长因子，与来源于恶性浆细胞的 M-CSF 联合应用，能够使外周血单核细胞分化为内皮细胞[72]。尽管在 SCID 人类骨髓瘤小鼠模型中这种分化的细胞成功整合至肿瘤血管，但是这些步骤在肿瘤血管形成中的生物学关联还远远没有理清。另一种在转基因小鼠中与内皮细胞有一些共同特点的巨噬细胞亚型被确认为表达 Tie2 的巨噬细胞[73~75]。在这种亚型中，GFP 的表达受到内皮特异性启动子的控制，FACS 分析小鼠乳腺癌模型中生长的细胞，将其分为两个 Tie2 GFP 阳性的亚群。其中大部分表达 Tie2$^+$ CD31$^+$ CD45$^-$，因而是 CD31$^+$ 的内皮细胞，然而另外 5％ 的细胞表达 Tie2$^+$ CD11b$^+$ CD45$^+$，表明这是一组表达 Tie2 的巨噬细胞（TEM）[73]。TEMs 并不在 TAM 群体中占优势，但是在大多数正在生长的血管附近都能被检测到。在实验肿瘤模型中减少 TEM 的数量能够使肿瘤的体积缩小，这一现象证明了 TEMs 在肿瘤血管生成中的作用[76]。分析 TEMs 表明分子是由 M2 巨噬细胞表达的，比如 MRC1 和血红蛋白清道夫受体 CD163[77]。另外，TEMs 表达稳定素 1 以及 LYVE-1[77]，LYVE-1 最初被认为是一种淋巴管特异性标记[78]。TEMs 促进血管生成的潜能与相关因子表达水平的提高有关，如 VEGF-A、MMP-9、COX-2 和组织蛋白酶 B[79]。因此，TEMs 可能能够促进肿瘤中血管的芽生[130]。

### 3.5.2 基质重塑与恶性侵袭

在生物系统中，对于许多种类的细胞来说，迁移是细胞在不同时间点的一种固有的能力，特别是在胚胎形成和伤口愈合过程中。细胞迁移的过程被简单地认为是单个细胞的移动，包括五个步骤：原位肌动蛋白与细肌丝结合，形成伪足，细胞间接触松解、通过 β1 与 β2 整合蛋白与细胞外基质蛋白附着，结合至肌动蛋白的结合蛋白（如肌球蛋白）产生收缩力，最后整个细胞向着附着的位置移动。对于肿瘤细胞，用于单个细胞移动的突起叫做侵入性伪足，它能够通过蛋白水解酶如 MMP-14、MMP-2 和 MMP-9 水解细胞外基质，垂直进入基底膜[80]。但是，尤其是在癌细胞侵袭过程中，其他方式的细胞迁移就显得更为重要。肿瘤细胞看似更喜欢成组、成片或者成串的移动，这个过程被称为集体细胞迁移。这种迁移过程中，在一起的肿瘤细胞通过细胞附着分子如整合素、钙黏素，只在迁徙的前沿形成细胞支架，其他细胞则通过牵引进行移动，这种迁移需要蛋白水解酶发挥作用，实验证明这种集体的移动可以被蛋白酶的抑制剂所阻止[81]。

有人提出肿瘤细胞能够通过变形移动，这种形式不需要积聚蛋白水解酶，而是通过浆细胞变形为能穿过基质的形状，通过伸展外侧的足突挤压穿过基质。这种变形迁移主要由白细胞如巨噬细胞所采用（也有一些例外），最近被认为是作为肿瘤细胞的一种体内移动形式[82]。

TAMs 在肿瘤侵袭和转移过程中的作用是肿瘤学研究的热点问题。很久之前我们就知道将巨噬细胞与肿瘤细胞共同培养能够提高肿瘤细胞的侵袭能力[83]。Lin 等人用转基因的 MMTV-PyMT 小鼠模型在体内证实了这种概念，他们将乳腺癌易感家系 MMTV-PyMT 小鼠与 M-CSF 基因含有隐形缺失突变的小鼠杂交，结果导致乳腺癌向肺部转移的过程发生了延迟[84]。

人们早就知道了肿瘤生长环境中的多种蛋白水解酶具有高活性，比如锌依赖性金属蛋白酶与远距离转移和癌症患者的恢复以及总的存活率相关联[85]。在共培养实验中，TAMs 被认定是产生 MMPs 的主要来源。肿瘤细胞和巨噬细胞的共同培养物中，MMP-2、MMP-9、

MMP-3 和 MMP-7 的表达都升高，同时，MMP-2 的活性也增高。然而在良性的乳腺上皮细胞系与巨噬细胞的共培养物中并没有观察到 MMP 的增高。另外，在共培养实验中应用阻断 TNF-α 的抗体时，MMP 的分泌明显减少，这也表明了 TNF-α 信号途径在 MMP 分泌中的主要作用。对多种小鼠肿瘤模型进行更深入研究的数据也支持 TNF-α 促进肿瘤转移这一观点[86]。另外，在 TNF-α 与 MMPs 之间存在一个自我调节回路，当 MMP 受到抑制时，TNF-α 的分泌也减少，可能是通过 MMP-7 抑制 TNF-α 的产生来实现的[87,88]。TNF-α 能与两种受体结合，其中 TNFR-I 控制肿瘤环境中的 TNF-α 反应[89]。高浓度的 TNF-α 能够诱导细胞死亡，低浓度似乎能够刺激 M2 样巨噬细胞表型，促进促侵袭途径（包括 JNK 和 NF-κB）的活化[87,90]。

在恶性肿瘤细胞中，TNF-α 以及 TGF-β 都能诱导上皮-间充质细胞转化（EMT）现象，其特征是失去上皮标志物（如钙黏蛋白），间充质细胞受体（如 snail、twist、vimentin 等）上调[91]。EMT 赋予肿瘤细胞高度松解细胞间连接的能力，加快了单个细胞的移动[92]。源于 TAMs 的其他因子如组织蛋白酶是一组溶酶体半胱氨酸蛋白酶，通过肿瘤细胞表面的 E-钙黏蛋白的直接裂解参与了肿瘤细胞中 EMT 表型的诱导。

肿瘤中巨噬细胞不但负责细胞外基质的降解以及细胞表型的改变，而且积极地促使肿瘤细胞具有组织侵袭能力，证据来源于基于趋化作用的体内分析以及活体显微成像。人工显微注射基底膜以及不同梯度的 M-CSF 或 EGF，会以 1∶4 的比例聚集 TAMs 和乳腺癌细胞，尽管在这个模型中癌细胞只表达 EGF 受体，巨噬细胞只表达 CSF-1R。这一结果证明了巨噬细胞能够与癌细胞共迁移，反之亦然[93]。另外，应用同样的活体多光子成像，这个研究小组证明具有侵袭能力的癌细胞明显地聚集在富含巨噬细胞的肿瘤边缘[94]。因为 TAMs 是 EGF 的主要来源，他们假定有一个 EGF-M-CSF 旁分泌回路用于辅助巨噬细胞及肿瘤细胞迁移。另外，肿瘤细胞中 EGF 受体的激活途径能够诱导侵入性伪足的形成，从而刺激单细胞的迁移[80]。另一方面，M-CSF 能够诱导肿瘤细胞表达 CSF-1R，在 MDA-MB 231 细胞中检测到能够增加肿瘤细胞侵袭性的自分泌回路，能够表达 CSF-1R 以及分泌 M-CSF[95]。

巨噬细胞不仅促进肿瘤细胞的局部侵袭，而且参与确立肿瘤的远处转移，细胞-白细胞融合理论强调了这一点。白细胞-肿瘤细胞杂合体已经在动物肿瘤和人体肿瘤中得到证实，这种杂交细胞具有两种细胞的遗传和功能特点。因为髓细胞具有高度的移动性和很低的组织紧密性，巨噬细胞-细胞异质性融合能够帮助免疫逃逸以及远处转移[96]。

综上所述，巨噬细胞通过促进细胞外基质降解、动员肿瘤细胞迁移以及免疫逃逸，积极地参与肿瘤细胞的侵袭和转移。

### 3.5.3　免疫抑制、肿瘤生长与免疫细胞聚集

在成熟肿瘤内，针对肿瘤细胞的免疫反应大部分已经消失了。肿瘤细胞的免疫逃逸主要有三种不同的机制：（1）免疫原性比较强的肿瘤细胞被清除；（2）分泌某些有免疫抑制力的细胞因子；（3）免疫抑制基质细胞的聚集。由于肿瘤细胞固有的基因不稳定性，肿瘤塑造免疫细胞的过程有可能始终存在于肿瘤进展的过程中[97]。最有力的一种维持免疫抑制环境的方法是分泌肿瘤源性可溶性细胞因子，而这些因子可以支持肿瘤基质中 M2 细胞表型的发育，它们包括 M-CSF 和 IL-10 等。M2 样 TAMs 呈递抗原能力的减退是导致特异性 T 细胞免疫反应过程减退的原因[31]。另外，TAMs 在 LPS/IFN-γ 反应中表现出缺陷，并伴有 IL-12 表达的减退。IL-12 是初始 T 细胞分化为 CD4$^+$Th1 细胞所必需的。由于 CD4$^+$ Th1 细胞是 IFN-γ 的主要来源，TAMs 的 IL-12 产生缺陷导致在肿瘤中细胞介导的免疫受损。然而，

不仅 IL-12 的生成受损，其他炎性细胞因子（包括 TNF-α、IL-6、CCL3 及 IL-1β 等）也在脂多糖诱导时表现出某些缺陷[36]。与此相反的是，人们发现具有免疫抑制能力的中介分子 ［如 IL-10、TGF-β、前列腺素、吲哚胺加双氧酶（IDO）］在 TAMs 中过度表达[31,36]。IL-10 以自分泌的形式抑制炎性细胞因子的产生及抗原呈递作用[98]。IDO 是一种活跃在 T 细胞抑制过程中的色氨酸分解代谢酶，它可以诱导某些关键的局部色氨酸不足[99]，这种不足可以导致 LIP 的翻译，LIP 是免疫调节转录因子 NF-IL6 的抑制性同分异构体，可以改变某些对肿瘤进展很重要的中心免疫介质（如 IL-6、TGF-β 和 IL-10）的表达[100]。然而通过去除氨基酸来抑制免疫不仅受色胺酸及其酶 IDO 的限制，而且适用于精氨酸和半胱氨酸。当缺少具有功能的半胱氨酸转运蛋白时，半胱氨酸是 T 细胞必需的氨基酸[101]，它们所需的半胱氨酸是由抗原呈递细胞提供的，抗原呈递细胞具有功能性胱胺醚酶和 Xc 转运蛋白并在细胞外间隙分泌半胱氨酸，它们可以被 T 细胞通过丙氨酸-丝氨酸-半胱氨酸转运蛋白有效地转运入细胞内[102]。去除半胱氨酸导致 T 细胞失活的机制主要是通过 MDSC 介导的，这是一种不成熟的 TAMs 前体细胞[103]。然而，TAMs 灭活 T 细胞的一个重要机制是去除细胞外的 L-精氨酸。在 L-精氨酸的代谢过程中，精氨酸酶和可诱导的 iNOS 是两种互相竞争的酶。由于在巨噬细胞中 iNOS 是通过 Th1 型的细胞因子（包括 IFN-γ、IL-2 和 TNF-α 等）来上调表达的，因而精氨酸酶最适合通过 Th2 细胞因子（如 IL-4、IL-3 和 IL-10 等）来诱导。在晚期肿瘤中，可以发现具有高活性精氨酸酶的 M2 样 TAMs。精氨酸酶产生尿素和鸟氨酸，后者对于产生多种像腐胺这样的聚胺是尤为重要的，这些聚胺的产生促进了肿瘤细胞的增殖及血管生成[104]。另外，高活性的精氨酸酶耗尽了细胞外间隙中大部分 T 细胞活性所需的 L-精氨酸。有趣的是，不仅仅是 T 细胞需要 L-精氨酸来完成功能，最新的一项研究表明，某些肿瘤细胞的增殖也依赖于细胞外 L-精氨酸（L-精氨酸营养缺陷的肿瘤），这为 L-精氨酸缺陷的肿瘤提供了一种新的治疗方法[105]。

除了抑制免疫活性，TAMs 也通过分泌不同的生长因子、大量细胞因子和趋化因子来促进肿瘤细胞的生长，TAM 浸润与肿瘤细胞高增殖速率之间的相关性已经在几种实体肿瘤中得到证明。除了上面提到的生长因子 VEGF 和 EGF 对于肿瘤的血管生成和细胞迁移非常重要外，几种其他的生长因子，如血小板源性生长因子（PDGF）、TGF-β、肝细胞生长因子（HGF）及碱性成纤维细胞生长因子（bFGF）也来源于 TAMs[106]。来源于 TAMs 的趋化因子包括 CCL13、CCL17、CCL18 和 CCL22。CCL17 和 CCL22 主要吸引 Th2 细胞和调节性 T 细胞[107]，而 CCL18 可招募初始 T 细胞[108]。通过分泌这些趋化因子，TAMs 可以间接参与免疫抑制环境的形成。然而，细胞因子和趋化因子家族是巨大的，还包括 CCL2、CCL5、CXCL9、CXCL10 和 CXCL16，它们中的某些不仅有助于细胞招募，而且有利于肿瘤中的血管生成过程[36]。所有的这些资料显示 TAMs 是肿瘤间质的关键组分，能够促进肿瘤进展中的每个过程。

## 3.6　TAM 的异质性

完全发育的肿瘤可以分为具有侵袭性的前部、坏死和缺氧（缺少血管）的中间部分以及肿瘤细胞高增殖或低增殖的区域，这就导致形成了许多不同的肿瘤微环境。由于巨噬细胞是高度可塑性细胞，能够根据不同的环境刺激而相应地改变自身表型，这些微环境显著影响了很多不同的 TAM 表型的发育。研究发现，血管周围有 TAMs 的聚集，它们分泌趋化介质以刺激肿瘤细胞渗入血管。在缺氧的区域，TAMs 表达多种促血管生成因子，能够刺激肿瘤血管生成及肿瘤细胞增殖，但在肿瘤的外围，TAMs 参与基质降解从而促进肿瘤细胞侵袭。尽管异质性好像是 TAM 分化后的稳定特性，但最先将巨噬细胞系统分类的依据却是 M1/M2 极化的概念，并将肿瘤发生中的 TAMs 定义为 M2 型而不是 M1 型[31,87]。后来，抗炎的 M2 样 TAM 表型在小鼠肿瘤实验中通过基因表达谱得到了进一步证实[36,77,109]。在对乳腺癌以及肺腺癌小鼠模型的系统分析中，几个通过 CD11b 分离的 TAMs 亚群根据它们不同程度地表达 LY6C、Ⅱ类 MHC 分子、CX3CR1、CCR2 和 CD62L，又分为不同的亚类，这就产生了以不同方式促进肿瘤生长的不同亚群[110]。

因为到目前为止还没有发现 TAMs 特异性的单一标志物，要将 TAM 明确分类应该基于两种甚至三种表面抗原的应用。在本书中，对于促血管生成的表达 Tie2 的 CD11b⁺ TAM（TEM）的清楚描述似乎是对其在许多不同肿瘤中共同亚群的第一次描述。尽管目前已经描述了许多其他的 TAM 亚群如小鼠黑色素瘤浸润的稳定素-1⁺Lyve⁺CD11b⁺ 巨噬细胞[111] 或者是小鼠腺癌中的 Ms4a8a⁺/CD68⁺ TAMs[112]，但 TAM 在异质性领域的分类仍然处在起步阶段[113]。

## 3.7 TAMs 是癌症治疗中有前景的靶点

肿瘤治疗的方法在过去的几年里飞速发展，最初仅有普通手术治疗、化疗和放疗，现在新的靶点包括病理激活的信号途径、抗血管生成治疗，以及最近出现的免疫治疗。固有免疫系统的髓源性细胞有潜力成为新型治疗靶点，因为这些细胞具有促血管生成、免疫抑制和基质降解的作用，是肿瘤进展的主要支持者。靶向髓源性细胞治疗中比较引人注目的方法有：(1) 隔绝细胞因子或趋化因子，因为它们能激活 TAMs 核心病理调节信号途径或者参与免疫抑制基质细胞的聚集；(2) TAM 的"再教化"，使之成为具有抗肿瘤活性的巨噬细胞；(3) 将具有抗肿瘤活性的巨噬细胞作为化疗药物的输送系统[114,115]（图 3.4）。

隔离细胞因子和趋化因子以及抑制 TAM 招募。血清中高浓度的 IL-6 与卵巢癌患者的耐药性有关，并能降低患者的生存率[116]。IL-6 诱导了 TAMs 中的 Jak/STAT3 途径，因此具有促瘤活性。一项 Ⅱ 期治疗实验为我们提供了 IL-6 作为治疗靶点可调控肿瘤环境中 TAMs 的证据：以 IL-6 为靶点的嵌合抗体治疗具有良好的效果，这与 CCL2 和 CXCL12 的减少有关，这两种趋化因子都与 TAM 和 MDSC 的招募有关[117]。另外，直接阻断肿瘤中 TAM 的主要聚集因子 CCL2 能够抑制乳腺癌细胞的远处散播转移[118]。因此，通过阻断抗体来抑制 CSF-R 途径能够减少 TAM 浸润[119]。有趣的是，这种治疗方法用于非肿瘤性的炎症环境中并不会引起巨噬细胞的招募，显示 TAMs 的成熟需要 M-CSF 信号，而具有炎性功能的单核细胞则并不需要。在不久的将来，有希望出现将抑制 MCS-F 信号作为抗肿瘤的新方法。还有，放疗之前在小鼠肿瘤模型中应用氯磷酸脂质体来减少 TAM 已被证明能够抑制肿瘤复发[120]。非胶囊形式的二磷酸盐是已经证实的治疗骨质疏松和多种肿瘤骨转移的方法，它能够抑制破骨细胞的活性。然而最近肿瘤患者静脉注射二磷酸盐产生的效应超出了抑制骨重吸收的范围，因为在雌激素敏感的早期乳腺患者中，二磷酸盐提高了生存率[121]。这种疗法的作用是否归因于其对 TAM 的调控还需进一步论证。

TAM 的"再分化"。因为在肿瘤生长过程中，TAMs 被肿瘤强制表露 M2 样巨噬细胞的特征，有人便提出了一个作用于 TAMs 的模型，使它们再分化成为 M1 样表型[122]。IKKβ/NF-κB 途径调节异常能够引起肿瘤生长过程中 M1/M2 表型转化。因此，IKKβ 缺失或抑制已经被证明在结直肠癌相关模型中和在化学诱导的鼠肝细胞癌模型中是有效果的[123]。随着硼替佐米的引入，抑制骨髓基质细胞的 NF-κB 途径也成为现实，硼替佐米的效应之一便是作为一种蛋白酶体抑制剂，能够阻断 NF-κB 抑制蛋白 IκBα 的降解[124]。最近，

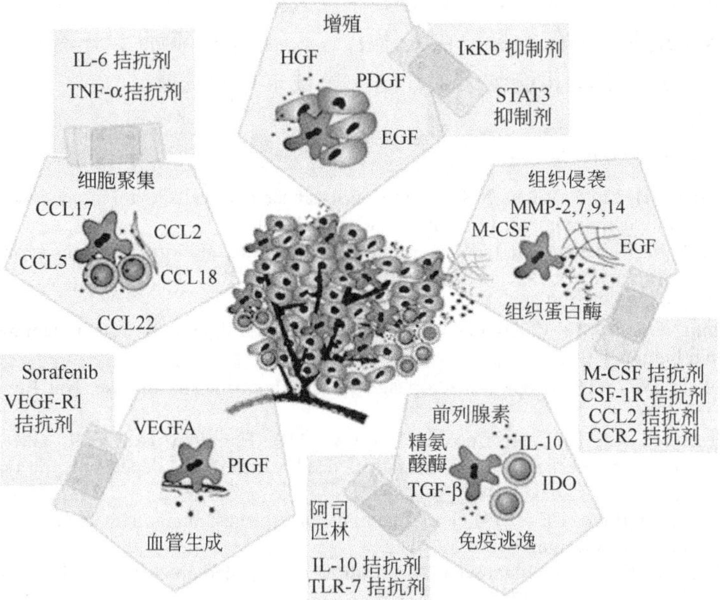

图 3.4　TAM 作为肿瘤治疗的新靶点，可以通过阻断 M-CSF 信号途径以及阻断 CCL2/CCR2 来对抗 TAMs 支持的组织侵袭。阻止免疫逃逸的方法如耗尽必需氨基酸、应用前列腺素，以及使用免疫抑制细胞因子如 IL-10 和 TGF-β 等，可以被阿司匹林、IL-10 拮抗剂和 TLR7 激动剂减弱作用，后者是一种固有免疫系统的非特异性激活剂。索拉菲尼和 VEGF-R1 也能抑制巨噬细胞的血管生成功能。可以通过应用 IL-6 和 TNF-α 的拮抗剂来抑制促肿瘤细胞的聚集。STAT3 和 NF-κB 抑制剂可以用来抑制对于肿瘤生长非常重要的不同种类生长因子的分泌

一个靶向于胰胆管腺癌 CD40 和 raf/MEK/ERK 信号抑制分子的索拉非尼的治疗结果表明，它能够通过产生杀死肿瘤的巨噬细胞来颠覆免疫抑制性肿瘤环境[125,126]。许多其他治疗物质如利妥昔单抗、咪喹莫特等已经应用于临床，并已经表现出了诱导巨噬细胞杀死肿瘤的能力，提高了治疗效果[127,128]，这也说明了 TAM 再分化方法的正确性。

　　过继转移。因为具有杀死肿瘤作用的巨噬细胞已经表现出了抗实体肿瘤的作用，因此，将这种 M1 细胞过继转移到肿瘤环境中并不是没有意义的做法。1974 年便有这种尝试，作用于转移性 B16 黑色素瘤。在腹膜过继转移巯基乙酸盐刺激的巨噬细胞能够减少肺癌转移的发生率。在人体中，腹膜内输送巨噬细胞能够减少卵巢癌患者恶性腹水的体积，但不幸的是，对肿瘤的体积并没有影响[129]。

　　无论如何，抗肿瘤巨噬细胞过继转移的理念应该继续下去，因为即使不考虑杀死肿瘤细胞的作用，巨噬细胞也能作为直接抗肿瘤药物的载体或者是基因疗法的输送系统[130]。

## 3.8　结语

　　总之，肿瘤细胞能够通过刺激产生一个类似于伤口愈合的环境招募巨噬细胞，使其发挥血管生成、组织重塑以及免疫抑制作用来帮助自身生长。因为巨噬细胞是肿瘤中的一个较大的组分，当我们应用免疫疗法对抗肿瘤时应该将其考虑在内。这就需要对 M1/M2 的病理生

理学进行深入的研究。在本章中,我们需要注意人体和小鼠体内的巨噬细胞是不同的,因为小鼠体内很多 M1 或 M2 表面的标记在人体中是不存在的,因此,还有很多进一步的研究工作需要去完成,当然,我们也会继续关注这一领域未来的发展。

## 参 考 文 献

1. Korkaya H, Liu S, Wicha MS (2011) Breast cancer stem cells, cytokine networks, and the tumor microenvironment. J Clin Invest 121:3804–3809
2. Van Furth R, Thompson J (1971) Review of the origin and kinetics of the promonocytes, monocytes, and macrophages and a brief discussion of the mononuclear phagocyte system. Ann Inst Pasteur 120:337–355
3. Chitu V, Stanley ER (2006) Colony-stimulating factor-1 in immunity and inflammation. Curr Opin Immunol 18:39–48
4. Pollard JW (2009) Trophic macrophages in development and disease. Nat Rev Immunol 9:259–270
5. Fleetwood AJ, Dinh H, Cook AD, Hertzog PJ, Hamilton JA (2009) GM-CSF- and M-CSF-dependent macrophage phenotypes display differential dependence on type I interferon signaling. J Leukoc Biol 86:411–421
6. Goerdt S, Orfanos CE (1999) Other functions, other genes: alternative activation of antigen-presenting cells. Immunity 10:137–142
7. Martinez FO, Sica A, Mantovani A, Locati M (2008) Macrophage activation and polarization. Front Biosci 13:453–461
8. Stein M, Keshav S, Harris N, Gordon S (1992) Interleukin 4 potently enhances murine macrophage mannose receptor activity: a marker of alternative immunologic macrophage activation. J Exp Med 176:287–292
9. Kzhyshkowska J, Mamidi S, Gratchev A, Kremmer E, Schmuttermaier C, Krusell L et al (2006) Novel stabilin-1 interacting chitinase-like protein (SI-CLP) is up-regulated in alternatively activated macrophages and secreted via lysosomal pathway. Blood 107:3221–3228
10. Kodelja V, Muller C, Politz O, Hakij N, Orfanos CE, Goerdt S (1998) Alternative macrophage activation-associated CC-chemokine-1, a novel structural homologue of macrophage inflammatory protein-1 alpha with a Th2-associated expression pattern. J Immunol 160:1411–1418
11. Joerink M, Savelkoul HF, Wiegertjes GF (2006) Evolutionary conservation of alternative activation of macrophages: structural and functional characterization of arginase 1 and 2 in carp (Cyprinus carpio L.). Mol Immunol 43:1116–1128
12. Mosser DM, Edwards JP (2008) Exploring the full spectrum of macrophage activation. Nat Rev Immunol 8:958–969
13. Ferrara N, Kerbel RS (2005) Angiogenesis as a therapeutic target. Nature 438:967–974
14. Aggarwal BB, Vijayalekshmi RV, Sung B (2009) Targeting inflammatory pathways for prevention and therapy of cancer: short-term friend, long-term foe. Clin Cancer Res 15:425–430
15. Koehne CH, Dubois RN (2004) COX-2 inhibition and colorectal cancer. Semin Oncol 31:12–21
16. Sumimoto H, Imabayashi F, Iwata T, Kawakami Y (2006) The BRAF-MAPK signaling pathway is essential for cancer-immune evasion in human melanoma cells. J Exp Med 203:1651–1656
17. Mantovani A, Allavena P, Sica A, Balkwill F (2008) Cancer-related inflammation. Nature 454:436–444
18. Bromberg JF, Wrzeszczynska MH, Devgan G, Zhao Y, Pestell RG, Albanese C et al (1999) Stat3 as an oncogene. Cell 98:295–303
19. Guerra C, Collado M, Navas C, Schuhmacher AJ, Hernandez-Porras I, Canamero M et al (2011) Pancreatitis-induced inflammation contributes to pancreatic cancer by inhibiting oncogene-induced senescence. Cancer Cell 19:728–739
20. Lin WW, Karin M (2007) A cytokine-mediated link between innate immunity, inflammation, and cancer. J Clin Invest 117:1175–1183
21. Smyth MJ, Dunn GP, Schreiber RD (2006) Cancer immunosurveillance and immunoediting: the roles of immunity in suppressing tumor development and shaping tumor immunogenicity. Adv Immunol 90:1–50
22. Grivennikov SI, Karin M (2010) Inflammation and oncogenesis: a vicious connection. Curr Opin Genet Dev 20:65–71

23. Kraus S, Arber N (2009) Inflammation and colorectal cancer. Curr Opin Pharmacol 9:405–410
24. Colotta F, Allavena P, Sica A, Garlanda C, Mantovani A (2009) Cancer-related inflammation, the seventh hallmark of cancer: links to genetic instability. Carcinogenesis 30:1073–1081
25. Hussain SP, Hofseth LJ, Harris CC (2003) Radical causes of cancer. Nat Rev Cancer 3:276–285
26. Karin M (2006) Nuclear factor-kappaB in cancer development and progression. Nature 441:431–436
27. Okazaki IM, Kotani A, Honjo T (2007) Role of AID in tumorigenesis. Adv Immunol 94:245–273
28. Takai A, Toyoshima T, Uemura M, Kitawaki Y, Marusawa H, Hiai H et al (2009) A novel mouse model of hepatocarcinogenesis triggered by AID causing deleterious p53 mutations. Oncogene 28:469–478
29. Chen X, Xu H, Yuan P, Fang F, Huss M, Vega VB et al (2008) Integration of external signaling pathways with the core transcriptional network in embryonic stem cells. Cell 133:1106–1117
30. Catlett-Falcone R, Landowski TH, Oshiro MM, Turkson J, Levitzki A, Savino R et al (1999) Constitutive activation of Stat3 signaling confers resistance to apoptosis in human U266 myeloma cells. Immunity 10:105–115
31. Mantovani A, Sozzani S, Locati M, Allavena P, Sica A (2002) Macrophage polarization: tumor-associated macrophages as a paradigm for polarized M2 mononuclear phagocytes. Trends Immunol 23:549–555
32. Wang B, Li Q, Qin L, Zhao S, Wang J, Chen X (2011) Transition of tumor-associated macrophages from MHC class II(hi) to MHC class II(low) mediates tumor progression in mice. BMC Immunol 12:43
33. Vaupel P (2008) Hypoxia and aggressive tumor phenotype: implications for therapy and prognosis. Oncologist 13(Suppl 3):21–26
34. Sica A, Saccani A, Bottazzi B, Polentarutti N, Vecchi A, van Damme J et al (2000) Autocrine production of IL-10 mediates defective IL-12 production and NF-kappa B activation in tumor-associated macrophages. J Immunol 164:762–767
35. Bonizzi G, Karin M (2004) The two NF-kappaB activation pathways and their role in innate and adaptive immunity. Trends Immunol 25:280–288
36. Biswas SK, Gangi L, Paul S, Schioppa T, Saccani A, Sironi M et al (2006) A distinct and unique transcriptional program expressed by tumor-associated macrophages (defective NF-kappaB and enhanced IRF-3/STAT1 activation). Blood 107:2112–2122
37. Bingle L, Brown NJ, Lewis CE (2002) The role of tumour-associated macrophages in tumour progression: implications for new anticancer therapies. J Pathol 196:254–265
38. Zhang B, Yao G, Zhang Y, Gao J, Yang B, Rao Z (2011) M2-polarized tumor-associated macrophages are associated with poor prognoses resulting from accelerated lymphangiogenesis in lung adenocarcinoma. Clinics 66:1879–1886
39. Komohara Y, Hasita H, Ohnishi K, Fujiwara Y, Suzu S, Eto M et al (2011) Macrophage infiltration and its prognostic relevance in clear cell renal cell carcinoma. Cancer Sci 102:1424–1431
40. Fujiwara T, Fukushi J, Yamamoto S, Matsumoto Y, Setsu N, Oda Y et al (2011) Macrophage infiltration predicts a poor prognosis for human Ewing sarcoma. Am J Pathol 179:1157–1170
41. Porrata LF, Ristow K, Colgan J, Habermann T, Witzig T, Thompson C et al (2012) Peripheral blood lymphocyte/monocyte ratio at diagnosis and survival in classical Hodgkin lymphoma. Haematologica 97(2):262–9
42. Zaki MA, Wada N, Ikeda J, Shibayama H, Hashimoto K, Yamagami T et al (2011) Prognostic implication of types of tumor-associated macrophages in Hodgkin lymphoma. Virchows Arch 459:361–366
43. Hanahan D, Weinberg RA (2000) The hallmarks of cancer. Cell 100:57–70
44. Condeelis J, Pollard JW (2006) Macrophages: obligate partners for tumor cell migration, invasion, and metastasis. Cell 124:263–266
45. Carmeliet P (2005) Angiogenesis in life, disease and medicine. Nature 438:932–936
46. Folkman J (1971) Tumor angiogenesis: therapeutic implications. N Engl J Med 285:1182–1186
47. Autiero M, Waltenberger J, Communi D, Kranz A, Moons L, Lambrechts D et al (2003) Role of PlGF in the intra- and intermolecular cross talk between the VEGF receptors Flt1 and Flk1. Nat Med 9:936–943
48. Carmeliet P (2005) VEGF as a key mediator of angiogenesis in cancer. Oncology 69(Suppl 3):4–10

49. Leek RD, Lewis CE, Whitehouse R, Greenall M, Clarke J, Harris AL (1996) Association of macrophage infiltration with angiogenesis and prognosis in invasive breast carcinoma. Cancer Res 56:4625–4629

50. Saji H, Koike M, Yamori T, Saji S, Seiki M, Matsushima K et al (2001) Significant correlation of monocyte chemoattractant protein-1 expression with neovascularization and progression of breast carcinoma. Cancer 92:1085–1091

51. Bailey C, Negus R, Morris A, Ziprin P, Goldin R, Allavena P et al (2007) Chemokine expression is associated with the accumulation of tumour associated macrophages (TAMs) and progression in human colorectal cancer. Clin Exp Metastasis 24:121–130

52. Kioi M, Vogel H, Schultz G, Hoffman RM, Harsh GR, Brown JM (2010) Inhibition of vasculogenesis, but not angiogenesis, prevents the recurrence of glioblastoma after irradiation in mice. J Clin Invest 120:694–705

53. Lin EY, Li JF, Gnatovskiy L, Deng Y, Zhu L, Grzesik DA et al (2006) Macrophages regulate the angiogenic switch in a mouse model of breast cancer. Cancer Res 66:11238–11246

54. Bingle L, Lewis CE, Corke KP, Reed MW, Brown NJ (2006) Macrophages promote angiogenesis in human breast tumour spheroids in vivo. Br J Cancer 94:101–107

55. Paulus P, Stanley ER, Schafer R, Abraham D, Aharinejad S (2006) Colony-stimulating factor-1 antibody reverses chemoresistance in human MCF-7 breast cancer xenografts. Cancer Res 66:4349–4356

56. Zeisberger SM, Odermatt B, Marty C, Zehnder-Fjallman AH, Ballmer-Hofer K, Schwendener RA (2006) Clodronate-liposome-mediated depletion of tumour-associated macrophages: a new and highly effective antiangiogenic therapy approach. Br J Cancer 95:272–281

57. Ruffell B, Affara NI, Coussens LM (2012) Differential macrophage programming in the tumor microenvironment. Trends Immunol 33:119–126

58. Murdoch C, Muthana M, Lewis CE (2005) Hypoxia regulates macrophage functions in inflammation. J Immunol 175:6257–6263

59. Burke B, Giannoudis A, Corke KP, Gill D, Wells M, Ziegler-Heitbrock L et al (2003) Hypoxia-induced gene expression in human macrophages: implications for ischemic tissues and hypoxia-regulated gene therapy. Am J Pathol 163:1233–1243

60. Fang HY, Hughes R, Murdoch C, Coffelt SB, Biswas SK, Harris AL et al (2009) Hypoxia-inducible factors 1 and 2 are important transcriptional effectors in primary macrophages experiencing hypoxia. Blood 114:844–859

61. Takeda N, O'Dea EL, Doedens A, Kim JW, Weidemann A, Stockmann C et al (2010) Differential activation and antagonistic function of HIF-{alpha} isoforms in macrophages are essential for NO homeostasis. Genes Dev 24:491–501

62. Rius J, Guma M, Schachtrup C, Akassoglou K, Zinkernagel AS, Nizet V et al (2008) NF-kappaB links innate immunity to the hypoxic response through transcriptional regulation of HIF-1alpha. Nature 453:807–811

63. Voronov E, Shouval DS, Krelin Y, Cagnano E, Benharroch D, Iwakura Y et al (2003) IL-1 is required for tumor invasiveness and angiogenesis. Proc Natl Acad Sci USA 100:2645–2650

64. Luo Y, Zhou H, Krueger J, Kaplan C, Lee SH, Dolman C et al (2006) Targeting tumor-associated macrophages as a novel strategy against breast cancer. J Clin Invest 116:2132–2141

65. Pertovaara L, Kaipainen A, Mustonen T, Orpana A, Ferrara N, Saksela O et al (1994) Vascular endothelial growth factor is induced in response to transforming growth factor-beta in fibroblastic and epithelial cells. J Biol Chem 269:6271–6274

66. Giraudo E, Inoue M, Hanahan D (2004) An amino-bisphosphonate targets MMP-9-expressing macrophages and angiogenesis to impair cervical carcinogenesis. J Clin Invest 114:623–633

67. Houghton AM, Grisolano JL, Baumann ML, Kobayashi DK, Hautamaki RD, Nehring LC et al (2006) Macrophage elastase (matrix metalloproteinase-12) suppresses growth of lung metastases. Cancer Res 66:6149–6155

68. Lee S, Jilani SM, Nikolova GV, Carpizo D, Iruela-Arispe ML (2005) Processing of VEGF-A by matrix metalloproteinases regulates bioavailability and vascular patterning in tumors. J Cell Biol 169:681–691

69. Du R, Lu KV, Petritsch C, Liu P, Ganss R, Passegue E et al (2008) HIF1alpha induces the recruitment of bone marrow-derived vascular modulatory cells to regulate tumor angiogenesis and invasion. Cancer Cell 13:206–220

70. Mason SD, Joyce JA (2011) Proteolytic networks in cancer. Trends Cell Biol 21:228–237

71. Gocheva V, Wang HW, Gadea BB, Shree T, Hunter KE, Garfall AL et al (2010) IL-4 induces cathepsin protease activity in tumor-associated macrophages to promote cancer growth and invasion. Genes Dev 24:241–255

72. Chen H, Campbell RA, Chang Y, Li M, Wang CS, Li J et al (2009) Pleiotrophin produced by multiple myeloma induces transdifferentiation of monocytes into vascular endothelial cells: a novel mechanism of tumor-induced vasculogenesis. Blood 113:1992–2002

73. De Palma M, Venneri MA, Galli R, Sergi Sergi L, Politi LS, Sampaolesi M et al (2005) Tie2 identifies a hematopoietic lineage of proangiogenic monocytes required for tumor vessel formation and a mesenchymal population of pericyte progenitors. Cancer Cell 8:211–226

74. De Palma M, Venneri MA, Roca C, Naldini L (2003) Targeting exogenous genes to tumor angiogenesis by transplantation of genetically modified hematopoietic stem cells. Nat Med 9:789–795

75. Nowak G, Karrar A, Holmen C, Nava S, Uzunel M, Hultenby K et al (2004) Expression of vascular endothelial growth factor receptor-2 or Tie-2 on peripheral blood cells defines functionally competent cell populations capable of reendothelialization. Circulation 110:3699–3707

76. De Palma M, Murdoch C, Venneri MA, Naldini L, Lewis CE (2007) Tie2-expressing monocytes: regulation of tumor angiogenesis and therapeutic implications. Trends Immunol 28:519–524

77. Pucci F, Venneri MA, Biziato D, Nonis A, Moi D, Sica A et al (2009) A distinguishing gene signature shared by tumor-infiltrating Tie2-expressing monocytes, blood "resident" monocytes, and embryonic macrophages suggests common functions and developmental relationships. Blood 114:901–914

78. Prevo R, Banerji S, Ferguson DJ, Clasper S, Jackson DG (2001) Mouse LYVE-1 is an endocytic receptor for hyaluronan in lymphatic endothelium. J Biol Chem 276:19420–19430

79. Coffelt SB, Tal AO, Scholz A, De Palma M, Patel S, Urbich C et al (2010) Angiopoietin-2 regulates gene expression in TIE2-expressing monocytes and augments their inherent proangiogenic functions. Cancer Res 70:5270–5280

80. Yamaguchi H, Lorenz M, Kempiak S, Sarmiento C, Coniglio S, Symons M et al (2005) Molecular mechanisms of invadopodium formation: the role of the N-WASP-Arp2/3 complex pathway and cofilin. J Cell Biol 168:441–452

81. Friedl P, Hegerfeldt Y, Tusch M (2004) Collective cell migration in morphogenesis and cancer. Int J Dev Biol 48:441–449

82. Sabeh F, Shimizu-Hirota R, Weiss SJ (2009) Protease-dependent versus -independent cancer cell invasion programs: three-dimensional amoeboid movement revisited. J Cell Biol 185:11–19

83. Mukai M, Shinkai K, Tateishi R, Mori Y, Akedo H (1987) Macrophage potentiation of invasive capacity of rat ascites hepatoma cells. Cancer Res 47:2167–2171

84. Lin EY, Nguyen AV, Russell RG, Pollard JW (2001) Colony-stimulating factor 1 promotes progression of mammary tumors to malignancy. J Exp Med 193:727–740

85. Duffy MJ, McCarthy K (1998) Matrix metalloproteinases in cancer: prognostic markers and targets for therapy (review). Int J Oncol 12:1343–1348

86. Orosz P, Kruger A, Hubbe M, Ruschoff J, Von Hoegen P, Mannel DN (1995) Promotion of experimental liver metastasis by tumor necrosis factor. Int J Cancer 60:867–871

87. Hagemann T, Wilson J, Burke F, Kulbe H, Li NF, Pluddemann A et al (2006) Ovarian cancer cells polarize macrophages toward a tumor-associated phenotype. J Immunol 176:5023–5032

88. Haro H, Crawford HC, Fingleton B, Shinomiya K, Spengler DM, Matrisian LM (2000) Matrix metalloproteinase-7-dependent release of tumor necrosis factor-alpha in a model of herniated disc resorption. J Clin Invest 105:143–150

89. Balkwill F (2009) Tumour necrosis factor and cancer. Nat Rev Cancer 9:361–371

90. Sica A, Schioppa T, Mantovani A, Allavena P (2006) Tumour-associated macrophages are a distinct M2 polarised population promoting tumour progression: potential targets of anti-cancer therapy. Eur J Cancer 42:717–727

91. Yang J, Weinberg RA (2008) Epithelial–mesenchymal transition: at the crossroads of development and tumor metastasis. Dev Cell 14:818–829

92. Sternlicht MD, Lochter A, Sympson CJ, Huey B, Rougier JP, Gray JW et al (1999) The stromal proteinase MMP3/stromelysin-1 promotes mammary carcinogenesis. Cell 98:137–146

93. Wyckoff J, Wang W, Lin EY, Wang Y, Pixley F, Stanley ER et al (2004) A paracrine loop between tumor cells and macrophages is required for tumor cell migration in mammary tumors. Cancer Res 64:7022–7029

94. Wyckoff JB, Wang Y, Lin EY, Li JF, Goswami S, Stanley ER et al (2007) Direct visualization of macrophage-assisted tumor cell intravasation in mammary tumors. Cancer Res 67:2649–2656

95. Patsialou A, Wyckoff J, Wang Y, Goswami S, Stanley ER, Condeelis JS (2009) Invasion of

human breast cancer cells in vivo requires both paracrine and autocrine loops involving the colony-stimulating factor-1 receptor. Cancer Res 69:9498–9506

96. Pawelek JM (2005) Tumour–cell fusion as a source of myeloid traits in cancer. Lancet Oncol 6:988–993

97. Dunn GP, Old LJ, Schreiber RD (2004) The immunobiology of cancer immunosurveillance and immunoediting. Immunity 21:137–148

98. Mantovani A, Sica A, Sozzani S, Allavena P, Vecchi A, Locati M (2004) The chemokine system in diverse forms of macrophage activation and polarization. Trends Immunol 25:677–686

99. Munn DH, Zhou M, Attwood JT, Bondarev I, Conway SJ, Marshall B et al (1998) Prevention of allogeneic fetal rejection by tryptophan catabolism. Science 281:1191–1193

100. Mellor AL, Munn DH (2004) IDO expression by dendritic cells: tolerance and tryptophan catabolism. Nat Rev Immunol 4:762–774

101. Bannai S (1984) Transport of cystine and cysteine in mammalian cells. Biochim Biophys Acta 779:289–306

102. Angelini G, Gardella S, Ardy M, Ciriolo MR, Filomeni G, Di Trapani G et al (2002) Antigen-presenting dendritic cells provide the reducing extracellular microenvironment required for T lymphocyte activation. Proc Natl Acad Sci USA 99:1491–1496

103. Srivastava MK, Sinha P, Clements VK, Rodriguez P, Ostrand-Rosenberg S (2010) Myeloid-derived suppressor cells inhibit T-cell activation by depleting cystine and cysteine. Cancer Res 70:68–77

104. Davel LE, Jasnis MA, de la Torre E, Gotoh T, Diament M, Magenta G et al (2002) Arginine metabolic pathways involved in the modulation of tumor-induced angiogenesis by macrophages. FEBS Lett 532:216–220

105. Ellyard JI, Quah BJ, Simson L, Parish CR (2010) Alternatively activated macrophage possess antitumor cytotoxicity that is induced by IL-4 and mediated by arginase-1. J Immunother 33:443–452

106. Lewis CE, Pollard JW (2006) Distinct role of macrophages in different tumor microenvironments. Cancer Res 66:605–612

107. Balkwill F (2004) Cancer and the chemokine network. Nat Rev Cancer 4:540–550

108. Schutyser E, Struyf S, Proost P, Opdenakker G, Laureys G, Verhasselt B et al (2002) Identification of biologically active chemokine isoforms from ascitic fluid and elevated levels of CCL18/pulmonary and activation-regulated chemokine in ovarian carcinoma. J Biol Chem 277:24584–24593

109. Ojalvo LS, Whittaker CA, Condeelis JS, Pollard JW (2010) Gene expression analysis of macrophages that facilitate tumor invasion supports a role for Wnt-signaling in mediating their activity in primary mammary tumors. J Immunol 184:702–712

110. Movahedi K, Laoui D, Gysemans C, Baeten M, Stange G, Van den Bossche J et al (2010) Different tumor microenvironments contain functionally distinct subsets of macrophages derived from Ly6C(high) monocytes. Cancer Res 70:5728–5739

111. Schledzewski K, Falkowski M, Moldenhauer G, Metharom P, Kzhyshkowska J, Ganss R et al (2006) Lymphatic endothelium-specific hyaluronan receptor LYVE-1 is expressed by stabilin-1+, F4/80+, CD11b+ macrophages in malignant tumours and wound healing tissue in vivo and in bone marrow cultures in vitro: implications for the assessment of lymphangiogenesis. J Pathol 209:67–77

112. Schmieder A, Schledzewski K, Michel J, Tuckermann JP, Tome L, Sticht C et al (2011) Synergistic activation by p38MAPK and glucocorticoid signaling mediates induction of M2-like tumor-associated macrophages expressing the novel CD20 homolog MS4A8A. Int J Cancer 129:122–132

113. Joyce JA, Pollard JW (2009) Microenvironmental regulation of metastasis. Nat Rev Cancer 9:239–252

114. Coussens LM, Zitvogel L, Palucka AK (2013) Neutralizing tumor-promoting chronic inflammation: a magic bullet? Science 339:286–291

115. Griffiths L, Binley K, Iqball S, Kan O, Maxwell P, Ratcliffe P et al (2000) The macrophage — a novel system to deliver gene therapy to pathological hypoxia. Gene Ther 7:255–262

116. Dijkgraaf EM, Welters MJ, Nortier JW, van der Burg SH, Kroep JR (2012) Interleukin-6/interleukin-6 receptor pathway as a new therapy target in epithelial ovarian cancer. Curr Pharm Des 18:3816–3827

117. Coward J, Kulbe H, Chakravarty P, Leader D, Vassileva V, Leinster DA et al (2011) Interleukin-6 as a therapeutic target in human ovarian cancer. Clin Cancer Res 17:6083–6096

118. Qian BZ, Li J, Zhang H, Kitamura T, Zhang J, Campion LR et al (2011) CCL2 recruits inflammatory monocytes to facilitate breast-tumour metastasis. Nature 475:222–225

119. Kubota Y, Takubo K, Shimizu T, Ohno H, Kishi K, Shibuya M et al (2009) M-CSF inhibition

selectively targets pathological angiogenesis and lymphangiogenesis. J Exp Med 206:1089–1102

120. Meng Y, Beckett MA, Liang H, Mauceri HJ, van Rooijen N, Cohen KS et al (2010) Blockade of tumor necrosis factor alpha signaling in tumor-associated macrophages as a radiosensitizing strategy. Cancer Res 70:1534–1543

121. Gnant M (2009) The evolving role of zoledronic acid in early breast cancer. Onco Targets Ther 2:95–104

122. Hagemann T, Lawrence T, McNeish I, Charles KA, Kulbe H, Thompson RG et al (2008) "Re-educating" tumor-associated macrophages by targeting NF-kappaB. J Exp Med 205:1261–1268

123. Greten FR, Eckmann L, Greten TF, Park JM, Li ZW, Egan LJ et al (2004) IKKbeta links inflammation and tumorigenesis in a mouse model of colitis-associated cancer. Cell 118:285–296

124. Juvekar A, Manna S, Ramaswami S, Chang TP, Vu HY, Ghosh CC et al (2011) Bortezomib induces nuclear translocation of IkappaBalpha resulting in gene-specific suppression of NF-kappaB–dependent transcription and induction of apoptosis in CTCL. Mol Cancer Res 9:183–194

125. Beatty GL, Chiorean EG, Fishman MP, Saboury B, Teitelbaum UR, Sun W et al (2011) CD40 agonists alter tumor stroma and show efficacy against pancreatic carcinoma in mice and humans. Science 331:1612–1616

126. Edwards JP, Emens LA (2010) The multikinase inhibitor sorafenib reverses the suppression of IL-12 and enhancement of IL-10 by PGE in murine macrophages. Int Immunopharmacol 10:1220–1228

127. Canioni D, Salles G, Mounier N, Brousse N, Keuppens M, Morchhauser F et al (2008) High numbers of tumor-associated macrophages have an adverse prognostic value that can be circumvented by rituximab in patients with follicular lymphoma enrolled onto the GELA-GOELAMS FL-2000 trial. J Clin Oncol 26:440–446

128. Heber G, Helbig D, Ponitzsch I, Wetzig T, Harth W, Simon JC (2009) Complete remission of cutaneous and subcutaneous melanoma metastases of the scalp with imiquimod therapy. J Dtsch Dermatol Ges 7:534–536

129. Andreesen R, Scheibenbogen C, Brugger W, Krause S, Meerpohl HG, Leser HG et al (1990) Adoptive transfer of tumor cytotoxic macrophages generated in vitro from circulating blood monocytes: a new approach to cancer immunotherapy. Cancer Res 50:7450–7456

130. Mazzieri R, Pucci F, Moi D, Zonari E, Ranghetti A, Berti A et al (2011) Targeting the ANG2/TIE2 axis inhibits tumor growth and metastasis by impairing angiogenesis and disabling rebounds of proangiogenic myeloid cells. Cancer Cell 19:512–526

# 第4章

## 应用树突状细胞的癌症免疫疗法

### Karolina Palucka，Jacques Banchereau

▶ 摘要：因为树突状细胞（DCs）的自身特点，它们常常被称为"天然佐剂"，因此也成为了抗原呈递的天然靶点。树突状细胞将固有免疫系统和适应性免疫系统连接起来，既控制耐受，又调节免疫。因此，树突状细胞是预防性接种和治疗性接种的关键靶点。在本章中，我们将讨论其与癌症免疫治疗有关的生理学特点。

## 4.1 引言

免疫系统有清除癌症细胞的潜能，副肿瘤疾病可能提供了最令人信服的人体免疫监视的证据，它将神经系统疾病与抗肿瘤反应联系起来[1]。神经抗原通常是由神经元表达的，也可由乳腺癌细胞表达[2]。有的病人体内产生了一种强大的抗原特异性 CD8$^+$ T 细胞免疫反应用来对抗肿瘤，但是同时也导致了自身免疫性小脑退化，引起严重的神经系统疾病[3,4]。

将肿瘤抗原特异性效应性 T 细胞过继到病人体内可以引起对已有肿瘤的排斥[5]，显示了肿瘤免疫治疗的可能性[5]。我们设想通过接种直接诱导有效的肿瘤特异性 T 细胞的产生，包括直接对抗肿瘤的效应性 T 细胞以及预防肿瘤复发的记忆 T 细胞。DCs 是免疫应答中不可缺少的一部分，可以作为接种的靶点和载体。此外，小鼠模型表明，保护性抗肿瘤免疫的产生依赖于 DCs 呈递的肿瘤抗原[6,7]。此时，DCs 捕获生存或死亡的肿瘤细胞释放的抗原，交叉呈递给肿瘤及引流淋巴结中的 T 细胞。这种抗原呈递产生对抗肿瘤的肿瘤特异性效应性 T 细胞[6,7]。因此，DCs 可以作为肿瘤干预治疗的靶点。

预防性疫苗用于启动保护性体液免疫应答。当今有超过 70 种疫苗批准上市，用于对抗大约 30 种病原体，挽救了无数人的生命[8]。然而，对于某些疾病如 HIV 引起的 AIDs、疟原虫引起的疟疾、病毒引起的丙型肝炎、分枝杆菌引起的结核等仍没有有效的疫苗问世。这些疾病需要治疗性疫苗诱发强大的细胞免疫，特别是细胞毒性 T 细胞，清除已有疾病、病原体感染的细胞及恶性细胞（图 4.1）。在本章中，我们将讨论预防接种状态下人类 DC 亚群的生物学特性。

K. Palucka · J. Banchereau

Ralph M. Steinmann Center for Cancer Vaccines，Baylor Institute for Immunology Research，Baylor Research Institute，3434 Live Oak Avenue，Dallas，TX，USA

e-mail：karolinp@baylorhealth. edu；jacques. banchereau@gmail. com

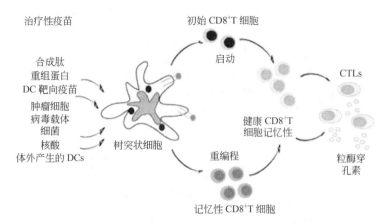

图 4.1　治疗性疫苗。治疗性疫苗用于引发细胞免疫，也就是说，使新生 T 细胞启动，并诱导非保护性慢性激活的 CD8⁺ T 细胞转变为健康的 CD8⁺ T 细胞。健康的 CD8⁺ T 细胞可以产生 CTLs 以对抗肿瘤，并能够提供存活时间较长的记忆性 T 细胞，从而迅速产生新的分泌细胞毒性因子的效应性 T 细胞以预防肿瘤复发。多种治疗性疫苗的研制都在进行中，它们的共同特点都是通过 DCs 发挥作用的

## 4.2　DC 亚群的生物学特性

### 4.2.1　DC 基础知识

DC 是 Ralph Steinman 在 1973 首次发现的一种稀有细胞类型，经过了四十多年的研究，DCs 已经凭借其控制免疫耐受及调节免疫的能力处于免疫系统的中心位置[9,10]。DCs 是骨髓来源细胞，存在于所有的组织中。它们从周围环境中获取信息并传递给适当的免疫系统的细胞，如 T 细胞、B 细胞[9,10]。在外周组织中，DCs 通过多种互补的机制捕获抗原。DCs 通过向淋巴组织中没有接触过抗原的 T 细胞以肽-MHC 复合体的形式呈递捕获的抗原，从而激发免疫反应。通过与 DCs 的相互作用，初始 CD4⁺ T 细胞和 CD8⁺ T 细胞分化成具有不同功能的抗原特异性记忆性 T 细胞。CD4⁺ T 细胞可以分化成 Th1、Th2、Th17 和用来帮助 B 细胞分化成为抗体分泌细胞的 Tfh 细胞，以及能够下调其他淋巴细胞功能的 Tregs 细胞。初始 CD8⁺ T 细胞可以产生 CTLs。DCs 对于外源性信号反应的可塑性，以及不同功能的 DCs 亚群的存在，产生了大量不同的免疫应答。在对 DC 缺陷小鼠的研究中发现，DCs 在抵御病原体如不同种类的病毒、细菌、寄生虫等的过程中至关重要[11]。

在稳定状态下，没有活化（不成熟）的 DCs 将自身抗原呈递给 T 细胞，从而通过 T 细胞缺失或调节性/抑制性 T 细胞的分化导致耐受。这些不成熟的 DCs 具有一些特点，包括：（1）高效捕获抗原的能力；（2）在晚期胞内体-溶酶体中聚集 MHC Ⅱ类分子；（3）低水平表达协同刺激分子；（4）具有独特的趋化因子受体能允许其自身迁移到淋巴组织中（比如 CCR7）；（5）有限的分泌细胞因子的能力[12]。相反的，成熟的承载抗原的 DCs 能够引起抗原特异性 T 细胞的分化，使之成为具有特定功能和细胞因子谱的效应性细胞（图 4.2）。

实际上，不成熟的 DCs 能够迅速对环境信号做出反应，并分化为成熟的 DCs。DC 的成熟伴随着以下的改变：（1）抗原俘获能力下调；（2）表面 MHC Ⅱ类分子和协同刺激分子的表达增加；（3）分泌细胞因子的能力[12]；（4）获取 CCR7，CCR7 能够使 DC 迁移至引流淋巴结

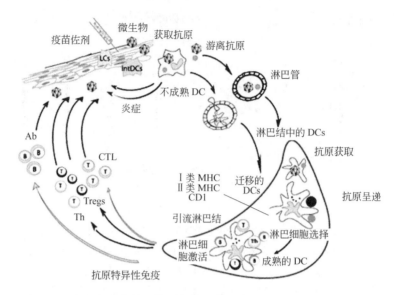

图 4.2　发起免疫应答。抗原能够通过两种途径到达淋巴结：一种是通过淋巴管，被淋巴结中的 DCs 俘获；另一种是通过组织中存在的 DCs 介导。在这里，不成熟的 DCs 获取抗原；组织和/或病原体产生的信号激活 DC，它们向二级淋巴器官迁移并同时发育成熟。DCs 以经典的 MHC Ⅰ、Ⅱ 类分子或非经典的 CD1 分子的形式呈递抗原，从而能够挑选抗原特异性 T 细胞。活化的 T 细胞驱使着 DCs 最终成熟，使其能够诱导淋巴细胞进一步增殖分化成为效应性细胞。如果 DCs 接收不到成熟信号，它们将保持不成熟状态，抗原呈递将导致免疫调节或者免疫抑制

中[12]。然而，DC 成熟后并不仅仅只有一种表型。相反，根据不同种类病原体直接或由周围细胞提供的不同信号外，DC 获得不同的表型，从而产生不同的免疫应答。除了细胞因子和直接的微生物信号外，与 CD40 的连接也是 DCs 发育成熟并激活适应性 T 细胞免疫的必须信号[13]。

### 4.2.2　DC 亚群基础知识

人血液中的 DC 亚群可以通过 3 种细胞表面分子的不同表达来区分：CD303（BDCA-2）、CD1c（BDCA-1）和 CD141（BDCA3）。$CD303^+$ pDCs 代表抗病毒免疫的第一道防线，它们遇见病毒后能够分泌大量的 Ⅰ 型 IFN[14]。它们预先合成储存的大量 MHC Ⅰ 类分子使之可以对病毒感染启动快速的 $CD8^+$ T 反应[15]。pDCs 衍生的 Ⅰ 型 IFN 可以促进其他 DC 细胞群的免疫成熟[16]，从而协助新生 T 细胞克隆的激活。在静止期，pDCs 在免疫耐受中起到了非常重要的作用，包括口服免疫耐受[16]。

人 $CD141^+CD1c^-$ DCs 在被 poly Ⅰ：C 激活时仅表达 TLR3，产生 IL12，并高效交叉呈递 $CD8^+$ T 细胞[17~23]。然而，其他的人类 DCs 如表皮朗格汉斯细胞（LCs）[24,25] 和 $CD1c^+$ DCs 也能向 $CD8^+$ T 细胞交叉呈递抗原[19,21,22]。

人的皮肤中有表皮 LCs 和真皮 LCs，真皮 LCs 可以进一步分为 $CD1a^+$ DCs 和 $CD14^+$ DCs。早期对于表皮 DCs 的研究表明其在细胞免疫和启动高效 CTLs 表型和功能上的异质性[26]。我们研究得知人 $CD14^+$ DCs 能够直接协助激活 B 细胞，并能诱导初始 T 细胞分化成具有 Tfh 特性的细胞[24]。与之相反的是，LCs 在从蛋白抗原向 $CD8^+$ T 细胞呈递肽段和促进 $CD8^+$ T 细胞变成 CTLs 方面十分高效。

组织中 DC 亚群的稳定状态依赖于 fms-相关的酪氨酸激酶 3（FLT3）和 MCSF-R，而微生物入侵或者疫苗注射引起的炎症大幅度地改变了 DC 的组成。尽管我们清楚地知道单核细胞在体内能够增加炎症 DCs 的数目，但被召集到炎症部位的 DCs 的来源仍在研究当中[27]。DCs 表达数种非克隆性识别受体，包括凝集素、TLRs、Nod 样受体（NLRs）和解旋酶，通过它们能够感知微生物及其产物，比如核酸，并因此促进保护性 I 型干扰素的产生[28,29]。事实上，实验佐剂 CpG 和咪喹莫特分别结合 TLR9 和 TLR7/8[29]。最新的生物化学方法发现在 DCs 中 DExD/H-box 解旋酶家族具有核酸传感器的功能[30,31]。

### 4.2.3　人类 DC 亚群与体液免疫反应

具体促进特定类型的免疫应答及炎症发生的 Th 亚群，通过分泌细胞因子，产生特定类型的免疫应答[32]。其中 Tfh 细胞帮助 B 细胞分化成为抗体分泌细胞并支配生发中心反应，后者是免疫球蛋白体细胞性突变和类型转换的主要场所[33,34]。人血 CXCR5$^+$CD4$^+$T 细胞代表了循环系统中的记忆性 Tfh 细胞，包含三种亚群：Tfh1 细胞、Tfh2 细胞和 Tfh17 细胞。Tfh2 细胞和 Tfh17 细胞能够通过 IL-21 高效诱导初始 B 细胞产生免疫球蛋白[35]，相反的，Tfh1 细胞却被发现不能诱导 B 细胞[35]。体外研究表明 Tfh 的发育受特殊 DC 亚群间质 CD14$^+$DCs 的调节[24]。这在体内和体外均需要 IL-12[36]，因为 IL-12Rβ1 缺陷的人与对照组相比表现出循环系统中大幅度缺少记忆 Tfh 细胞和记忆 B 细胞[37]。重要的是健康的成人和儿童在注射流感疫苗后，第 7 天 Tfh1 细胞的增殖情况与第 28 天体内保护性抗体的滴度相关[38]。而在小鼠体内 Tfh 诱导分化是否依赖同样的机制还需要进一步研究。

### 4.2.4　人类 DC 亚群与细胞免疫反应

CD8$^+$T 细胞能够识别 DC 表达的 I 类肽-MHC（pMHC）分子，从而发育成能杀伤呈递特定 pMHC 复合体的细胞[10]。理想的由疫苗诱发的 CD8$^+$T 细胞的特性包括：（1）与肿瘤细胞表面的 pMHC 具有高度亲和力；（2）高水平的颗粒酶和穿孔素，这些分子都是对抗肿瘤细胞或者感染细胞所必需的；（3）表面表达允许进入肿瘤细胞的分子；（4）对于肿瘤细胞内存在的调节机制具有抗性[24,39]。这种理想反应的发生至少需要免疫应答的四个组成部分：（1）存在抗原呈递 DCs；（2）诱导的 CD4$^+$辅助性 T 细胞的质量[40]；（3）能够清除 Tregs，因为它能通过分泌 TGF-β 等多种细胞因子抑制 CTLs，也能通过表达 CD25 竞争性抑制 CD8$^+$T 细胞获取 IL-2[41]；（4）肿瘤微环境中免疫抑制的解除。正如前面所讨论的，我们对于人朗格汉斯细胞及间质 DCs 的研究表明它们能够分别特异性地引发 CD8$^+$T 细胞免疫及体液免疫。皮肤 LC 能够高效启动初始 CD8$^+$T 细胞可能与其细胞表面表达 IL-15[42,43]和/或暴露在病毒环境中可以上调 CD70 有关[44]。此外，间质 DCs 在抑制性 CD8$^+$T 细胞的产生中发挥了重要的作用[45]。最近的研究进一步分析了人淋巴结中驻留的和皮肤中迁移的 DC 亚群[23,46]。从人淋巴结中分离的 CD1c$^+$和表达 CLEC9A 的 CD141$^+$DCs 都能将黑色素瘤组织源性抗原（MART-1）的长肽（需要处理）交叉呈递给 T 细胞[46]，而血中的 DCs 被 Toll 样受体配体激活后也能进行交叉呈递[18,19]。

抗原特异性 CTLs 必须进入瘤床中，此位置目前尚不清楚[39]。趋化因子稳态的失衡可能会阻止 CD8$^+$T 细胞进入瘤床。肿瘤可能会积极地排除 CD8$^+$T 细胞[47]。最终，肿瘤浸润性髓源性抑制性细胞[48,49]可能会抑制效应性 CD8$^+$T 细胞的功能。肿瘤微环境的负面影响可以被一系列的治疗措施所抵消，包括抗体中和细胞因子如 IL-10、IL-13 和 TGF-β[50]。抗体如抗 CTLA-4 抗体和抗程序性细胞死亡蛋白 1 配体 1（PD-L1）抗体，它们能够阻断淋巴细胞中的免疫抑制信号，可以与肿瘤疫苗结合用于干扰调节机制[40]。DCs 在肿瘤微环境调节中的作用将在后面的章节讨论。

## 4.3 应用 DCs 的肿瘤免疫疗法

### 4.3.1 应用 DCs 的疫苗

DCs 可以通过多种方式在治疗性疫苗中发挥作用，包括间接参与（如协同 GVAX[51] 或基于李斯特菌的疫苗等)[52]（图 4.3），还可直接将体外产生的 DCs 注射入病人体内[53]。这些研究均表明基于 DC 的疫苗是安全的，它能诱导循环系统中对肿瘤抗原特异的 CD4+T 细胞和 CD8+T 细胞的增殖[53~56]。临床上观察到了一些病人的注射反应，最近一项关注于疫苗免疫原性的研究在 I/II 期临床试验中证实从黑色素瘤抗原中提取 II 类 MHC 的表位能够提高免疫原性[57]。此外，新的方法也在不断被开发出来，包括 her2+ 乳腺癌患者的手术前疫苗[58]，以及利用自体 DC 疫苗和过继性 T 细胞移植联合应用治疗卵巢癌患者，从而提高疫苗的效能[59]。很多最近的研究已经利用 pDCs 作为基于细胞的疫苗[60]。对转移黑色素瘤病人进行结节内注射激活以及肿瘤抗原相关多肽处理的 pDCs，许多注射过的病人出现了抗原特异性 CD4+T 细胞和 CD8+T 细胞免疫应答。尽管 pDCs 注射的数量有限制，每次疫苗注射后还是观察到了 IFN 信号[60]。但是疫苗引出的免疫反应的临床效能还需要通过大型群组实验和长期的随访来评估，但黑色素瘤中的 IFN 反应还是很令人满意的[7,61]。

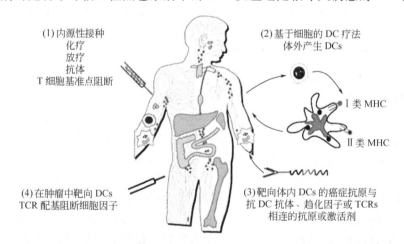

图 4.3　DCs 与癌症免疫疗法。DCs 可以通过不同的途径被研制用于肿瘤免疫治疗，包括：（1）它们能够在内源性接种过程中随意靶向锁定目标，内源性接种是由于免疫原性细胞对于化疗、放疗或者针对 T 细胞的免疫调节疗法而产生细胞死亡过程中体内抗原释放而导致的；（2）基于离体产生的负载抗原的 DC 被作为疫苗重新注射回人体内；（3）基于体内特异性 DC 靶向研制出的疫苗，此 DC 是通过与抗原以及与 DC 激活物质结合的抗 DC 抗体来发挥作用的；（4）在肿瘤环境中靶向于 DCs 从而重编程促瘤炎症为肿瘤排斥

### 4.3.2 应用 DCs 的疫苗：DC 体内靶向治疗

根据 Ralph Steinman 和 Michel Nussenzweig 之前在抗 DEC250 抗体方面的研究[62~64]，在小鼠和人进行的多项体外研究已经显示出靶向 DCs 的功效[10]。尤其是靶向抗体通过表面

凝集素 DCIR[25,65]、DC-SIGN[66]、Dectin[67]、Clec9A[68]和朗格汉斯细胞[69]来靶向锁定抗原，引发体液免疫和/或 CD4+T 细胞反应和/或 CD8+T 细胞反应。在缺少佐剂的情况下，体内靶向 DEC205+DCs 能够诱导耐受[62]。当有佐剂存在如 TLR3 或 TLR7/8 刺激物或通过 CD40 激活 DC 信号途径时，能够使吞入疫苗的 DC 也随之成熟[70]。此外，靶向于不同的 DC 受体时产生的免疫应答在质和量上都不同[64,71]。注射与 DC 表面分子 Clec9A 抗体相偶联的抗原，即使没有与佐剂联合用药，也能够引起强烈的抗体反应[72]。这种情况在 DC 的 Ⅱ类 MHC 分子呈递抗原时发生，结果引起 Tfh 增殖[73]。这些都导致了与先前的研究一致的结果，DC 表现出了在抗体产生反应中的重要作用，而且如果在体内靶向于 DC 表面受体时，这些效应会被放大。重要的是，CLEC9a 也是坏死细胞受体，能够促进交叉呈递[74]。与抗体反应相反，依赖 CLEC9A 的 CD8+T 细胞应答需要佐剂，通过靶向于不同的 DC 受体产生不同的应答，这在最近靶向于 DC-ASGPR（一种凝集素样受体，也是一种清道夫受体）的研究中得到了验证。体外靶向于人类 DC 的抗原是通过 DC-ASGPR 而不是凝集素样的 LDL 受体 Dectin-1 或 DC 特异性的 ICAM-3 捕获性非整合素的，在这种情况下可以协助产生抗原特异的 CD4+抑制性 T 细胞，此类 T 细胞能够分泌 IL-10[75]。此外，比较与不同 DC 受体（靶向于早期内体或晚期内体）的抗体相结合的相同抗原的交叉呈递反应，发现在效能方面有显著的不同。因此，人体中 BDCA1+和单核细胞衍生的 DCs 中，CD40 和甘露糖受体靶向抗体与早期内体结合，但 DEC205 靶向抗原主要与晚期内体结合。令人惊异的是，在内化方面效能最低的 CD40，在交叉呈递上反而最高效。这并不代表 CD40 能够激活 DC，而是反映出其相对于甘露糖受体或 DEC205，在摄取或者在内体中降解的效率方面相对较低[76]。在非人类灵长类动物身上对 DC 靶向疫苗的研究显示，以 HIV gag-DEC205 为主设计的靶向疫苗能引起强烈的 T 细胞免疫反应[77]。在人体进行的早期临床试验分析了通过抗体介导的甘露糖受体进行的由 hCGb 向 APCs 的靶向输送[78]，将这种产物与 GM-CSF 和 TLR3/TLR7/8 激活剂一起输送，能够引起针对 hCG-b 的持续体液免疫和细胞免疫反应[78]。许多在健康人体或肿瘤患者中通过 DEC-205 靶向 HIV 抗原或 NY-ESO1 抗原检测免疫效率的研究尝试正在进行中。

### 4.3.3　在肿瘤环境中调节 DCs

　　另一种通过 DC 的免疫疗法专注于探索肿瘤微环境中的 DCs（图 4.3）。事实上，在老鼠和人类的大多数肿瘤中都发现了 DCs。DCs 能够通过俘获死亡的肿瘤细胞和吞噬活的肿瘤细胞取得肿瘤抗原[79]。肿瘤能够通过多种机制防止抗原呈递以及肿瘤特异性免疫的建立。通过将不成熟的 DCs 转变为巨噬细胞（如通过 IL-6 和 M-CSF），肿瘤能够防止肿瘤特异性 T 细胞启动[80,81]。另一方面，DCs 内吞的肿瘤糖蛋白 CEA 和 MUC-1 局限在早期内体中，因此，能够防止高效处理以及向 T 细胞的呈递[82]。

　　肿瘤能够抑制 DC 的成熟，如通过分泌 IL-10 导致抗原特异性无能[83]。肿瘤源性因子能够改变 DCs 的成熟，从而产生间接帮助肿瘤生长（促瘤炎症）的细胞[84]。比如我们已经证明了肿瘤细胞分泌的胸腺基质淋巴生成素（TSLP）能够诱导 DCs 表达 OX40L，引导 Th2 细胞的产生[85,86]。这些分化的 CD4+T 细胞能够通过分泌 IL-4/IL-13 加速乳腺癌的发生[85,86]，这些细胞因子通过间接刺激 TAMs 分泌 EGF，从而阻碍了肿瘤细胞的凋亡，促进了癌细胞的增殖[87]。在胰腺癌中也有相似的途径[88]。

　　浸润乳腺癌的 pDCs 在 TLR 结合时几乎不产生 Ⅰ型干扰素[89]，这些 pDCs 诱导初始 CD4+T 细胞分化为能产生 IL-10 的具有抑制功能的 T 细胞。这种对于 Ⅰ型干扰素分泌的抑制作用可能会影响效应性 T 细胞的产生，因为 DCs 需要 I 型干扰素信号来进行肿瘤抗原的交叉呈递[6,7]，这种机制能否解释 pDC 与不良预后相关还需要进一步确定[90]。最后，DCs 可能具有直接的促瘤效应，在多发性骨髓瘤中，mDCs 直接提高肿瘤细胞的克隆产生及生存率[91]。在卵巢癌中，pDCs 通过分泌促血管生成因子促进肿瘤血管生成[92]。因此，理解肿瘤生长床中的 DCs 的功能是一个巨大的需要探索的领域。最终，将促瘤 DCs 转变为抗瘤 DCs 可能代表了一种肿瘤免疫治疗的新方法。

## 4.4 结语

因为最近在本领域中取得的进展，免疫治疗正逐步成为肿瘤治疗的一线方法。比如 CT-LA-4 能够在 T 细胞激活中起负性调控作用，一种能够阻断 CTLA-4 的抗体已经在 2011 年被 FDA 许可上市，用于治疗黑色素瘤[93]。传统的基于化疗的癌症疗法可能确实非常有效，但它以损害免疫系统为代价。比如化疗药物如蒽环类和奥沙利铂能够诱导肿瘤细胞凋亡，这与细胞表面钙网蛋白的暴露有关。表面钙网蛋白可能通过 DCs 获取凋亡小体或者诱导肿瘤特异性 CD8[+] T 细胞免疫。这些 T 细胞可能参与清除对于化疗无反应的肿瘤细胞[94]。现在已有足够的证据证明带有抗 CD20 和抗 HER2 的抗体药物所引发的适应性免疫反应已经超出了引发抗体依赖性细胞毒作用（ADCC）[95]。确实，HER-2 抗体最有可能是通过 DCs 增加肿瘤抗原的交叉呈递，导致对于这种抗原的耐受被打破[95]。因此，对曲妥单抗有反应的患者对于 HER-2 表现出了强烈的 CD8[+] T 细胞免疫反应[95]。

在 DCs 被发现将近 40 年后，随着人们对其在生理学和药理学中的重要性的认识，Ralph Steinman 获得了诺贝尔医学与生理学奖。新的知识代表了有更广阔的空间去研究干预临床症状的更好方法。LCs 和 CD14[+] DCs 能够选择性地分别激活细胞免疫和体液免疫的能力具有明显的指导性，特别是在人类新疫苗的研制中。因而，DCs 正逐步走向肿瘤免疫治疗的一线。

**参 考 文 献**

1. Roberts WK, Darnell RB (2004) Neuroimmunology of the paraneoplastic neurological degenerations. Curr Opin Immunol 16(5):616–622
2. Anderson NE, Rosenblum MK et al (1988) Paraneoplastic cerebellar degeneration: clinical–immunological correlations. Ann Neurol 24(4):559–567
3. Albert ML, Darnell JC et al (1998) Tumor-specific killer cells in paraneoplastic cerebellar degeneration. Nat Med 4(11):1321–1324
4. Darnell JC, Albert ML et al (2000) Cdr2, a target antigen of naturally occurring human tumor immunity, is widely expressed in gynecological tumors. Cancer Res 60(8):2136–2139
5. June CH (2007) Principles of adoptive T cell cancer therapy. J Clin Invest 117(5):1204–1212
6. Diamond MS, Kinder M et al (2011) Type I interferon is selectively required by dendritic cells for immune rejection of tumors. J Exp Med 208(10):1989–2003
7. Fuertes MB, Kacha AK et al (2011) Host type I IFN signals are required for antitumor CD8+ T cell responses through CD8{alpha}+ dendritic cells. J Exp Med 208(10):2005–2016
8. Nabel GJ (2013) Designing tomorrow's vaccines. N Engl J Med 368(6):551–560
9. Bancereau J, Steinman RM (1998) Dendritic cells and the control of immunity. Nature 392 (6673):245–252
10. Steinman RM (2011) Decisions about dendritic cells: past, present, and future. Annu Rev Immunol 30:1–22
11. Bar-On L, Jung S (2010) Defining dendritic cells by conditional and constitutive cell ablation. Immunol Rev 234(1):76–89
12. Trombetta ES, Mellman I (2005) Cell biology of antigen processing in vitro and in vivo. Annu Rev Immunol 23:975–1028
13. Caux C, Massacrier C et al (1994) Activation of human dendritic cells through CD40 cross-linking. J Exp Med 180(4):1263–1272
14. Siegal FP, Kadowaki N et al (1999) The nature of the principal type 1 interferon-producing

cells in human blood. Science 284(5421):1835–1837

15. Di Pucchio T, Chatterjee B et al (2008) Direct proteasome-independent cross-presentation of viral antigen by plasmacytoid dendritic cells on major histocompatibility complex class I. Nat Immunol 9(5):551–557

16. Liu YJ (2005) IPC: professional type 1 interferon-producing cells and plasmacytoid dendritic cell precursors. Annu Rev Immunol 23:275–306

17. Bachem A, Guttler S et al (2010) Superior antigen cross-presentation and XCR1 expression define human CD11c+CD141+ cells as homologues of mouse CD8+ dendritic cells. J Exp Med 207(6):1273–1281

18. Crozat K, Guiton R et al (2010) The XC chemokine receptor 1 is a conserved selective marker of mammalian cells homologous to mouse CD8alpha+ dendritic cells. J Exp Med 207(6):1283–1292

19. Jongbloed SL, Kassianos AJ et al (2010) Human CD141+ (BDCA-3)+ dendritic cells (DCs) represent a unique myeloid DC subset that cross-presents necrotic cell antigens. J Exp Med 207(6):1247–1260

20. Lauterbach H, Bathke B et al (2010) Mouse CD8alpha+ DCs and human BDCA3+ DCs are major producers of IFN-lambda in response to poly IC. J Exp Med 207(12):2703–2717

21. Poulin LF, Salio M et al (2010) Characterization of human DNGR-1+ BDCA3+ leukocytes as putative equivalents of mouse CD8alpha+ dendritic cells. J Exp Med 207(6):1261–1271

22. Mittag D, Proietto AI et al (2011) Human dendritic cell subsets from spleen and blood are similar in phenotype and function but modified by donor health status. J Immunol 186(11):6207–6217

23. Haniffa M, Shin A et al (2012) Human tissues contain CD141(hi) cross-presenting dendritic cells with functional homology to mouse CD103(+) nonlymphoid dendritic cells. Immunity 37 (1):60–73

24. Klechevsky E, Morita R et al (2008) Functional specializations of human epidermal Langerhans cells and CD14+ dermal dendritic cells. Immunity 29(3):497–510

25. Klechevsky E, Flamar AL et al (2010) Cross-priming CD8+ T cells by targeting antigens to human dendritic cells through DCIR. Blood 116(10):1685–1697

26. Joffre OP, Segura E et al (2012) Cross-presentation by dendritic cells. Nat Rev Immunol 12(8):557–569

27. Segura E, Touzot M et al (2013) Human inflammatory dendritic cells induce Th17 cell differentiation. Immunity 38(2):336–348

28. Barber GN (2011) Innate immune DNA sensing pathways: STING, AIMII and the regulation of interferon production and inflammatory responses. Curr Opin Immunol 23(1):10–20

29. Desmet CJ, Ishii KJ (2012) Nucleic acid sensing at the interface between innate and adaptive immunity in vaccination. Nat Rev Immunol 12(7):479–491

30. Zhang Z, Kim T et al (2011) DDX1, DDX21, and DHX36 helicases form a complex with the adaptor molecule TRIF to sense dsRNA in dendritic cells. Immunity 34(6):866–878

31. Zhang Z, Bao M et al (2013) The E3 ubiquitin ligase TRIM21 negatively regulates the innate immune response to intracellular double-stranded DNA. Nat Immunol 14(2):172–178

32. Bluestone JA, Mackay CR et al (2009) The functional plasticity of T cell subsets. Nat Rev Immunol 9(11):811–816

33. Vinuesa CG, Cyster JG (2011) How T cells earn the follicular rite of passage. Immunity 35(5):671–680

34. Ma CS, Deenick EK et al (2012) The origins, function, and regulation of T follicular helper cells. J Exp Med 209(7):1241–1253

35. Morita R, Schmitt N et al (2011) Human blood CXCR5(+)CD4(+) T cells are counterparts of T follicular cells and contain specific subsets that differentially support antibody secretion. Immunity 34(1):108–121

36. Schmitt N, Morita R et al (2009) Human dendritic cells induce the differentiation of interleukin-21-producing T follicular helper-like cells through interleukin-12. Immunity 31(1):158–169

37. Schmitt N, Bustamante J et al (2013) IL-12 receptor beta1 deficiency alters in vivo T follicular helper cell response in humans. Blood 121(17):3375–3385

38. Bentebibel SE, Lopez S et al (2013) Induction of ICOS+CXCR3+CXCR5+ TH cells correlates with antibody responses to influenza vaccination. Sci Transl Med 5(176):176ra32

39. Appay V, Douek DC et al (2008) CD8+ T cell efficacy in vaccination and disease. Nat Med 14 (6):623–628

40. Pardoll DM (2012) The blockade of immune checkpoints in cancer immunotherapy. Nat Rev Cancer 12(4):252–264

41. Kastenmuller W, Gasteiger G et al (2011) Regulatory T cells selectively control CD8+ T cell effector pool size via IL-2 restriction. J Immunol 187(6):3186–3197

42. Banchereau J, Thompson-Snipes L et al (2012) The differential production of cytokines by human Langerhans cells and dermal CD14(+) DCs controls CTL priming. Blood 119(24):5742–5749

43. Romano E, Cotari JW et al (2012) Human Langerhans cells use an IL-15R-alpha/IL-15/pSTAT5-dependent mechanism to break T-cell tolerance against the self-differentiation tumor antigen WT1. Blood 119(22):5182–5190

44. van der Aar AM, de Groot R et al (2011) Cutting edge: virus selectively primes human Langerhans cells for CD70 expression promoting CD8+ T cell responses. J Immunol 187 (7):3488–3492

45. Banchereau J, Zurawski S et al (2012) Immunoglobulin-like transcript receptors on human dermal CD14+ dendritic cells act as a CD8-antagonist to control cytotoxic T cell priming. Proc Natl Acad Sci USA 109(46):18885–18890

46. Segura E, Valladeau-Guilemond J et al (2012) Characterization of resident and migratory dendritic cells in human lymph nodes. J Exp Med 209(4):653–660

47. Le Floc'h A, Jalil A et al (2007) Alpha E beta 7 integrin interaction with E-cadherin promotes antitumor CTL activity by triggering lytic granule polarization and exocytosis. J Exp Med 204 (3):559–570

48. Gabrilovich DI, Nagaraj S (2009) Myeloid-derived suppressor cells as regulators of the immune system. Nat Rev Immunol 9(3):162–174

49. Menetrier-Caux C, Gobert M et al (2009) Differences in tumor regulatory T-cell localization and activation status impact patient outcome. Cancer Res 69(20):7895–7898

50. Terabe M, Ambrosino E et al (2009) Synergistic enhancement of CD8+ T cell-mediated tumor vaccine efficacy by an anti-transforming growth factor-beta monoclonal antibody. Clin Cancer Res 15(21):6560–6569

51. Le DT, Pardoll DM et al (2010) Cellular vaccine approaches. Cancer J 16(4):304–310

52. Le DT, Dubenksy TW Jr et al (2012) Clinical development of Listeria monocytogenes-based immunotherapies. Semin Oncol 39(3):311–322

53. Palucka K, Banchereau J (2012) Cancer immunotherapy via dendritic cells. Nat Rev Cancer 12 (4):265–277

54. Schuler G (2010) Dendritic cells in cancer immunotherapy. Eur J Immunol 40(8):2123–2130

55. Kalinski P, Edington H et al (2011) Dendritic cells in cancer immunotherapy: vaccines or autologous transplants? Immunol Res 50(2–3):235–247

56. Galluzzi L, Senovilla L et al (2012) Trial watch: Dendritic cell-based interventions for cancer therapy. Oncoimmunology 1(7):1111–1134

57. Aarntzen EH, De Vries IJ et al (2013) Targeting CD4(+) T-helper cells improves the induction of antitumor responses in dendritic cell-based vaccination. Cancer Res 73(1):19–29

58. Sharma A, Koldovsky U et al (2012) HER-2 pulsed dendritic cell vaccine can eliminate HER-2 expression and impact ductal carcinoma in situ. Cancer 118(17):4354–4362

59. Kandalaft LE, Powell DJ Jr et al (2013) Autologous lysate-pulsed dendritic cell vaccination followed by adoptive transfer of vaccine-primed ex vivo co-stimulated T cells in recurrent ovarian cancer. Oncoimmunology 2(1):e22664

60. Tel J, Aarntzen EH et al (2013) Natural human plasmacytoid dendritic cells induce antigen-specific T-cell responses in melanoma patients. Cancer Res 73(3):1063–1075

61. Gajewski TF (2007) Failure at the effector phase: immune barriers at the level of the melanoma tumor microenvironment. Clin Cancer Res 13(18 Pt 1):5256–5261

62. Hawiger D, Inaba K et al (2001) Dendritic cells induce peripheral T cell unresponsiveness under steady state conditions in vivo. J Exp Med 194:769–780

63. Bonifaz L, Bonnyay D et al (2002) Efficient targeting of protein antigen to the dendritic cell receptor DEC-205 in the steady state leads to antigen presentation on major histocompatibility complex class I products and peripheral CD8+ T cell tolerance. J Exp Med 196(12):1627–1638

64. Soares H, Waechter H et al (2007) A subset of dendritic cells induces CD4+ T cells to produce IFN-{gamma} by an IL-12-independent but CD70-dependent mechanism in vivo. J Exp Med 204(5):1095–1106

65. Meyer-Wentrup F, Cambi A et al (2009) DCIR is endocytosed into human dendritic cells and inhibits TLR8-mediated cytokine production. J Leukoc Biol 85(3):518–525

66. Dakappagari N, Maruyama T et al (2006) Internalizing antibodies to the C-type lectins, L-SIGN and DC-SIGN, inhibit viral glycoprotein binding and deliver antigen to human dendritic cells for the induction of T cell responses. J Immunol 176(1):426–440

67. Ni L, Gayet I et al (2010) Concomitant activation and antigen uptake via human dectin-1 results in potent antigen-specific CD8+ T cell responses. J Immunol 185(6):3504–3513

68. Sancho D, Mourao-Sa D et al (2008) Tumor therapy in mice via antigen targeting to a novel, DC-restricted C-type lectin. J Clin Invest 118(6):2098–2110

69. Flacher V, Sparber F et al (2009) Targeting of epidermal Langerhans cells with antigenic

proteins: attempts to harness their properties for immunotherapy. Cancer Immunol Immunother 58(7):1137–1147

70. Tacken PJ, Figdor CG (2011) Targeted antigen delivery and activation of dendritic cells in vivo: steps towards cost effective vaccines. Semin Immunol 23(1):12–20

71. Dudziak D, Kamphorst AO et al (2007) Differential antigen processing by dendritic cell subsets in vivo. Science 315(5808):107–111

72. Caminschi I, Vremec D et al (2012) Antibody responses initiated by Clec9A-bearing dendritic cells in normal and Batf3(−/−) mice. Mol Immunol 50(1–2):9–17

73. Lahoud MH, Ahmet F et al (2011) Targeting antigen to mouse dendritic cells via Clec9A induces potent CD4 T cell responses biased toward a follicular helper phenotype. J Immunol 187(2):842–850

74. Sancho D, Joffre OP et al (2009) Identification of a dendritic cell receptor that couples sensing of necrosis to immunity. Nature 458(7240):899–903

75. Li D, Romain G et al (2012) Targeting self- and foreign antigens to dendritic cells via DC-ASGPR generates IL-10-producing suppressive CD4+ T cells. J Exp Med 209(1):109–121

76. Chatterjee B, Smed-Sorensen A et al (2012) Internalization and endosomal degradation of receptor-bound antigens regulate the efficiency of cross presentation by human dendritic cells. Blood 120(10):2011–2020

77. Flynn BJ, Kastenmuller K et al (2011) Immunization with HIV Gag targeted to dendritic cells followed by recombinant New York vaccinia virus induces robust T-cell immunity in nonhuman primates. Proc Natl Acad Sci USA 108(17):7131–7136

78. Morse MA, Chapman R et al (2011) Phase I study utilizing a novel antigen-presenting cell-targeted vaccine with Toll-like receptor stimulation to induce immunity to self-antigens in cancer patients. Clin Cancer Res 17(14):4844–4853

79. Dhodapkar MV, Dhodapkar KM et al (2008) Interactions of tumor cells with dendritic cells: balancing immunity and tolerance. Cell Death Differ 15(1):39–50

80. Chomarat P, Banchereau J et al (2000) IL-6 switches the differentiation of monocytes from dendritic cells to macrophages. Nat Immunol 1(6):510–514

81. Chomarat P, Dantin C et al (2003) TNF skews monocyte differentiation from macrophages to dendritic cells. J Immunol 171(5):2262–2269

82. Hiltbold EM, Vlad AM et al (2000) The mechanism of unresponsiveness to circulating tumor antigen MUC1 is a block in intracellular sorting and processing by dendritic cells. J Immunol 165(7):3730–3741

83. Steinbrink K, Jonuleit H et al (1999) Interleukin-10-treated human dendritic cells induce a melanoma-antigen-specific anergy in CD8(+) T cells resulting in a failure to lyse tumor cells. Blood 93:1634–1642

84. Coussens LM, Zitvogel L et al (2013) Neutralizing tumor-promoting chronic inflammation: a magic bullet? Science 339(6117):286–291

85. Aspord C, Pedroza-Gonzalez A et al (2007) Breast cancer instructs dendritic cells to prime interleukin 13-secreting CD4+ T cells that facilitate tumor development. J Exp Med 204(5):1037–1047

86. Pedroza-Gonzalez A, Xu K et al (2011) Thymic stromal lymphopoietin fosters human breast tumor growth by promoting type 2 inflammation. J Exp Med 208(3):479–490

87. DeNardo DG, Barreto JB et al (2009) CD4(+) T cells regulate pulmonary metastasis of mammary carcinomas by enhancing protumor properties of macrophages. Cancer Cell 16(2):91–102

88. De Monte L, Reni M et al (2011) Intratumor T helper type 2 cell infiltrate correlates with cancer-associated fibroblast thymic stromal lymphopoietin production and reduced survival in pancreatic cancer. J Exp Med 208(3):469–478

89. Cao W, Bover L et al (2009) Regulation of TLR7/9 responses in plasmacytoid dendritic cells by BST2 and ILT7 receptor interaction. J Exp Med 206(7):1603–1614

90. Treilleux I, Blay JY et al (2004) Dendritic cell infiltration and prognosis of early stage breast cancer. Clin Cancer Res 10(22):7466–7474

91. Kukreja A, Hutchinson A et al (2006) Enhancement of clonogenicity of human multiple myeloma by dendritic cells. J Exp Med 203(8):1859–1865

92. Curiel TJ, Cheng P et al (2004) Dendritic cell subsets differentially regulate angiogenesis in human ovarian cancer. Cancer Res 64(16):5535–5538

93. Hodi FS, O'Day SJ et al (2010) Improved survival with ipilimumab in patients with metastatic melanoma. N Engl J Med 363(8):711–723

94. Zitvogel L, Kepp O et al (2010) Immunogenic tumor cell death for optimal anticancer therapy: the calreticulin exposure pathway. Clin Cancer Res 16(12):3100–3104

95. Taylor C, Hershman D et al (2007) Augmented HER-2 specific immunity during treatment with trastuzumab and chemotherapy. Clin Cancer Res 13(17):5133–5143

# 第 5 章

## 髓源性抑制细胞与肿瘤生长
### Lizzia Raffaghello，Giovanna Bianchi

▶ 摘要：肿瘤微环境是一种异质性的复杂环境，其特征在于包含许多恶性细胞和非肿瘤细胞，诸如免疫细胞和间质细胞等，还有血管存在。肿瘤进展与骨髓细胞生成异常有关，说明髓源性抑制细胞（MDSCs）的来源是不成熟的髓系前体细胞。正如已在不同的癌症患者和一些实验肿瘤模型中所观察到的，作为对肿瘤释放的炎性细胞因子和生长因子的反应，MDSCs 在血液、次级淋巴器官、骨髓以及肿瘤部位中积聚。被招募后，MDSCs 行使多种免疫抑制功能来阻断固有抗肿瘤反应和适应性抗肿瘤反应。本章将回顾 MDSCs 的起源和特点，以及这些细胞促进肿瘤进展的免疫抑制机制。

▶ 缩略语表

| | |
|---|---|
| APC 抗原呈递细胞 | MDSCs 髓源性抑制细胞 |
| ARG1 精氨酸酶 1 | MHC 主要组织相容性复合物 |
| ATRA 全反式维甲酸 | M-MDSCs 单核细胞 MDSCs |
| BCL-XL B 细胞淋巴瘤 XL | MMP9 基质金属蛋白酶 9 |
| BM 骨髓 | mTOR 哺乳动物类雷帕霉素靶蛋白 |
| C/EBPβ CCAAT/增强子结合蛋白 β | NFκB 核因子 κB |
| COX2 环氧合酶-2 | NK 自然杀伤 |
| DCs 树突状细胞 | NKT 自然杀伤性 T |
| ERK 细胞外信号调节激酶 | NO 一氧化氮 |
| G-CSF 粒细胞集落刺激因子 | PB 外周血 |
| GM-CSF 粒细胞-巨噬细胞集落刺激因子 | PDE5 磷酸二酯酶 5 |
| G-MDSCs 粒细胞 MDSCs | PGE2 前列腺素 E2 |
| iDCs 不成熟树突状细胞 | PI3K 磷酸肌醇 3 激酶 |
| IFN-γ 干扰素 γ | PMNs 多形核嗜中性细胞 |
| IL 白细胞介素 | ROS 活性氧 |
| IMC 不成熟髓样细胞 | SCF 干细胞因子 |
| iNOS 诱导型一氧化氮合酶 | STAT3 转录因子信号转导和转录激活因子 3 |
| JAK-1 Janus 激酶 1 | |
| M-CSF 巨噬细胞集落刺激因子 | TAMs 肿瘤相关巨噬细胞 |

L. Raffaghello · G. Bianchi

Laboratory of Oncology, Istituto Giannina Gaslini, Via Gerolamo Gaslini 5, 16147 Genova, Italy

e-mail：lizziaraffaghello@ospedale-gaslini.ge.it

TDSF　肿瘤源性可溶性因子  
TGF-β　转化生长因子 β  
TLRs　Toll 样受体

Treg　调节性 T 细胞  
VEGF　血管内皮生长因子

## 5.1　引言

已形成的肿瘤是异质的和复杂的，由恶性增殖细胞和未分化的细胞成分组成。这些细胞成分包括间质细胞、血管和炎性细胞[1~3]。现有的大量证据表明，存在于肿瘤微环境中的非肿瘤细胞在功能上与肿瘤细胞相互作用，并以这种方式促进肿瘤进展和转移[4]。诸如 T 淋巴细胞和 B 淋巴细胞在内的多种细胞属于适应性免疫系统的细胞、已经被确定的固有免疫系统细胞包括巨噬细胞、树突状细胞（DCs）、多形核嗜中性粒细胞（PMNs）、自然杀伤（NK）细胞、嗜酸性粒细胞、肥大细胞和髓源性抑制细胞（MDSCs）等[5]。

与次级淋巴器官中发现的细胞不同，肿瘤中的 T 淋巴细胞往往失调并无法对肿瘤细胞发起特异性反应[3,6]。引起这种现象的原因是肿瘤释放免疫抑制分子，如转化生长因子 β（TGF-β）和白介素-10（IL-10），还有肿瘤本身表达的蛋白（半乳凝素 1 和吲哚胺-2,3-加双氧酶：IDO)[7~9]。此外，恶性细胞也可能抑制细胞发育为完全分化的免疫细胞，并参与产生未成熟的非功能性免疫细胞如未成熟的树突状细胞（iDCs）。关于由肿瘤细胞释放的不同因子，例如血管内皮生长因子（VEGF）、白细胞介素-6（IL-6）、IL-10 和巨噬细胞-集落刺激因子（M-CSF），它们激活转录因子信号转导和转录激活因子 3（STAT3），从而抑制了DCs 的成熟[10,11]。其余在肿瘤中发现的免疫抑制细胞包括表达 CD4、CD25 和 Foxp3 标记的调节性 T 细胞（Treg 细胞）、自然杀伤 T（NKT）细胞和 MDSCs。

Tregs 已被证实以不同机制抑制抗肿瘤免疫应答，包括：（1）分泌 TGF-β 和 IL-10，从而抑制 $CD4^+$ 细胞、$CD8^+$ 细胞和 NK 细胞促进的抗肿瘤效应；（2）通过去除细胞因子如 IL-2 等来扰乱代谢，或由胞外酶 CD39 和 CD73 来产生免疫抑制腺苷；（3）抑制 DC 的成熟和功能；（4）由颗粒酶 A 或 B 以及穿孔素诱导 $CD8^+$ 淋巴细胞溶解[12]。涉及人和鼠的几项研究已经证实外周组织和不同组织肿瘤内都含有大量的 Treg，并且 Treg 细胞的缺失能够显著提高抗肿瘤免疫[13~15]。

NKT 代表参与不同疾病的免疫细胞群，例如自身免疫性疾病、感染和癌症。NKT 细胞表达一种不变的 α/β $TCR\alpha_{24}\beta_{11}$，它识别与 CD1d 分子相连的糖脂。当直接或间接被 DCs 激活后，NKT 细胞即分泌 Th1 和 Th2 细胞因子，包括干扰素 γ（IFN-γ）、IL-3 和 IL-14，并参与免疫抑制细胞的招募[16]。另一种由肿瘤细胞介导的免疫抑制作用是骨髓细胞分化的改变。结果 DCs、粒细胞和巨噬细胞产生的正常途径被阻断，促进了单核细胞 MDSCs（M-MDSC）、粒细胞 MDSCs（G-MDSCs）、抑制性 DC 和肿瘤相关巨噬细胞（TAMs）的形成[10,17]。

MDSCs 代表了髓源的异质群体，它们被肿瘤释放的生长因子和细胞因子激活并增殖。一旦 MDSCs 被激活，它们就积累在淋巴器官和肿瘤中，对 T 细胞施加免疫抑制。在以下部分中，我们将讨论 MDSCs 的起源、功能和作用机制，以及针对这些细胞的治疗方法，以期惠及癌症患者。

## 5.2 MDSCs 的起源和特点

骨髓（BM）代表了在不同的可溶性因子的作用下骨髓细胞生长的场所，这些因子包括细胞因子、IL-3 和生长因子：粒细胞/巨噬细胞集落刺激因子（GM-CSF）、巨噬细胞 CSF（M-CSF）和干细胞因子（SCF）。尤其是未成熟髓样细胞（IMC）来源于普通髓系祖细胞，而后者又是由造血干细胞分化而来的[10]。在健康个体中，IMCs 迁移到外周器官并分化为成熟粒细胞、DCS 和巨噬细胞。相反，在病理条件如癌症、感染、外伤或败血症的情况下，特定因子抑制 IMC 分化为成熟髓系细胞，并刺激 MDSC 的增殖与活化[10]。荷瘤小鼠可代表能鉴定和分离 MDSCs 的模型，MDSCs 选择性积累在骨髓、脾和外周血，少量聚集在淋巴结[18,19]。相反，癌症患者中的 MDSCs 选择性在外周血（PB）和肿瘤中聚集[10]。

能够使 MDSCs 增殖和活化的可溶性因子可分为两大类，第一类包括主要由肿瘤细胞产生并通过刺激骨髓细胞生成来介导 MDSC 增殖的分子。这些因子包括 VEGF、SCF、GM-CSF、粒细胞 CSF（G-CSF）、M-CSF、神经节苷脂、前列腺素、IL-6、IL-10、IL-12、基质金属蛋白酶 9（MMP9）以及 CCL2[10,20,21]。这些因子大多数集中于激活 STAT3，STAT3 对下列过程起关键作用：（1）MDSC 增殖；（2）MDSC 促进血管生成；（3）MDSC 在癌症患者中的积累；（4）MDSC 的免疫抑制活性[22]。牵涉到 MDSC 活化的第二类可溶性因子是由肿瘤间质细胞和活化的 T 细胞产生的。这些因子包括 IFN-γ、Toll 样受体（TLRs）的配体、IL-4、IL-13 和 TGF-β，分别负责活化不同的转录因子如 STAT6、STAT1 和核因子 κB（NFκB）[10]。值得注意的是，MDSCs 只有在激活后方可获得免疫抑制活性。

基于 MDSCs 表达两种特定的标志物，即 CD11b 和 Gr1，MDSC 已在荷瘤小鼠的脾中被发现，同时还发现它可通过不同的机制来抑制 CD8+ T 淋巴细胞的活化[23]。小鼠 MDSC 也是 F4/80中CD11c低MHC-II低。此外，一些标志物如 M-CSF 的受体、IL-4Rα 以及协同刺激分子 CD80 也已被用来确定免疫抑制性 MDSC 的类型[24~26]。然而，这些分子要严格与肿瘤模型相关联，不能被用作识别 MDSC 的通用标记。

最近，许多实验小组证明基于 Gr1 表达强度的不同可以使用抗体区分 MDSC 为两种类型，Gr1高，即表达大量的 Gr1 且主要由粒细胞构成；Gr1低，表达 Gr1 量少且主要由单核细胞和其他髓源性未成熟细胞组成[24,27]。此外，Gr1 抗体分子能结合 LY6 超家族中两个不同的分子，即 Ly6G 和 Ly6C，它们分别存在于粒细胞和单核细胞的表面上[18,28]。在此基础上，MDSCs 的两大主要类群，即包括 CD11b+ Ly6G高Ly6C低 的 G-MDSCs 和包括 CD11b+ Ly6G低Ly6C高 的 M-MDSCs，都已在荷瘤小鼠的脾中发现。在大多数肿瘤模型中，G-MDSC 亚群是主要的，几乎占肿瘤源性 MDSCs 的 70%～80%[18,28]；G-MDSCs 能产生高水平的活性氧（ROS）和低水平的一氧化氮（NO），这是由于 STAT3 和 NADPH 氧化酶活性增强。M-MDSC 亚群上调 STAT1 和诱导型一氧化氮合酶（iNOS）的表达，因而导致高水平 NO 和低浓度活性氧的产生[18,28]。

最近的研究介绍了一种新的免疫磁珠方法，该方法使 MDSCs 分离成三个部分，即 Gr1低、Gr1中 和 Gr1高[29]。以粒细胞 Ly6G高为特征的 Gr1高组分被证明对同种异体或抗原特异性 T 淋巴细胞介导的反应具有弱免疫抑制作用[29]。与之相反的是，由具有环形细胞核的未成熟髓样细胞和单核细胞组成的 Gr1低 和 Gr1中 类型，高度抑制免疫反应[29]。类似于脾 M-MDSCs 与 G-MDSCs，类似亚群也在肿瘤浸润处被发现。在两个不同的肿瘤模型中，有 90% 以上是 M-MDSCs CD11b+ Gr1低 F4/80+ IL4-Rα+ CCR2+ CX3CR1+，其余的是 G-MDSCs Gr1高 F4/80低[30]。

## 5.3　MDSC 免疫抑制活性的机制

MDSC 抑制适应性免疫和固有免疫中的多种效应性细胞（图 5.1）[17]。尤其是，MDSC 已经显示能够：

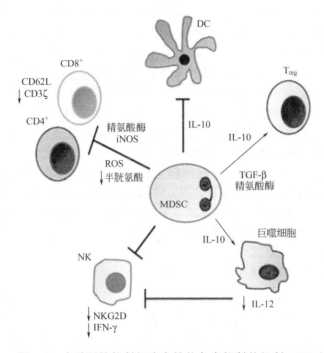

图 5.1　由髓源性抑制细胞介导的免疫抑制的机制。CD4+ T 细胞和 CD8+ T 细胞活化被精氨酸酶 1、诱导型一氧化氮合成（iN-OS）的合成，活性氧（ROS）的产生以及半胱氨酸的耗尽所抑制，调节性 T 细胞（Tregs）的诱导是由 IL-10 和转化生长因子-β（TGF-β）介导的。固有免疫受到抑制的机制是下调树突状细胞（DC）和巨噬细胞产生 IL-12，以及抑制自然杀伤（NK）细胞的细胞毒性。髓源性抑制细胞（MDSCs）产生大量的 IL-10，可诱导 Treg 和 Th2 细胞并抑制 IL-12 的产生

（1）以受主要组织相容性复合体（MHC）限制或不限制且抗原特异性的方式，抑制 CD4+ 和 CD8+ 的激活和增殖[31,32]；

（2）通过诱导 Treg 增殖并得益于 IL-10 和 TGF-β 或精氨酸酶 1（ARG1）的产生来间接影响 T 细胞的活化[33]；

（3）通过分泌 IL-10 和下调 M1 巨噬细胞产生的 IL-12 来刺激巨噬细胞转化为 M2 表型[34]；

（4）抑制 NK 细胞的细胞毒性及其产生 IFN-γ[35]，然而，MDSCs 对 NK 细胞活性的作用是有争议的，因为已有人报道 MDSCs 能够表达 NKG2D 的配体 Rae-I，同样可以激活 NK 细胞[36]；

（5）与通过产生 IL-13 促进肿瘤进展的 Ⅱ 型 iNKT 相互作用，诱导 MDSCs 的聚集[27,32,37]。

MDSCs 介导免疫逃逸的多种机制已经在小鼠模型中得以阐明，我们将在下面进行讨论。

### 5.3.1 去除 T 细胞的必需氨基酸

MDSCs 耗尽淋巴细胞生长和分化所需的 2 种氨基酸，即 L-精氨酸和 L-半胱氨酸。胞外 L-精氨酸因 ARG1 的作用而耗尽，ARG1 在 MDSCs 的胞浆中由 Th2 型细胞因子如 IL-4、IL-13 和 TGF-β 诱导，这种诱导是以依赖或不依赖于 STAT6 的方式[38]。MDSC 激活 ARG1 降低了 L-精氨酸的细胞外水平，从而导致 T 细胞受体（TCR）的 CD3ζ 链及其信号转导的下调[39,40]。此外，L-精氨酸的耗尽可以引起细胞停滞于 G0～G1 期，这是通过抑制磷脂酰肌醇 3-激酶（PI3K）/哺乳动物类雷帕霉素靶蛋白（mTOR）途径实现的[10,41]。

半胱氨酸是一种必需的氨基酸，是产生谷胱甘肽的一种基础底物，谷胱甘肽是保护细胞免受氧化应激伤害的重要的细胞内分子[42,43]。半胱氨酸可以通过胱硫醚酶的作用用细胞内的胱氨酸合成，或者可以通过 ASC 中性氨基酸质膜转运蛋白作为胱氨酸的氧化形式导入。T 细胞缺乏胱硫醚酶，并且胱氨酸转运蛋白缺陷[42]。其结果是，T 细胞必须从外界获得半胱氨酸。DC 和巨噬细胞通常具有大量的半胱氨酸，部分源于逐级减少的外源胱氨酸的摄入，部分在细胞内由胱硫醚酶合成。在抗原呈递时，DCs 与淋巴细胞接近，释放过剩的半胱氨酸并被 T 细胞稳定获取。而相比之下，不表达胱硫醚酶和 ASC 转运蛋白的 MDSCs，利用外源胱氨酸产生半胱氨酸。其结果是，MDSCs 耗尽了环境中的胱氨酸，且不输出半胱氨酸，从而阻止了 T 细胞的增殖和活化[38]。

### 5.3.2 氧化分子的生成和释放

MDSCs 表达不同的酶参与 ROS 和 NO 的产生，分别包括 NADPH 氧化酶（也称为 NOX2）和 iNOS[10]。MDSC 也表达钙结合蛋白 S100A8 和 S100A9，它们与 gp91phox 一起是 NOX 复合物的一部分，负责增加 ROS 的产生。ROS 包括超氧阴离子（$O_2^-$），后者可转化为过氧化氢（$H_2O_2$）[23]。$H_2O_2$ 分子则参与 TCR 上 CD3ζ 链的下调，从而通过 TCR 抑制 T 细胞的活化[44]。iNOS 负责产生 NO，NO 与 $O_2^-$ 共同作用形成具有高反应性的过氧化亚硝酸盐阴离子（$ONOO^-$）。NO 能够阻断磷酸化和后续的与 IL-2 受体相关联的蛋白质的激活，如 Janus 激酶-1（JAK-1）、JAK-3、STAT5、细胞外信号调节激酶（ERK）和 AKT[45~47]。此外，NO 还可以降低 IL-2 mRNA 的稳定性并减少 IL-2 的释放[48]。值得注意的是，在胞质 L-精氨酸水平低的情况下，iNOS 的活性可以被改变，并转换诱导产生 $O_2^-$ 和 NO[49,50]。过氧亚硝基阴离子和 NO 能引起 T 细胞受体、CD8 和 CD3 链硝化或亚硝基化，从而阻断 T 细胞的活化。尤其是，Kusmartsev 等人首次进行的研究表明[51]，过氧化亚硝酸盐可能通过抑制 T 淋巴细胞信号转导时的磷酸化导致其细胞凋亡。最近，已经证实过氧亚硝基阴离子也能破坏 TCR 对 MHC-I-肽的识别，这是由于 T 细胞受体的酪氨酸被亚硝基化[31]。此外，CCL2，一种可以与 T 细胞表达的 CCR2 共同作用诱导 T 细胞迁移的趋化因子，可被亚硝基化修饰并抑制其在 T 淋巴细胞招募方面的功能[52]。

这些现象证明，ARG1 和 iNOS 是 MDSCs 介导的免疫抑制作用的重要机制，而同时抑制这些酶可能会部分重构 T 淋巴细胞的反应[40]。

### 5.3.3 Treg 发育和增殖的诱导

在小鼠结肠癌的实验模型中，MDSCs 已被证明能够以依赖于 IFN-γ 的方式通过表达 IL-10 和 TGF-β、减少 L-精氨酸以及上调 CD40-CD40L 的相互作用（对于 Treg 的活化必不可少）来诱导 Treg 细胞的增殖[25,53]。在卵巢癌模型中，MDSCs 表达高水平的 CD80 以与

CD152[+] Treg 合作，从而抑制 T 细胞的活化[26]。此外，MDSCs 介导 Treg 细胞诱导的机制需要 ARG1，但不需要转化生长因子-β[33]。有趣的是，人 CD14[+] HLA-DR[低/−] MDSC 通过产生 TGF-β 和维甲酸促进 Th17 细胞转化成 FOXP3[−] 诱导的 Treg[33]。

### 5.3.4　干扰 T 细胞的迁移和活力

MDSCs 表达金属蛋白酶 ADAM17 会诱导 CD62L 的裂解，这是 T 细胞迁移至引流淋巴结所必需的[54]。此外，MDSCs 表达半乳凝素 9，它与淋巴细胞上的 T 细胞免疫球蛋白与黏蛋白结构域分子 3（TIM3）结合，并诱导 T 细胞凋亡[55]。如上所述，CCL2 可以被 MDSC 源性过氧亚硝酸盐修饰，从而阻止 CD8[+] 迁移到肿瘤核心[52]。

## 5.4　癌症中 MDSC 激活的分子机制

MDSCs 的增殖和激活是由不同的可溶性因子促成的，这些因子可分为两组。第一组包括肿瘤源性可溶性因子（TDSF），通过刺激骨髓细胞增生以及抑制成熟髓样细胞的分化来诱导 MDSC 增殖[11]。相反，第二组因子的特征是由活化的 T 细胞和肿瘤源性基质细胞释放，与 MDSC 活化有关[11]。

典型的 TDSF 是细胞因子（IL-3、IL-1β、IL-6、IL-10）、生长因子（GM-CSF、VEGF、SCF、M-CSF、TGF-β）、趋化因子（CCL2）、前列腺素（PGE2）和促炎蛋白如 S100A8/S100A9。在一般情况下，这些因子自身不足以诱导并激活 MDSCs[11]。

IL-3 是能够诱导荷瘤小鼠骨髓细胞生成，尤其是促进免疫抑制 MDSCs 增殖的细胞因子中的一种[56]。GM-CSF，通常由不同的人和鼠肿瘤细胞系释放，已被证明在无需其他细胞因子参与的情况下可以诱导 CD11b[+]Gr1[+]。因此，给荷瘤小鼠注射重组 GM-CSF 可以促进 MDSCs 的招募及其免疫抑制功能[56~59]。在头颈部鳞状细胞癌患者中，GM-CSF 的存在是预后不良因素，因此，释放 GM-CSF 较多的肿瘤患者，复发和转移的概率较高[60]。然而，值得一提的是，GM-CSF 也被用来处理肿瘤细胞疫苗，因为这种细胞因子也能够招募和增殖专职抗原呈递细胞（APC）[61]。由 GM-CSF 介导的相矛盾的功能似乎依赖于使用剂量，只有在高剂量时 GM-CSF 才能从骨髓动员骨髓前体细胞，并诱导免疫抑制性 MDSC 聚集在 PB 和淋巴器官[62]。VEGF 是由多种肿瘤分泌的，并且通常与不良预后相关联，已被证明在体内抑制 DC 的分化并促进 MDSC 的 Gr1[+] 增殖[63~66]。使用氨基二磷脂（调节 VEGF 生物利用的 MMP-9 的抑制剂）可减少 MDSCs 的累积[67]。

另一种能够诱导 MDSC 招募的因子是 SCF，在荷瘤小鼠的骨髓中由特异性抗体使其沉默或中和可以降低 CD11b[+]GR-1[+]CD115[+]，可以减少肿瘤的进展和血管生成，并可以恢复 T 淋巴细胞的增殖[68]。

由环氧化酶 2（COX-2）产生的 PGE2，是诱导 MDSC 增殖的一个至关重要的因子[69,70]。PGE2 与不同的受体（EP1、EP2 和 EP4）相互作用，其中 EP4 似乎参与了 MDSC 对 ARG1 的诱导[70]。与之相类似的是，老鼠敲除 EP2 后显示肿瘤的生长变慢，肿瘤内的 MDSCs 减少[17]。

存在于许多肿瘤微环境中的炎性细胞因子如 IL-1β 和 IL-6，已被证实能够显著增加免疫抑制性 MDSC 的积累[71~73]。IL-1β 也能通过促进 MDSC 和巨噬细胞的相互作用来增加 MDSC 对固有免疫的抑制。与之相类似的是，在肿瘤浸润的白细胞中高度表达的炎性 S100A8/A9 蛋白，参与了由 MDSCs 产生的自分泌回路并参与招募 MDSCs[74~76]，以这种方式保持了免疫抑制性肿瘤微环境。上面所列出的因子中的大部分集中于活化 JAK 蛋白和转录因子 STAT3，它们代表了 MDSC 增殖的主要调控因子[77~79]。在这方面，已被证实可以被 STAT3 上调的不同靶蛋白包括：

- S100A8 和 S100A9，两种参与了 MDSC 积累的钙结合炎性蛋白[75,76,80]；
- iNOS 和 NADPH 氧化酶（NOX2），与 MDSC 产生 NO 和 ROS 有关[81]；
- 细胞周期蛋白 D、MYC 和 BCL-XL，促进了 MDSC 的生存[11]；
- CCAAT/增强子结合蛋白 β（C/EBPβ），在调节髓系祖细胞分化为功能性 MDSCs 的过程中起到了重要的作用[82]。

在 STAT 3$^{-/-}$ 条件性敲除小鼠以及用 STAT 3 特异性抑制剂处理的正常小鼠中，MDSC 增殖变慢，这证明了 STAT 3 在 MDSC 增殖和活化过程中起着至关重要的作用[78,83]。此外，在髓系祖细胞中持续激活 STAT 3 可以防止其分化为成熟的粒细胞，并促进 MDSCs 的增殖[80]。

转录因子 STAT1（主要由 IFN-γ 激活）和 STAT6（由 IL-4 和 IL-13 激活）是另外的 MDSC 激活的重要调节分子，机制是通过其对 iNOS 和 ARG1 表达的影响，而 STAT5（由 GM-CSF 激活）是通过诱导细胞周期蛋白、存活素、B 细胞淋巴瘤 XL（BCL-XL）和 MYC 来参与促进 MDSC 的增殖的[11,84~86]。最后，TLR 配体激活的 NF-κB 在诱导 MDSCs 向肿瘤生长部位移动方面有作用，可能是通过靶向锁定 ARG1 和 iNOS 以及炎性介质 PGE2 和 COX2，它们能够促进 MDSC 的积累和抑制活性[11,70,87]。图 5.2 总结了参与肿瘤诱导 MDSCs 的分子机制。

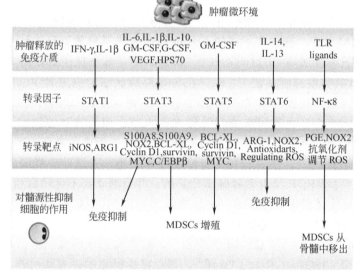

图 5.2　肿瘤介导的诱导髓源性抑制细胞的分子机制。肿瘤细胞释放出不同的炎性细胞因子和生长因子，负责多个转录因子的诱导，包括信号转导和转录激活因子（STAT）1、STAT3、STAT5、STAT6 和核因子-κB（NF-κB）。每个这种因子都调节蛋白表达，参与髓源性抑制细胞（MDSC）介导的功能，如诱导型一氧化氮合酶（iNOS）、NADPH 氧化酶（NOX2）、精氨酸酶 1（ARG1）、S100A8、S100B、B 细胞淋巴瘤 XL（BCL-XL）、细胞周期蛋白 D1、存活素、MYC、CCAAT/增强子结合蛋白 β（C/EBPβ）、前列腺素 E2（PGE2）（G-CSF—粒细胞集落刺激因子；GM-CSF—粒细胞-巨噬细胞集落刺激因子；IFN-γ—干扰素-γ；IL—白细胞介素；ROS—活性氧；TLR—Toll 样受体，VEGF—血管内皮生长因子）

## 5.5 癌症患者的 MDSCs

MDSCs 已在不同类型的肿瘤患者的外周血和肿瘤浸润处被发现，然而相比起小鼠，人类 MDSC 的表型还是不太明确。与小鼠中发现的 MDSCs 相类似，到目前为止，在人类中已经确定了两种不同的 MDSC 亚型，即单核细胞和粒细胞。在一些肿瘤类型中，M-MDSCs 相比 G-MDSCs 更具有普遍性，如在头颈部癌、非小细胞肺癌、前列腺癌和乳腺癌以及多发性骨髓瘤患者的 PB 中，能够特征性地发现 M-MDSCs，这些 M-MDSCs 能够抑制同种异体和抗原特异性 T 细胞反应，并且在 GM-CSF 和 IL-4 存在时可分化为成熟的 DCs[59,88,89]。最近，在转移性黑色素瘤患者体内已鉴定出高度免疫抑制性 MDSC 群，这些细胞是 $CD14^+$ $HLA-DR^{-/低}$，并通过不受 ARG1 和 NOS 影响的 TGF-β 机制诱导免疫抑制[59]。另外，肝癌患者的 PB 中也已经分离出 $CD14^+$ $HLA-DR^{-/低}$，在那里它们以依赖于 ARG1 的方式抑制淋巴细胞增殖并可以诱导 Treg[90]。

癌症患者体内存在 G-MDSCs 的第一个证据是实验发现肾癌患者特征性 $CD11b^+$ $CD15^+$ $CD14^-$ 细胞均表达 ARG1[91]。后来，同一研究小组更精确地证明了肾癌患者的 G-MDSCs 属于激活粒细胞 $CD66b^+$ $VEGFR1^+$ $CD62L^低$ $CD16^低$ 的一个亚群，这个亚群细胞可以在脱颗粒后分泌 ARG1[92]。进一步的研究显示，IL4Rα 标志物（通常在分离自不同肿瘤模型实验小鼠的 MDSCs 中表达）也存在于黑色素瘤和结肠癌患者的 G-MDSCs 及 M-MDSCs 中[93]。然而，免疫抑制活性仅发现于粒细胞的 $CD14^+$ 组分中[93]。

其他存在于癌症患者中的重要问题有 MDSC 的存在是否与临床癌症阶段相关联，以及 PB 中存在的 MDSC 是否可以进行化疗调节。在这方面，Diaz-Montero 等人发表的一篇文章显示，定义为 $Lin^{低/-}$ $HLADR^-$ $CD33^+$ $CD11b^+$ 的 MDSCs 在癌症患者的外周血中存在的比率比健康人高[94]。此外，在 IV 期患者中，那些扩散转移的患者体内的 MDSCs 的数量最多。比较两者的化疗情况，发现在治疗后 MDSCs 都增加[94]。

## 5.6 MDSCs 靶向治疗

成功的癌症免疫治疗依赖于消除不同的诱发元素（如 MDSCs）导致的免疫抑制性屏障，这一点变得越来越明确[10]。为了达到这个目的，目前人们正在探索不同的治疗方法，以便：

- 诱导髓系细胞分化；
- 抑制 MDSC 增殖；
- 清除 MDSCs；
- 抑制 MDSC 的功能。

其中最有前途的途径是基于促进髓系细胞分化，现已发现维生素 A 是一种具有此功效的化合物。具体而言，维生素 A 代谢物（如维甲酸）已经证实可以促进髓系祖细胞分化成 DC 和巨噬细胞[95]。此外，给肾癌患者注射治疗浓度的全反式维甲酸（ATRA）可以诱导 MDSC 减少并促进 MDSC 分化成 DCs 和巨噬细胞[95~97]。类似效应在荷瘤小鼠中也已被证实，ATRA 消除了不成熟的髓样细胞并提高了疫苗的作用[97]。全反式维甲酸对 MDSCs 的作用机制是上调谷胱甘肽合成并减少活性氧[98]。维生素 D3 亦有潜力减少癌症患者的 MDSC 数量并促进髓样细胞分化[99]。

由于 MDSC 增殖是由肿瘤释放的可溶性因子调节的，一种有希望的方法是使用某种能够中和这些因子作用的药物。在这方面，有人已经证实 SCF 信号的抑制剂可减少 MDSC 的增殖，VEGF 抗体（阿瓦斯丁）减少了癌症患者 PB 中 $CD11b^+VEGFR1$ 群的数量，MMP9 的抑制剂减少了荷瘤小鼠脾脏和肿瘤中 MDSCs 的数量[65,67]。另外一种方法是使用抑制 MDSC 功能的药物，如 COX2 和 ROS 抑制剂。COX2 是著名的参与产生 PGE2 的酶，它通过 MDSCs 上调 ARG1 的表达[69,70]。因此，COX2 抑制剂被发现可通过下调 MDSCs 中 ARG1 的表达来改善免疫疗法的效果[91,100]。硝基阿司匹林（一种非甾类抗炎药物）和磷酸二酯酶 5（PDE5）抑制剂（如西地那非）也被发现可限制脾中 MDSCs 的 ARG1 和 iNOS 活性，并可提高肿瘤抗原特异性 T 细胞的功能[89,101]。

最后，MDSCs 可以使用一些化疗药物来清除，例如吉西他滨能够减少 MDSCs 的数量并提高罹癌小鼠的 T 细胞反应[102]。也可以利用 STAT3 抑制剂来减少 MDSC 的招募，如舒尼替尼能够减少肾癌患者体内的 MDSCs[103]。

鉴定具有不同免疫抑制功能的不同 MDSC 亚群，可以使我们设计更具体的治疗方案来抑制免疫抑制活性最强的亚群，从而避免了诱导骨髓细胞清除。

**参 考 文 献**

1. Mantovani A, Allavena P, Sica A, Balkwill F (2008) Cancer-related inflammation. Nature 454:436–444
2. Mantovani A, Sica A (2010) Macrophages, innate immunity and cancer: balance, tolerance, and diversity. Curr Opin Immunol 22:231–237
3. Hanahan D, Weinberg RA (2011) Hallmarks of cancer: the next generation. Cell 144:646–674
4. Joyce JA, Pollard JW (2009) Microenvironmental regulation of metastasis. Nat Rev Cancer 9:239–252
5. Kerkar SP, Restifo NP (2012) Cellular constituents of immune escape within the tumor microenvironment. Cancer Res 72:3125–3130
6. Yu P, Rowley DA, Fu YX, Schreiber H (2006) The role of stroma in immune recognition and destruction of well-established solid tumors. Curr Opin Immunol 18:226–231
7. Khong HT, Restifo NP (2002) Natural selection of tumor variants in the generation of "tumor escape" phenotypes. Nat Immunol 3:999–1005
8. Rubinstein N, Alvarez M, Zwirner NW, Toscano MA, Ilarregui JM, Bravo A, Mordoh J, Fainboim L, Podhajcer OL, Rabinovich GA (2004) Targeted inhibition of galectin-1 gene expression in tumor cells results in heightened T cell-mediated rejection; A potential mechanism of tumor-immune privilege. Cancer Cell 5:241–251
9. Uyttenhove C, Pilotte L, Theate I, Stroobant V, Colau D, Parmentier N, Boon T, Van den Eynde BJ (2003) Evidence for a tumoral immune resistance mechanism based on tryptophan degradation by indoleamine 2,3-dioxygenase. Nat Med 9:1269–1274
10. Gabrilovich DI, Nagaraj S (2009) Myeloid-derived suppressor cells as regulators of the immune system. Nat Rev Immunol 9:162–174
11. Gabrilovich DI, Ostrand-Rosenberg S, Bronte V (2012) Coordinated regulation of myeloid cells by tumours. Nat Rev Immunol 12:253–268
12. Vignali D (2008) How many mechanisms do regulatory T cells need? Eur J Immunol 38:908–911
13. Zou W (2006) Regulatory T cells, tumour immunity and immunotherapy. Nat Rev Immunol 6:295–307
14. Wolf AM, Wolf D, Steurer M, Gastl G, Gunsilius E, Grubeck-Loebenstein B (2003) Increase of regulatory T cells in the peripheral blood of cancer patients. Clin Cancer Res 9:606–612
15. Onizuka S, Tawara I, Shimizu J, Sakaguchi S, Fujita T, Nakayama E (1999) Tumor rejection by in vivo administration of anti-CD25 (interleukin-2 receptor alpha) monoclonal antibody. Cancer Res 59:3128–3133
16. Terabe M, Matsui S, Noben-Trauth N, Chen H, Watson C, Donaldson DD, Carbone DP, Paul WE, Berzofsky JA (2000) NKT cell-mediated repression of tumor immunosurveillance by IL-13 and the IL-4R-STAT6 pathway. Nat Immunol 1:515–520
17. Ostrand-Rosenberg S, Sinha P (2009) Myeloid-derived suppressor cells: linking inflammation and cancer. J Immunol 182:4499–4506
18. Youn JI, Nagaraj S, Collazo M, Gabrilovich DI (2008) Subsets of myeloid-derived suppressor cells in tumor-bearing mice. J Immunol 181:5791–5802

19. Peranzoni E, Zilio S, Marigo I, Dolcetti L, Zanovello P, Mandruzzato S, Bronte V (2010) Myeloid-derived suppressor cell heterogeneity and subset definition. Curr Opin Immunol 22:238–244

20. Talmadge JE (2007) Pathways mediating the expansion and immunosuppressive activity of myeloid-derived suppressor cells and their relevance to cancer therapy. Clin Cancer Res 13:5243–5248

21. Marigo I, Dolcetti L, Serafini P, Zanovello P, Bronte V (2008) Tumor-induced tolerance and immune suppression by myeloid-derived suppressor cells. Immunol Rev 222:162–179

22. Condamine T, Gabrilovich DI (2010) Molecular mechanisms regulating myeloid-derived suppressor cell differentiation and function. Trends Immunol 32:19–25

23. Kusmartsev S, Nefedova Y, Yoder D, Gabrilovich DI (2004) Antigen-specific inhibition of CD8+ T cell response by immature myeloid cells in cancer is mediated by reactive oxygen species. J Immunol 172:989–999

24. Gallina G, Dolcetti L, Serafini P, De Santo C, Marigo I, Colombo MP, Basso G, Brombacher F, Borrello I, Zanovello P, Bicciato S, Bronte V (2006) Tumors induce a subset of inflammatory monocytes with immunosuppressive activity on CD8+ T cells. J Clin Invest 116:2777–2790

25. Huang B, Pan PY, Li Q, Sato AI, Levy DE, Bromberg J, Divino CM, Chen SH (2006) Gr-1 +CD115+ immature myeloid suppressor cells mediate the development of tumor-induced T regulatory cells and T-cell anergy in tumor-bearing host. Cancer Res 66:1123–1131

26. Yang R, Cai Z, Zhang Y, Yutzy WH, Roby KF, Roden RB (2006) CD80 in immune suppression by mouse ovarian carcinoma-associated Gr-1+CD11b+ myeloid cells. Cancer Res 66:6807–6815

27. Terabe M, Matsui S, Park JM, Mamura M, Noben-Trauth N, Donaldson DD, Chen W, Wahl SM, Ledbetter S, Pratt B, Letterio JJ, Paul WE, Berzofsky JA (2003) Transforming growth factor-beta production and myeloid cells are an effector mechanism through which CD1d-restricted T cells block cytotoxic T lymphocyte-mediated tumor immunosurveillance: abrogation prevents tumor recurrence. J Exp Med 198:1741–1752

28. Movahedi K, Guilliams M, Van den Bossche J, Van den Bergh R, Gysemans C, Beschin A, De Baetselier P, Van Ginderachter JA (2008) Identification of discrete tumor-induced myeloid-derived suppressor cell subpopulations with distinct T cell-suppressive activity. Blood 111:4233–4244

29. Dolcetti L, Peranzoni E, Ugel S, Marigo I, Fernandez Gomez A, Mesa C, Geilich M, Winkels G, Traggiai E, Casati A, Grassi F, Bronte V (2010) Hierarchy of immunosuppressive strength among myeloid-derived suppressor cell subsets is determined by GM-CSF. Eur J Immunol 40:22–35

30. Umemura N, Saio M, Suwa T, Kitoh Y, Bai J, Nonaka K, Ouyang GF, Okada M, Balazs M, Adany R, Shibata T, Takami T (2008) Tumor-infiltrating myeloid-derived suppressor cells are pleiotropic-inflamed monocytes/macrophages that bear M1- and M2-type characteristics. J Leukoc Biol 83:1136–1144

31. Nagaraj S, Gupta K, Pisarev V, Kinarsky L, Sherman S, Kang L, Herber DL, Schneck J, Gabrilovich DI (2007) Altered recognition of antigen is a mechanism of CD8+ T cell tolerance in cancer. Nat Med 13:828–835

32. Sinha P, Clements VK, Ostrand-Rosenberg S (2005) Interleukin-13-regulated M2 macrophages in combination with myeloid suppressor cells block immune surveillance against metastasis. Cancer Res 65:11743–11751

33. Serafini P, Mgebroff S, Noonan K, Borrello I (2008) Myeloid-derived suppressor cells promote cross-tolerance in B-cell lymphoma by expanding regulatory T cells. Cancer Res 68:5439–5449

34. Sinha P, Clements VK, Bunt SK, Albelda SM, Ostrand-Rosenberg S (2007) Cross-talk between myeloid-derived suppressor cells and macrophages subverts tumor immunity toward a type 2 response. J Immunol 179:977–983

35. Liu C, Yu S, Kappes J, Wang J, Grizzle WE, Zinn KR, Zhang HG (2007) Expansion of spleen myeloid suppressor cells represses NK cell cytotoxicity in tumor-bearing host. Blood 109:4336–4342

36. Nausch N, Galani IE, Schlecker E, Cerwenka A (2008) Mononuclear myeloid-derived "suppressor" cells express RAE-1 and activate natural killer cells. Blood 112:4080–4089

37. Terabe M, Swann J, Ambrosino E, Sinha P, Takaku S, Hayakawa Y, Godfrey DI, Ostrand-Rosenberg S, Smyth MJ, Berzofsky JA (2005) A nonclassical non-Valpha14Jalpha18 CD1d-restricted (type II) NKT cell is sufficient for down-regulation of tumor immunosurveillance. J Exp Med 202:1627–1633

38. Srivastava MK, Sinha P, Clements VK, Rodriguez P, Ostrand-Rosenberg S (2010) Myeloid-derived suppressor cells inhibit T-cell activation by depleting cystine and cysteine. Cancer

Res 70:68–77

39. Rodriguez PC, Zea AH, Culotta KS, Zabaleta J, Ochoa JB, Ochoa AC (2002) Regulation of T cell receptor CD3zeta chain expression by L-arginine. J Biol Chem 277:21123–21129

40. Bronte V, Zanovello P (2005) Regulation of immune responses by L-arginine metabolism. Nat Rev Immunol 5:641–654

41. Rodriguez PC, Quiceno DG, Ochoa AC (2007) L-arginine availability regulates T-lymphocyte cell-cycle progression. Blood 109:1568–1573

42. Ostrand-Rosenberg S (2010) Myeloid-derived suppressor cells: more mechanisms for inhibiting antitumor immunity. Cancer Immunol Immunother 59:1593–1600

43. Sakakura Y, Sato H, Shiiya A, Tamba M, Sagara J, Matsuda M, Okamura N, Makino N, Bannai S (2007) Expression and function of cystine/glutamate transporter in neutrophils. J Leukoc Biol 81:974–982

44. Schmielau J, Finn OJ (2001) Activated granulocytes and granulocyte-derived hydrogen peroxide are the underlying mechanism of suppression of T-cell function in advanced cancer patients. Cancer Res 61:4756–4760

45. Mazzoni A, Bronte V, Visintin A, Spitzer JH, Apolloni E, Serafini P, Zanovello P, Segal DM (2002) Myeloid suppressor lines inhibit T cell responses by an NO-dependent mechanism. J Immunol 168:689–695

46. Bingisser RM, Tilbrook PA, Holt PG, Kees UR (1998) Macrophage-derived nitric oxide regulates T cell activation via reversible disruption of the Jak3/STAT5 signaling pathway. J Immunol 160:5729–5734

47. Pericle F, Kirken RA, Bronte V, Sconocchia G, DaSilva L, Segal DM (1997) Immunocom-promised tumor-bearing mice show a selective loss of STAT5a/b expression in T and B lymphocytes. J Immunol 159:2580–2585

48. Macphail SE, Gibney CA, Brooks BM, Booth CG, Flanagan BF, Coleman JW (2003) Nitric oxide regulation of human peripheral blood mononuclear cells: critical time dependence and selectivity for cytokine versus chemokine expression. J Immunol 171:4809–4815

49. Xia Y, Roman LJ, Masters BS, Zweier JL (1998) Inducible nitric-oxide synthase generates superoxide from the reductase domain. J Biol Chem 273:22635–22639

50. Bronte V, Serafini P, Mazzoni A, Segal DM, Zanovello P (2003) L-arginine metabolism in myeloid cells controls T-lymphocyte functions. Trends Immunol 24:302–306

51. Kusmartsev SA, Li Y, Chen SH (2000) Gr-1+ myeloid cells derived from tumor-bearing mice inhibit primary T cell activation induced through CD3/CD28 costimulation. J Immunol 165:779–785

52. Molon B, Ugel S, Del Pozzo F, Soldani C, Zilio S, Avella D, De Palma A, Mauri P, Monegal A, Rescigno M, Savino B, Colombo P, Jonjic N, Pecanic S, Lazzarato L, Fruttero R, Gasco A, Bronte V, Viola A (2011) A chemokine nitration prevents intratumoral infiltration of antigen-specific T cells. J Exp Med 208:1949–1962

53. Pan PY, Ma G, Weber KJ, Ozao-Choy J, Wang G, Yin B, Divino CM, Chen SH (2010) Immune stimulatory receptor CD40 is required for T-cell suppression and T regulatory cell activation mediated by myeloid-derived suppressor cells in cancer. Cancer Res 70:99–108

54. Hanson EM, Clements VK, Sinha P, Ilkovitch D, Ostrand-Rosenberg S (2009) Myeloid-derived suppressor cells down-regulate L-selectin expression on CD4+ and CD8+ T cells. J Immunol 183:937–944

55. Sakuishi K, Jayaraman P, Behar SM, Anderson AC, Kuchroo VK (2011) Emerging Tim-3 functions in antimicrobial and tumor immunity. Trends Immunol 32:345–349

56. Young MR, Wright MA, Young ME (1991) Antibodies to colony-stimulating factors block Lewis lung carcinoma cell stimulation of immune-suppressive bone marrow cells. Cancer Immunol Immunother 33:146–152

57. Bronte V, Chappell DB, Apolloni E, Cabrelle A, Wang M, Hwu P, Restifo NP (1999) Unopposed production of granulocyte–macrophage colony-stimulating factor by tumors inhibits CD8+ T cell responses by dysregulating antigen-presenting cell maturation. J Immunol 162:5728–5737

58. Fu YX, Watson G, Jimenez JJ, Wang Y, Lopez DM (1990) Expansion of immunoregulatory macrophages by granulocyte–macrophage colony-stimulating factor derived from a murine mammary tumor. Cancer Res 50:227–234

59. Filipazzi P, Valenti R, Huber V, Pilla L, Canese P, Iero M, Castelli C, Mariani L, Parmiani G, Rivoltini L (2007) Identification of a new subset of myeloid suppressor cells in peripheral blood of melanoma patients with modulation by a granulocyte–macrophage colony-stimulation factor-based antitumor vaccine. J Clin Oncol 25:2546–2553

60. Young MR, Wright MA, Pandit R (1997) Myeloid differentiation treatment to diminish the presence of immune-suppressive CD34+ cells within human head and neck squamous cell

carcinomas. J Immunol 159:990–996

61. Dranoff G (2002) GM-CSF-based cancer vaccines. Immunol Rev 188:147–154

62. Serafini P, Carbley R, Noonan KA, Tan G, Bronte V, Borrello I (2004) High-dose granulocy-te–macrophage colony-stimulating factor-producing vaccines impair the immune response through the recruitment of myeloid suppressor cells. Cancer Res 64:6337–6343

63. Gabrilovich DI, Chen HL, Girgis KR, Cunningham HT, Meny GM, Nadaf S, Kavanaugh D, Carbone DP (1996) Production of vascular endothelial growth factor by human tumors inhibits the functional maturation of dendritic cells. Nat Med 2:1096–1103

64. Gabrilovich D, Ishida T, Oyama T, Ran S, Kravtsov V, Nadaf S, Carbone DP (1998) Vascular endothelial growth factor inhibits the development of dendritic cells and dramatically affects the differentiation of multiple hematopoietic lineages in vivo. Blood 92:4150–4166

65. Kusmartsev S, Eruslanov E, Kubler H, Tseng T, Sakai Y, Su Z, Kaliberov S, Heiser A, Rosser C, Dahm P, Siemann D, Vieweg J (2008) Oxidative stress regulates expression of VEGFR1 in myeloid cells: link to tumor-induced immune suppression in renal cell carci-noma. J Immunol 181:346–353

66. Shojaei F, Wu X, Malik AK, Zhong C, Baldwin ME, Schanz S, Fuh G, Gerber HP, Ferrara N (2007) Tumor refractoriness to anti-VEGF treatment is mediated by CD11b+Gr1+ myeloid cells. Nat Biotechnol 25:911–920

67. Melani C, Sangaletti S, Barazzetta FM, Werb Z, Colombo MP (2007) Amino-biphosphonate-mediated MMP-9 inhibition breaks the tumor–bone marrow axis responsible for myeloid-derived suppressor cell expansion and macrophage infiltration in tumor stroma. Cancer Res 67:11438–11446

68. Pan PY, Wang GX, Yin B, Ozao J, Ku T, Divino CM, Chen SH (2008) Reversion of immune tolerance in advanced malignancy: modulation of myeloid-derived suppressor cell develop-ment by blockade of stem-cell factor function. Blood 111:219–228

69. Sinha P, Clements VK, Fulton AM, Ostrand-Rosenberg S (2007) Prostaglandin E2 promotes tumor progression by inducing myeloid-derived suppressor cells. Cancer Res 67:4507–4513

70. Rodriguez PC, Hernandez CP, Quiceno D, Dubinett SM, Zabaleta J, Ochoa JB, Gilbert J, Ochoa AC (2005) Arginase I in myeloid suppressor cells is induced by COX-2 in lung carcinoma. J Exp Med 202:931–939

71. Bunt SK, Yang L, Sinha P, Clements VK, Leips J, Ostrand-Rosenberg S (2007) Reduced inflammation in the tumor microenvironment delays the accumulation of myeloid-derived suppressor cells and limits tumor progression. Cancer Res 67:10019–10026

72. Bunt SK, Sinha P, Clements VK, Leips J, Ostrand-Rosenberg S (2006) Inflammation induces myeloid-derived suppressor cells that facilitate tumor progression. J Immunol 176:284–290

73. Song X, Krelin Y, Dvorkin T, Bjorkdahl O, Segal S, Dinarello CA, Voronov E, Apte RN (2005) CD11b+/Gr-1+ immature myeloid cells mediate suppression of T cells in mice bearing tumors of IL-1beta-secreting cells. J Immunol 175:8200–8208

74. Ryckman C, Vandal K, Rouleau P, Talbot M, Tessier PA (2003) Proinflammatory activities of S100: proteins S100A8, S100A9, and S100A8/A9 induce neutrophil chemotaxis and adhesion. J Immunol 170:3233–3242

75. Cheng P, Corzo CA, Luetteke N, Yu B, Nagaraj S, Bui MM, Ortiz M, Nacken W, Sorg C, Vogl T, Roth J, Gabrilovich DI (2008) Inhibition of dendritic cell differentiation and accumulation of myeloid-derived suppressor cells in cancer is regulated by S100A9 protein. J Exp Med 205:2235–2249

76. Sinha P, Okoro C, Foell D, Freeze HH, Ostrand-Rosenberg S, Srikrishna G (2008) Proinflammatory S100 proteins regulate the accumulation of myeloid-derived suppressor cells. J Immunol 181:4666–4675

77. Nefedova Y, Huang M, Kusmartsev S, Bhattacharya R, Cheng P, Salup R, Jove R, Gabrilovich D (2004) Hyperactivation of STAT3 is involved in abnormal differentiation of dendritic cells in cancer. J Immunol 172:464–474

78. Nefedova Y, Nagaraj S, Rosenbauer A, Muro-Cacho C, Sebti SM, Gabrilovich DI (2005) Regulation of dendritic cell differentiation and antitumor immune response in cancer by pharmacologic-selective inhibition of the janus-activated kinase 2/signal transducers and activators of transcription 3 pathway. Cancer Res 65:9525–9535

79. Poschke I, Mougiakakos D, Hansson J, Masucci GV, Kiessling R (2010) Immature immuno-suppressive CD14+HLA-DR-/low cells in melanoma patients are Stat3hi and overexpress CD80, CD83, and DC-sign. Cancer Res 70:4335–4345

80. Foell D, Wittkowski H, Vogl T, Roth J (2007) S100 proteins expressed in phagocytes: a novel group of damage-associated molecular pattern molecules. J Leukoc Biol 81:28–37

81. Corzo CA, Cotter MJ, Cheng P, Cheng F, Kusmartsev S, Sotomayor E, Padhya T, McCaffrey TV, McCaffrey JC, Gabrilovich DI (2009) Mechanism regulating reactive oxygen species in

tumor-induced myeloid-derived suppressor cells. J Immunol 182:5693–5701

82. Marigo I, Bosio E, Solito S, Mesa C, Fernandez A, Dolcetti L, Ugel S, Sonda N, Bicciato S, Falisi E, Calabrese F, Basso G, Zanovello P, Cozzi E, Mandruzzato S, Bronte V (2010) Tumor-induced tolerance and immune suppression depend on the C/EBPbeta transcription factor. Immunity 32:790–802

83. Kortylewski M, Kujawski M, Wang T, Wei S, Zhang S, Pilon-Thomas S, Niu G, Kay H, Mule J, Kerr WG, Jove R, Pardoll D, Yu H (2005) Inhibiting Stat3 signaling in the hematopoietic system elicits multicomponent antitumor immunity. Nat Med 11:1314–1321

84. Kusmartsev S, Gabrilovich DI (2005) STAT1 signaling regulates tumor-associated macrophage-mediated T cell deletion. J Immunol 174:4880–4891

85. Bronte V, Serafini P, De Santo C, Marigo I, Tosello V, Mazzoni A, Segal DM, Staib C, Lowel M, Sutter G, Colombo MP, Zanovello P (2003) IL-4-induced arginase 1 suppresses alloreactive T cells in tumor-bearing mice. J Immunol 170:270–278

86. Munera V, Popovic PJ, Bryk J, Pribis J, Caba D, Matta BM, Zenati M, Ochoa JB (2010) Stat 6-dependent induction of myeloid derived suppressor cells after physical injury regulates nitric oxide response to endotoxin. Ann Surg 251:120–126

87. Bunt SK, Clements VK, Hanson EM, Sinha P, Ostrand-Rosenberg S (2009) Inflammation enhances myeloid-derived suppressor cell cross-talk by signaling through Toll-like receptor 4. J Leukoc Biol 85:996–1004

88. Vuk-Pavlovic S, Bulur PA, Lin Y, Qin R, Szumlanski CL, Zhao X, Dietz AB (2010) Immunosuppressive CD14+HLA-DRlow/− monocytes in prostate cancer. Prostate 70:443–455

89. Serafini P, Meckel K, Kelso M, Noonan K, Califano J, Koch W, Dolcetti L, Bronte V, Borrello I (2006) Phosphodiesterase-5 inhibition augments endogenous antitumor immunity by reducing myeloid-derived suppressor cell function. J Exp Med 203:2691–2702

90. Hoechst B, Ormandy LA, Ballmaier M, Lehner F, Kruger C, Manns MP, Greten TF, Korangy F (2008) A new population of myeloid-derived suppressor cells in hepatocellular carcinoma patients induces CD4(+)CD25(+)Foxp3(+) T cells. Gastroenterology 135:234–243

91. Zea AH, Rodriguez PC, Atkins MB, Hernandez C, Signoretti S, Zabaleta J, McDermott D, Quiceno D, Youmans A, O'Neill A, Mier J, Ochoa AC (2005) Arginase-producing myeloid suppressor cells in renal cell carcinoma patients: a mechanism of tumor evasion. Cancer Res 65:3044–3048

92. Rodriguez PC, Ernstoff MS, Hernandez C, Atkins M, Zabaleta J, Sierra R, Ochoa AC (2009) Arginase I-producing myeloid-derived suppressor cells in renal cell carcinoma are a subpopulation of activated granulocytes. Cancer Res 69:1553–1560

93. Mandruzzato S, Solito S, Falisi E, Francescato S, Chiarion-Sileni V, Mocellin S, Zanon A, Rossi CR, Nitti D, Bronte V, Zanovello P (2009) IL4Ralpha+ myeloid-derived suppressor cell expansion in cancer patients. J Immunol 182:6562–6568

94. Diaz-Montero CM, Salem ML, Nishimura MI, Garrett-Mayer E, Cole DJ, Montero AJ (2009) Increased circulating myeloid-derived suppressor cells correlate with clinical cancer stage, metastatic tumor burden, and doxorubicin-cyclophosphamide chemotherapy. Cancer Immunol Immunother 58:49–59

95. Gabrilovich DI, Velders MP, Sotomayor EM, Kast WM (2001) Mechanism of immune dysfunction in cancer mediated by immature Gr-1+ myeloid cells. J Immunol 166:5398–5406

96. Almand B, Clark JI, Nikitina E, van Beynen J, English NR, Knight SC, Carbone DP, Gabrilovich DI (2001) Increased production of immature myeloid cells in cancer patients: a mechanism of immunosuppression in cancer. J Immunol 166:678–689

97. Kusmartsev S, Cheng F, Yu B, Nefedova Y, Sotomayor E, Lush R, Gabrilovich D (2003) All-trans-retinoic acid eliminates immature myeloid cells from tumor-bearing mice and improves the effect of vaccination. Cancer Res 63:4441–4449

98. Nefedova Y, Fishman M, Sherman S, Wang X, Beg AA, Gabrilovich DI (2007) Mechanism of all-trans retinoic acid effect on tumor-associated myeloid-derived suppressor cells. Cancer Res 67:11021–11028

99. Lathers DM, Clark JI, Achille NJ, Young MR (2004) Phase 1B study to improve immune responses in head and neck cancer patients using escalating doses of 25-hydroxyvitamin D3. Cancer Immunol Immunother 53:422–430

100. Talmadge JE, Hood KC, Zobel LC, Shafer LR, Coles M, Toth B (2007) Chemoprevention by cyclooxygenase-2 inhibition reduces immature myeloid suppressor cell expansion. Int Immunopharmacol 7:140–151

101. De Santo C, Serafini P, Marigo I, Dolcetti L, Bolla M, Del Soldato P, Melani C, Guiducci C, Colombo MP, Iezzi M, Musiani P, Zanovello P, Bronte V (2005) Nitroaspirin corrects immune dysfunction in tumor-bearing hosts and promotes tumor eradication by cancer

vaccination. Proc Natl Acad Sci USA 102:4185–4190

102. Suzuki E, Kapoor V, Jassar AS, Kaiser LR, Albelda SM (2005) Gemcitabine selectively eliminates splenic Gr-1+/CD11b+ myeloid suppressor cells in tumor-bearing animals and enhances antitumor immune activity. Clin Cancer Res 11:6713–6721

103. Ko JS, Zea AH, Rini BI, Ireland JL, Elson P, Cohen P, Golshayan A, Rayman PA, Wood L, Garcia J, Dreicer R, Bukowski R, Finke JH (2009) Sunitinib mediates reversal of myeloid-derived suppressor cell accumulation in renal cell carcinoma patients. Clin Cancer Res 15:2148–2157

# 第6章

# 肿瘤浸润性淋巴细胞
# 及其在实体瘤进展中的作用
## Theresa L. Whiteside

▶ 摘要：肿瘤浸润性淋巴细胞（TIL）是肿瘤环境的一个重要组成部分，关于它们在肿瘤生长和进展中的作用，几十年来人们一直争论不休，目前人们着重强调其存在于原位活化的 T 细胞与 B 细胞聚集体中时给机体带来的生存优势。TIL 的基因标志物和蛋白质谱为它们在肿瘤中的潜在功能提供了一些线索，并与肿瘤的特征具有相关性。临床结果和病人的生存数据显示，TIL 能够影响疾病的进展，特别是在大肠癌和乳腺癌中。同时，人们认识到 TIL 标志物在构成上会发生变化且随时间而不同，另外，由于 TIL 与肿瘤的相互作用比较复杂，所以要评价其在预后中的作用需要进行更仔细的评估。肿瘤用来击败宿主免疫系统的机制是众所周知的，TIL 促肿瘤和抗肿瘤之间的平衡可以被肿瘤控制，用来作为其侵袭的手段，这为我们在选择治疗手段和预后方面提供了潜在的指引。

▶ 关键词 癌症；肿瘤浸润细胞；淋巴细胞；预后

▶ 缩略语表

| | |
|---|---|
| Ab 抗体 | NSCLC 非小细胞肺癌 |
| ADCC 抗体依赖性细胞毒作用 | PD-1 程序性细胞死亡蛋白 1 |
| CFC 细胞因子流式细胞术 | PGE2 前列腺素 E2 |
| CRC 结肠癌 | PMN 多形核嗜中性细胞 |
| CTL 溶细胞性 T 细胞 | TA 肿瘤相关抗原 |
| CTLA-4 细胞毒性 T 淋巴细胞相关抗原4 | TCR T 细胞受体 |
| DC 树突状细胞 | TGF-β 转化生长因子 β |
| ER 雌激素受体 | Th cell 辅助性 T 细胞 |
| IGKC 免疫球蛋白 Gκ 链 | TIL 肿瘤浸润性淋巴细胞 |
| MDSC 髓源性抑制细胞 | TMA 组织芯片 |
| MHC 主要组织相容性复合物 | Treg 调节性 T 细胞 |
| NK 自然杀伤细胞 | VEGF 血管内皮生长因子 |

T. L. Whileside

Department of Pathology, University of Pittsburgh Cancer Institute, University of Pittsburgh School of Medicine, 5117 Centre Avenue, Suite 1. 27, Pittsburgh, PA 15213, USA

Department of Immunology, University of Pittsburgh Cancer Institute, University of Pittsburgh School of Medicine, 5117 Centre Avenue, Suite 1. 27, Pittsburgh, PA 15213, USA

e-mail：whitesidetl@upmc.edu

## 6.1　引言

存在于肿瘤微环境中的免疫细胞分属于固有和适应性两个免疫系统，并且在几乎所有人类实体肿瘤中都存在，它们以从微浸润到明显炎症的多种密度形式存在。由于淋巴细胞通常是免疫浸润部位的最大组分，所以它们通常被称为"肿瘤浸润性淋巴细胞"或 TIL。过去十年中，TIL 越来越受关注，主要是因为人们预见到这些细胞可能在癌变中发挥了关键的作用，有可能对治疗有用。科技进步使得更好地检查浸润肿瘤和鉴定表达于肿瘤微环境中的免疫相关基因标记成为可能。TIL 的表型和功能特征，其与肿瘤细胞或肿瘤间质的相互作用，以及它们在预后和预测中的意义，都已成为全球研究的热点。结果正如 Hanahan 和 Weinber 所报道的那样，考虑到 TIL 在肿瘤进展和肿瘤免疫逃避中所发挥的作用，炎性细胞浸润进入肿瘤后也获得"肿瘤特征"[1]。人们还认识到癌细胞与免疫系统之间具有复杂的关系，浸润入肿瘤的免疫细胞的细微差异都可能导致杀灭癌细胞或促进它们生长这样截然不同的结果。TIL 与肿瘤之间的动态关系一直难以在人体标本中观察到，许多结果都来自动物（主要是小鼠）的肿瘤生长模型[2]。

在本章简短的回顾中，我将总结 TIL 领域的最新进展，重点是 T 淋巴细胞和 B 淋巴细胞以及自然杀伤（NK）细胞。虽然其他白细胞、M1 与 M2 巨噬细胞、树突状细胞（DC）以及嗜中性粒细胞（PMN）都很明显是肿瘤微环境的重要组件，但 TIL 越来越受到重视，这是因为它在肿瘤预后或预测中具有重要的意义。

## 6.2　TIL 的抗肿瘤作用

传统上，T 淋巴细胞尤其是 CD8$^+$ 细胞毒性 T 细胞（CTL）被认为是主要的抗肿瘤免疫效应性细胞，它们的 I 类 MHC 对肿瘤相关抗原（TA）有限制性和特异性，结合其被激活时产生穿孔素和其他细胞毒素的能力，使它们能够导致肿瘤细胞死亡而不影响正常细胞。CD4$^+$ 辅助性 T 细胞（Th）的一个亚群对于为 CTL 增殖和功能提供细胞因子介导的促进作用至关重要。NK 细胞不是 MHC 限制性的且不需要抗原事先致敏，也可以识别并消除肿瘤细胞，因为它可以释放穿孔素、颗粒酶和细胞因子[3]。这些淋巴细胞是细胞抗肿瘤免疫的中介细胞。B 细胞在被抗原特异性激活后可形成产生抗体（Ab）的浆细胞，从而介导体液抗肿瘤免疫。人们一直争论，在控制肿瘤进展中到底是 T 细胞还是 B 细胞起更加重要的作用。用抗体进行肿瘤治疗期间，NK 细胞的抗肿瘤免疫活性很大程度上被认为是在具有抗体依赖性细胞毒性（ADCC）的情况下发挥作用的。目前，显而易见的是，这些细胞的协同相互作用对抗肿瘤反应的发生是至关重要的。TIL 细胞中存在 B 细胞最近被认为是对预后有意义的生物标志物[4,5]，浸润性 NK 细胞的协同抗肿瘤效果也已被证实[6]。

### 6.2.1　CD8$^+$ 细胞毒性 T 细胞

致密的 T 细胞浸润能够促进人类癌症预后已经被报道了数十年[7]，由于在肿瘤中 T 细胞的存在和功能是许多早期研究关注的主要问题，因而近期的数据在多种肿瘤类型中强调肿瘤免疫浸润中细胞成分的多样性，B 细胞、NK 细胞、M1 和 M2 巨噬细胞、粒细胞或肥大细胞极大地促进了相应实体瘤的"免疫标志物"的出现。最近，肿瘤相关性 T 细胞已被证实单独即可改善多种上皮类型肿瘤的存活率[8,9]。TIL 与疾病效果间最全面的研究已经在直肠癌中完成[10~12]。Freedman，Galone 及其同事已经使用基于目前最先进的系统方法和一套客观评分系统来检查数百份结直肠癌样本，并将临床效果与肿瘤类型、密度和肿瘤中免疫细胞的位置相关联[11~13]。他们发现，强烈的局部免疫反应（包含 CD3$^+$ T 细胞、CD8$^+$ T 细胞和记忆性 CD45RO$^+$ T 细胞）预示着预后较好，无论局部肿瘤的进展或淋巴结的受累程度如何[11~13]。与此同时，据诸多关于人类肿瘤中 TIL 的性质和细胞组成的实验报道，这些细胞对癌症临床疗效起到了促进作用[14]。例如，Mahmoud 等人在 1987 年到 1998 年间确诊的一千三百余名乳腺癌患者中，评估了 CD8$^+$ T 细胞的预后意义[15]。将这些患者的肿瘤中得到的组织微阵列（TMA）用抗-CD8 抗体进行染色，以确定浸润 T 细胞的数量。结果显示肿瘤中 CD8$^+$ T 细胞的总数与较高的肿瘤分级相关，并与病人生存率的改善相关。在这些和其他研究中，T 细胞浸润相比目前的临床病理标准，如肿瘤大小、浸润深度、分化程度或淋巴结状态，具有更强的独立预后效果[16]。最近已经有人提议将常规评价 TIL 的密度、位置、表型、功能作为"免疫分数"来引入肿瘤常规病理检查[16]。但是，目前还不清楚病理学家能否接受免疫分数作为一个例行程序，主要是因为这需要自动图像分析以及方法的标准化。然而，在全球收集的数据强烈支持"免疫分数"，它是癌症风险的第一个免疫学标志物，有潜力成为人类肿瘤预后相关免疫分类的一个指标，这种恶性肿瘤分类等同于或比常规的 TNM 分期要好[16]。

除了 TIL 免疫分数，标准化的单细胞分析能够检测肿瘤抗原特异性 T 细胞（ELISPOT），细胞因子流式细胞术（CFC）以及 TIL 之间的四聚体结合极大地促进了其在癌症预后评估中的作用[17]。但是，人们也观察到，存在于肿瘤原位或外围血中的抗原表位特异性 CD8$^+$ T 细胞常常被首先杀灭，要么直接通过 Fas/FasL 途径或 Trail/TRAILR 途径[18]，要么间接通过释放携带死亡受体配基的肿瘤源性外泌体[19]。从人实体瘤中分离出的 TIL 倾向于自发性细胞凋亡（通过在流式细胞分析中检测膜联蛋白 V 结合来测定），能与肿瘤表位发生反应的活化 CD8$^+$ T 细胞表达 Fas，并对肿瘤诱导的效应特别敏感[20]。具体来说，最近的研究已经将 FasL$^+$ 肿瘤源性外泌体分离的肿瘤细胞上清液或癌症患者的血浆与肿瘤的进展相关联，证明该膜结合 FasL 蛋白以及其他潜在的分子，如 PDL-1（程序性细胞死亡蛋白 1）或转化生长因子 β（TGF-β），可能会有助于 TIL 中抗肿瘤效应性 T 细胞的凋亡，从而使肿瘤逃逸宿主免疫系统[21]。这些研究表明瘤细胞或肿瘤源性外泌体表面上的诱导死亡配体可能有助于消除肿瘤微环境中负责抗肿瘤作用的 TIL[21]。总体而言，聚集在肿瘤微环境中的 CD8$^+$ T 细胞的抗肿瘤效应，被肿瘤细胞促进肿瘤进展的免疫抑制作用所抵消。由于这个原因，作为疗效标志物的"免疫分数"的概念可能不完全有效，至少在有强烈免疫抑制表型的侵袭性肿瘤中是无效的。

虽然 CD8$^+$ T 细胞在许多人类肿瘤中存在并被激活，但这些肿瘤不会自然消退，这可能要归咎于抑制肿瘤微环境中 T 细胞应答的调节机制[22]。这些机制可以在肿瘤细胞水平发挥作用，例如，肿瘤抗原丢失或 I 类 MHC 分子下调，可以使 CD8$^+$ 效应性 T 细胞发现不了肿瘤[23]。另外一种方式是 T 细胞能够而且确实上调了免疫基准点或抑制途径，这影响了所有的 T 细胞响应以防止过度活化和组织损伤。例如，在 T 细胞受体（TCR）被抗原结合以后，T 细胞上调细胞毒性 T 淋巴细胞相关抗原 4（CTLA-4），CTLA-4 是一种抑制分子，可抵消刺激型受体 CD28 的作用[24]。肿瘤细胞常表达 PD-L1，PD-L1 是另一个抑制性受体 PD-1 的配体。激活 T 细胞的 PD-1/PD-L1 途径可降低其增殖、存活和细胞因子的产生[25]。还有另外一种可能的调节破坏是由肿瘤微环境中的抑制性细胞，如调节性 T 细胞（见下文 Treg 细胞）或髓源性抑制细胞（MDSC）所引起的，这些调节性细胞产生抑制性细胞因子（如白细胞介素-10、TGF-β）或抑制因子，这些抑制因子或细胞因子可以抑制或废除抗肿瘤免疫[26,27]。

## 6.2.2　CD4+ 辅助性 T 细胞

本亚群 T 细胞存在于实体瘤中的频率等于或超过 CD8+ T 细胞，已经确定了包括 Th1 细胞、Th2 细胞、Th17 细胞和调节性 T 细胞（Treg）在内的几个亚类。众所周知的"Th1/Th2 型"模式[28]指的是功能不同的 Th 细胞亚群之间所存在的平衡。Th1 细胞产生的细胞因子，特别是 IL-2 和干扰素 γ（IFN-γ），起到活化和促进增殖以及作为 CD8+ T 细胞和 NK 细胞效应分子的功能[29]。Th1 细胞也影响 DC 的抗原呈递功能，从而改变 CTL 反应[29,30]。相反，Th2 细胞分泌的细胞因子对于 B 细胞的成熟、克隆增殖和类别转换尤为重要，因而促进了体液免疫应答。Th1/Th2 的比值在癌症和其他疾病时发生改变，癌症患者血液和肿瘤组织中 Th2 细胞的数量往往超过了 Th1 细胞[31]。没有表面标记可以区分这两种 Th 亚群，但其产生的细胞因子和基因表达谱已被用来区分 Th1 应答和 Th2 应答[32]。在一个 400 人的 ER 阴性的乳腺癌群组研究中，Th1 表达谱（IL-2、IL-12、IFN-γ）与 Th2 表达谱（IL-13、TGF-β）呈反向相关，且 Th1 细胞反应与较低的远处转移风险相关[33]，Th2 反应则与更高的风险相关。两种途径的组合比单独的途径能更好地预测无转移生存率[33]，这个例子强调了 Th1 细胞与 Th2 细胞在肿瘤位点对于疾病结果的潜在重要性，并提示在肿瘤微环境发生的免疫应答是一个重要的预后因素。

近期 Th17 细胞（特征是产生 IL-17）被加入 T 细胞库中，改变了传统的 Th1/Th2 模式。Th17 细胞在自身免疫中起主要作用，而它们在癌症中的作用研究较少。最近在一项人类乳腺肿瘤的研究中，人们确认 Th17 细胞是主要的浸润组成部分，并证明了它们与疾病阶段或累及淋巴结数量之间的负相关关系，提示 Th17 细胞参与抗肿瘤反应[34]。在一项卵巢癌患者的研究中，Kryczek 等人报道称，不论肿瘤发展到哪个阶段，有较多 Th17 细胞的患者的整体存活率高。此外，Th17 细胞的比率与肿瘤浸润性 FOXP3+ Treg 细胞呈反比[35]。然而，在癌症小鼠模型中的实验表明，Th17 细胞也可能通过促进血管生成参与促进肿瘤形成[36]。IL-17 已被证明在间质、上皮和肿瘤细胞可诱导促血管生成因子表达，如血管内皮生长因子（VEGF）、血管紧张肽、IL-8 和前列腺素 E2（PGE2）[36]。决定 Th17+ TIL 促瘤还是抗瘤的确切细胞机制现在仍然不清楚，需要进一步研究。然而，鉴于血管生成仍然是肿瘤进展的主要特点，Th17 细胞浸润的存在和程度很可能对癌症的预后有相当重要的影响。

## 6.2.3　调节性 T 细胞（Treg）

这个相对次要的 CD4+ T 细胞亚群（～5%）是 TIL 很好的代表，并且 Treg 在调节原位免疫反应中发挥主要作用。多种肿瘤类型中，肿瘤似乎能够招募 Treg 至肿瘤微环境中，在那里 Treg 积累并成为 TIL 的主要组成部分[26]。Treg 的存在和功能与许多（但不是所有）人类肿瘤的预后呈反比[26,37]。现有关于 Treg 在促进肿瘤进展抑或消退方面相矛盾的报道，很大程度上源于人类 Treg 细胞缺乏一个明确的表型分类。虽然 CD4+CD25高FOXP3+ 自然（n）Treg 通常负责维持外周血耐受以控制癌症相关的炎症[38]，Treg 的另一亚群——诱导型（i）Treg，可能是 FOXP3+ 也可能不是，却产生腺苷、IL-10 和 TGF-β，它产生于肿瘤驱动的常规 CD4+ T 细胞向高度抑制性抗治疗细胞的转换，似乎负责下调原位抗肿瘤反应[38]。iTreg 促进肿瘤的生长、增殖和积累，它们存在于 TIL 中则预示着结果较差。在卵巢癌、黑色素瘤、乳腺癌和胶质母细胞瘤中，TIL 中 Treg 细胞的比率与肿瘤分级和生存率降低相关[37]。由于 Treg 是异质的，包括很多功能各异的细胞亚群，而且目前没有通用的区别人类 Treg 的标记物，因此，它们作为预后生物标志物的应用范围受到限制，须谨慎使用。将 Treg 作为独立的癌症预后因子进一步研究其在肿瘤微环境中的作用是非常必要的。

### 6.2.4　B 细胞

B 细胞起源于骨髓，然后迁移至次级淋巴器官（如淋巴结），在那里它们与抗原相互作用，分化成为浆细胞并产生抗原特异性抗体。在人类实体瘤中的 TIL 群包含不同比例的浸润性 B 细胞。虽然人们对有前途的与癌症诊断、预后和存活相关的免疫性因子的探寻很大程度上局限于 T 细胞应答，但最新报告显示 B 细胞也可能对疗效至关重要。最近两项独立研究为我们提供了 B 细胞在癌症预后中的作用的最新发现。Schmidt 和他的同事们所报道的数据证实了 B 细胞标志物是乳腺癌和其他人类肿瘤中最强的预后因子[4,39]，这些研究人员发现免疫球蛋白 Gκ 链（IGKC）是预后的免疫学生物标志物，并在数百名乳腺癌、非小细胞肺癌（NSCLC）和结直肠癌（CRC）患者中对化疗均有反应[4,40]。在这项多机构的研究中，免疫球蛋白 Gκ 链（IGKC）被显微鉴定为肿瘤间质中浆细胞的产物，并在基于 RNA 和蛋白质的表达研究中被证实为预后生物标志物。这项表达研究由 20 个不同的中心参与，在数千个福尔马林固定、石蜡包埋的标本中独立进行[4]。IGKC 是在乳腺癌患者体内 B 细胞中发现的 60 个转移基因发生或未发生转移的最强的鉴别因子，而 T 细胞的转移基因表达却有较小的预后意义[4,39]。人们还发现 T 细胞和 B 细胞的浸润与预后较好相关。然而，最重要的发现却是 IGKC 可预测乳腺癌对新佐剂治疗的反应，因此，可以把它当作癌症治疗反应的首选免疫标志物。B 细胞标记作为预后和治疗反应的生物标志物这一现象的发现为癌症治疗过程中体液免疫的作用提供了强有力的证据[4]。

Nielsen 和他的同事们[5]的报道证实了 B 细胞标记的关键作用，在高级别卵巢癌的 TIL 中，CD20+ B 细胞与活化的 CD8+ T 细胞共定位并表达抗原呈递标记，包括 MHC Ⅰ类和Ⅱ类抗原、CD40、CD80 和 CD86。这些 B 细胞曾接触过抗原，相比于 CD8+ T 细胞单独存在时，TIL 中 CD20+ B 细胞和 CD8+ T 细胞同时存在时患者具有更高的生存率。虽然这些 CD20+ B 细胞和 CD8+ T 细胞都具有非典型 CD27（－）记忆性 B 细胞的表型，但它们在卵巢癌中仍可以促进预后效果[5]。

越来越多的证据表明 B 细胞标记是几种人类恶性肿瘤预后的生物标志物，甚至可能是转移的标志物，这值得我们特别注意，尤其是要认真考虑关于这一淋巴细胞亚群的功能异质性的新见解，该亚群似乎在调节 Treg 细胞反应中发挥着举足轻重的作用[41]。最近发现人类 B 细胞可表达 CD39 和 CD73，它们是将外源性 ATP 水解为腺苷的胞外酶[42]。激活的 CD19+ B 细胞通过腺苷途径和腺苷受体信号来调节 T 细胞的能力使人们将这些淋巴样细胞归类至与 Treg 同样有效的调控元素[42]。

### 6.2.5　自然杀伤细胞

自然杀伤（NK）细胞介导固有免疫反应且能在不需要事先致敏的情况下直接介导细胞毒作用[6]。与 T 细胞相反，NK 细胞不受 HLA 限制。它们由一组受体调控，如杀伤抑制性受体（KIRs）和激活受体（如 NKG2D）等[6]，这些受体都可校准 NK 细胞的抗肿瘤功能。结果是，NK 细胞清除了缺少Ⅰ类 MHC 表达或者过表达 NKG2D 配体（包括 MICA 和 B）的肿瘤。几乎没有证据表明肿瘤微环境中的 NK 细胞与实体肿瘤的临床结果之间具有关联，然而有证据显示，高水平表达 IgG 的低亲和性 Fc 受体（CD16）的 NK 细胞，对于抗体介导的细胞毒作用（ADCC）至关重要。NK 细胞也是强效的 IFN-γ 产生细胞[37,43,44]。不幸的是，NK 细胞的功能经常在癌症中被下调，并且在近期一项高度侵袭性 NSCLC 的研究中发现，NK 细胞表型改变且分泌 IFN-γ 的能力受到破坏[45]。癌症患者肿瘤和外周血源性 NK 细胞在体内常常受损，并且在一些情况下，这种损坏预示着肿瘤的进展和不良预后[46]。

## 6.3　结语

由淋巴细胞亚群介导的免疫反应对癌症患者的生存期有很大的影响。这一方面的证据以大肠癌和乳腺癌[47,48]为多。与那些很少有浸润免疫细胞的患者相比，大量 T/B 细胞浸润或编码 T/B 细胞标记基因的表达增加往往使患者的生存率升高[4,5,47,48]。TIL 可以分成至少三个不同的细胞类型：效应性细胞、调节细胞和炎性细胞，它们都可以通过细胞因子和可溶性因子产生相互影响。肿瘤细胞本身也产生免疫抑制性细胞因子，对微环境中免疫细胞的招募具有直接作用。因此，肿瘤微环境中细胞组成以及微环境内细胞与细胞因子的相互作用决定了抗肿瘤免疫应答的结果。微环境的构成和细胞因子都不是恒定的，因为肿瘤从肿瘤前进展到肿瘤并最终发展为转移表型时它们会发生变化，TIL 对预后的影响是可变的。目前的数据表明，这可能要依赖于炎性和调节性 TIL 之间存在的平衡。这种平衡可能是 TIL 影响患者的预后的内在机制的关键部分，了解参与创建与维持这种平衡的细胞和分子机制对于确定TIL 如何作用于癌症患者的预后至关重要。

## 参 考 文 献

1. Hanahan D, Weinberg RA (2011) Hallmarks of cancer: the next generation. Cell 144 (5):646–674
2. Ostrand-Rosenberg S (2008) Immune surveillance: a balance between protumor and antitumor immunity. Curr Opin Genet Dev 18(1):11–18
3. Fregni G et al (2012) NK cells sense tumors, course of disease and treatments: consequences for NK-based therapies. Oncoimmunology 1(1):38–47
4. Schmidt M et al (2012) A comprehensive analysis of human gene expression profiles identifies stromal immunoglobulin kappa C as a compatible prognostic marker in human solid tumors. Clin Cancer Res 18(9):2695–2703
5. Nielsen JS et al (2012) CD20+ tumor-infiltrating lymphocytes have an atypical CD27− memory phenotype and together with CD8+ T cells promote favorable prognosis in ovarian cancer. Clin Cancer Res 18(12):3281–3292
6. Caligiuri MA (2008) Human natural killer cells. Blood 112(3):461–469
7. von Kleist S et al (1987) Immunohistological analysis of lymphocyte subpopulations infiltrating breast carcinomas and benign lesions. Int J Cancer 40(1):18–23
8. Martinet L et al (2011) Human solid tumors contain high endothelial venules: association with T- and B-lymphocyte infiltration and favorable prognosis in breast cancer. Cancer Res 71 (17):5678–5687
9. Chew V et al (2012) Chemokine-driven lymphocyte infiltration: an early intratumoural event determining long-term survival in resectable hepatocellular carcinoma. Gut 61(3):427–438
10. Galon J et al (2006) Type, density, and location of immune cells within human colorectal tumors predict clinical outcome. Science 313(5795):1960–1964
11. Fridman WH et al (2011) Prognostic and predictive impact of intra- and peritumoral immune infiltrates. Cancer Res 71(17):5601–5605
12. Pages F et al (2005) Effector memory T cells, early metastasis, and survival in colorectal cancer. N Engl J Med 353(25):2654–2666
13. Mlecnik B et al (2011) Histopathologic-based prognostic factors of colorectal cancers are associated with the state of the local immune reaction. J Clin Oncol 29(6):610–618
14. Sato E et al (2005) Intraepithelial CD8+ tumor-infiltrating lymphocytes and a high CD8+/ regulatory T cell ratio are associated with favorable prognosis in ovarian cancer. Proc Natl Acad Sci USA 102(51):18538–18543
15. Mahmoud SM et al (2011) Tumor-infiltrating CD8+ lymphocytes predict clinical outcome in breast cancer. J Clin Oncol 29(15):1949–1955

16. Galon J et al (2012) The immune score as a new possible approach for the classification of cancer. J Transl Med 10:1
17. Britten CM et al (2011) Minimal information about T cell assays: the process of reaching the community of T cell immunologists in cancer and beyond. Cancer Immunol Immunother 60 (1):15–22
18. Albers AE et al (2005) Immune responses to p53 in patients with cancer: enrichment in tetramer+ p53 peptide-specific T cells and regulatory T cells at tumor sites. Cancer Immunol Immunother 54(11):1072–1081
19. Kim JW et al (2005) Fas ligand-positive membranous vesicles isolated from sera of patients with oral cancer induce apoptosis of activated T lymphocytes. Clin Cancer Res 11 (3):1010–1020
20. Hoffmann TK et al (2002) Spontaneous apoptosis of circulating T lymphocytes in patients with head and neck cancer and its clinical importance. Clin Cancer Res 8(8):2553–2562
21. Whiteside TL (2013) Immune modulation of T-cell and NK (natural killer) cell activities by TEXs (tumour-derived exosomes). Biochem Soc Trans 41(1):245–251
22. Whiteside TL (2008) The tumor microenvironment and its role in promoting tumor growth. Oncogene 27(45):5904–5912
23. Ferrone S, Whiteside TL (2007) Tumor microenvironment and immune escape. Surg Oncol Clin N Am 16(4):755–774, viii
24. Mittendorf EA, Sharma P (2010) Mechanisms of T-cell inhibition: implications for cancer immunotherapy. Expert Rev Vaccines 9(1):89–105
25. Pardoll DM (2012) The blockade of immune checkpoints in cancer immunotherapy. Nat Rev Cancer 12(4):252–264
26. Whiteside TL (2012) What are regulatory T cells (Treg) regulating in cancer and why? Semin Cancer Biol 22(4):327–334
27. Marigo I et al (2008) Tumor-induced tolerance and immune suppression by myeloid derived suppressor cells. Immunol Rev 222:162–179
28. Romagnani S (1997) The Th1/Th2 paradigm. Immunol Today 18(6):263–266
29. Knutson KL, Disis ML (2005) Tumor antigen-specific T helper cells in cancer immunity and immunotherapy. Cancer Immunol Immunother 54(8):721–728
30. Kalams SA, Walker BD (1998) The critical need for CD4 help in maintaining effective cytotoxic T lymphocyte responses. J Exp Med 188(12):2199–2204
31. Tatsumi T et al (2002) Disease-associated bias in T helper type 1 (Th1)/Th2 CD4(+) T cell responses against MAGE-6 in HLA-DRB10401(+) patients with renal cell carcinoma or melanoma. J Exp Med 196(5):619–628
32. Teschendorff AE et al (2007) An immune response gene expression module identifies a good prognosis subtype in estrogen receptor negative breast cancer. Genome Biol 8(8):R157
33. Teschendorff AE et al (2010) Improved prognostic classification of breast cancer defined by antagonistic activation patterns of immune response pathway modules. BMC Cancer 10:604
34. Yang L et al (2012) Expression of Th17 cells in breast cancer tissue and its association with clinical parameters. Cell Biochem Biophys 62(1):153–159
35. Kryczek I et al (2009) Phenotype, distribution, generation, and functional and clinical relevance of Th17 cells in the human tumor environments. Blood 114(6):1141–1149
36. Silva-Santos B (2010) Promoting angiogenesis within the tumor microenvironment: the secret life of murine lymphoid IL-17-producing gammadelta T cells. Eur J Immunol 40 (7):1873–1876
37. Lanca T, Silva-Santos B (2012) The split nature of tumor-infiltrating leukocytes: Implications for cancer surveillance and immunotherapy. Oncoimmunology 1(5):717–725
38. Whiteside TL, Schuler P, Schilling B (2012) Induced and natural regulatory T cells in human cancer. Expert Opin Biol Ther 12(10):1383–1397
39. Schmidt M et al (2008) The humoral immune system has a key prognostic impact in node-negative breast cancer. Cancer Res 68(13):5405–5413
40. Whiteside TL, Ferrone S (2012) For breast cancer prognosis, immunoglobulin kappa chain surfaces to the top. Clin Cancer Res 18(9):2417–2419
41. Biragyn A, Lee-Chang C (2012) A new paradigm for an old story: the role of regulatory B cells in cancer. Front Immunol 3:206
42. Saze Z et al (2013) Adenosine production by human B cells and B cell-mediated suppression of activated T cells. Blood 122(1):9–18
43. Vivier E et al (2011) Innate or adaptive immunity? The example of natural killer cells. Science 331(6013):44–49
44. Ljunggren HG, Malmberg KJ (2007) Prospects for the use of NK cells in immunotherapy of human cancer. Nat Rev Immunol 7(5):329–339

45. Platonova S et al (2011) Profound coordinated alterations of intratumoral NK cell phenotype and function in lung carcinoma. Cancer Res 71(16):5412–5422

46. Schantz SP et al (1986) Natural killer cell activity and head and neck cancer: a clinical assessment. J Natl Cancer Inst 77(4):869–875

47. Liu S et al (2012) CD8+ lymphocyte infiltration is an independent favorable prognostic indicator in basal-like breast cancer. Breast Cancer Res 14(2):R48

48. Fridman WH et al (2012) The immune contexture in human tumours: impact on clinical outcome. Nat Rev Cancer 12(4):298–306

# 第7章

## 多形核嗜中性粒细胞与肿瘤：是敌是友？

**Magdalena Klink，Zofia Sulowska**

▶ 摘要：肿瘤微环境是一个动态的网络，除了包含癌细胞还包括免疫系统的细胞，如多形核嗜中性粒细胞。嗜中性粒细胞与癌细胞有相互作用，而且由于它可分泌多种活性蛋白和因子，因而在肿瘤进展和/或肿瘤破坏中发挥着重要的作用。在肿瘤环境中，嗜中性粒细胞存在抗肿瘤（N1）和促肿瘤（N2）的表型，类似于肿瘤相关巨噬细胞的极化。嗜中性粒细胞的 N1 表型的特征是具有细胞毒性和促炎活性，而 N2 表型具有较强的免疫抑制特性。在肿瘤发生和转移过程中，嗜中性粒细胞促进并加强了肿瘤细胞的外渗，这是嗜中性粒细胞金属蛋白酶和弹性蛋白酶释放的结果，它们破坏了细胞外基质的成分，从而帮助肿瘤细胞通过内皮屏障。另一方面，肿瘤细胞对嗜中性粒细胞的功能有很大的影响，并通过抑制宿主免疫系统促进了癌症进展。本章总结了嗜中性粒细胞的促癌活性和抗癌活性，这是它与癌细胞直接接触以及释放不同活性介质的结果。

▶ 缩略语表

| | | | |
|---|---|---|---|
| BMs | 基底膜 | NE | 嗜中性粒细胞弹性蛋白酶 |
| ECM | 细胞外基质 | NK | 自然杀伤 |
| G-CSF | 粒细胞集落刺激因子 | NN | 初始嗜中性粒细胞 |
| GM-CSF | 粒细胞-巨噬细胞集落刺激因子 | PI3K | 磷脂酰肌醇 3 激酶 |
| | | ROS | 活性氧 |
| huGCP-2 | 人类粒细胞趋化蛋白 2 | TAMs | 肿瘤相关巨噬细胞 |
| ICAM-1 | 细胞间黏附分子 1 | TANs | 肿瘤相关嗜中性粒细胞 |
| IFN | 干扰素 | TGF-β | 转化生长因子 β |
| IL | 白细胞介素 | TLRs | Toll 样受体 |
| IRAK 1 | 白细胞介素 1 受体相关激酶 1 | TNF-α | 肿瘤坏死因子 α |
| IRS-1 | 胰岛素受体底物 1 | TRAIL | TNF 相关的凋亡诱导配体 |
| MIP-1 α | 巨噬细胞炎症蛋白 1 α | VCAM-1 | 血管细胞黏附分子 1 |
| MMP | 基质金属蛋白酶 | VEGF | 血管内皮生长因子 |

M. Klink · Z. Sulowska

Institute of Medical Biology, Polish Academy of Sciences, Lodowa 106 str, 93-232 Lodz, Poland

e-mail：mklink@cbm.pan.pl

## 7.1　引言

宿主对肿瘤细胞反应的机制涉及固有免疫系统和适应性免疫系统。多形核嗜中性粒细胞代表宿主抗感染防御的第一道防线，并且对非感染性炎症有效。现在亟待解答的问题是这些细胞是否促进肿瘤生长和转移，或它们是否参与破坏肿瘤细胞[1]。

肿瘤细胞浸润到血管，导致转移以及嗜中性粒细胞穿透进入肿瘤微环境，该过程需要细胞通过基质蛋白和内皮屏障。在两种方法中，都需要蛋白酶，如嗜中性粒细胞弹性蛋白酶和基质金属蛋白酶以及各种细胞因子[2,3]。在这里，我们将侧重于阐述嗜中性粒细胞促进或防止肿瘤转移的双重作用。

## 7.2　肿瘤相关的嗜中性粒细胞：N1-N2 极化

嗜中性粒细胞是在外周血中发现的最常见的白细胞，它们是对进入感染部位或炎症的趋化刺激信号作出反应的寿命短暂的细胞。与嗜中性粒细胞在宿主防御中的抗感染作用相反，很少有人知道它们是否参与人类癌症的发生、生长和进展或抗肿瘤应答和/或肿瘤的破坏。由于它们产生细胞因子并对细胞因子有反应，嗜中性粒细胞参与复杂的，不仅包括免疫细胞和内皮细胞，还包括癌/肿瘤细胞在内的多种相互作用。许多文章都描述了嗜中性粒细胞对肿瘤生物学和抗肿瘤反应的双重影响。

肿瘤环境是一个动态的网络，包括癌细胞、免疫细胞、成纤维细胞、内皮细胞、细胞外基质、细胞因子和受体[4~6]。在肿瘤浸润性的白细胞群中，嗜中性粒细胞见于多种不同类型的实体肿瘤中，如肾癌[6]、胃癌[7,8]、黑色素瘤[9]和胰腺癌[10]。若要到达肿瘤，嗜中性粒细胞必须离开循环系统（渗出），这个步骤需要嗜中性粒细胞和血管内皮细胞的协调相互作用。然而，一些肿瘤细胞分泌的强炎性介质和趋化因子可以刺激嗜中性粒细胞迁移到肿瘤微环境中并于瘤内积聚。聚集/招募嗜中性粒细胞的刺激分子包括趋化因子（白细胞介素-8，IL-8；巨噬细胞炎性蛋白 1α，MCP-1α；人粒细胞趋化蛋白 2，huGCP-2）和细胞因子（肿瘤坏死因子 α，TNF-α；粒细胞集落刺激因子，G-CSF；粒细胞-巨噬细胞细胞集落刺激因子，GM-CSF），它们都在肿瘤微环境中存在[11~13]。当嗜中性粒细胞到达肿瘤，它们被称为肿瘤相关性嗜中性粒细胞（TANs），并具有表面标记CD11b。然而，人们对它们的表型和它们与初始嗜中性粒细胞（NNs）的关系却知之甚少。Fridlender 等人[14]用转录组方法比较了两种类型的细胞，他们的研究所提供的证据表明，相比于 NNs，初级和次级颗粒蛋白（如髓过氧化物酶、蛋白酶-3、组织蛋白酶 G 和乳铁蛋白）在 TANs 中下调表达。此外，TANs 中负责识别外来抗原的受体和蛋白，包括Toll 样受体（TLR）1、TLR2 和 TLR4、白介素 1 受体相关激酶 1（IRAK-1）、髓样分化蛋白（MyD88）以及Ⅱ类 MHC 的表达升高。同样的，大多数 T 细胞、B 细胞和巨噬细胞的趋化因子（如 CCL-2、CCL-3、CCL-7、CCL-17，CXCL1、CXCL-2、CXCL-9、CXCL-10）在 TANs 中也上调表达。

TANS 完全有能力改变肿瘤的生长和侵袭，它们的存在可能引起更好或更坏的宿主抗肿瘤反应。几项研究报道，肿瘤中存在嗜中性粒细胞是肾细胞癌[6]、胃癌[8]、黑色素瘤[9]和头颈部癌[15]患者存活率降低的独立预警因素。无论瘤内是否存在嗜中性粒细胞，一些证据表明外周血中嗜中性粒细胞的数量增加与转移性黑色素瘤患者的生存率下降相关[16,17]。

然而，另一份报告已表明，高浓度 TANS 降低了晚期胃癌患者的死亡率[7]，其他动物模型研究还证实了嗜中性粒细胞的抗肿瘤活性。从健康大鼠的外周血分离的嗜中性粒细胞已经显示出其对 Walker256 癌细胞（W256）有高度细胞毒和抗增殖效应。将这样的嗜中性粒细胞注射到荷 W256 肿瘤大鼠的肿瘤部位显著延长了动物的寿命并促进了肿瘤的消退[18~20]。

Fridlender 等人[21] 所提供的证据表明，TAN 存在 N1（抗肿瘤）和 N2（促肿瘤）表型，与肿瘤相关巨噬细胞（TAMS）极化为促肿瘤（M2）或抗肿瘤（M1）的两个表型相似。根据笔者所言，嗜中性粒细胞的极化受到转化生长因子 β（TGF-β）的调节。TGF-β 能促进 N2 TANs 的聚集，防止 N1 嗜中性粒细胞的产生[12,13,21]。TGF-β 在肿瘤生长中起重要作用，同时充当其抑制者和推动者，这种双重作用的内部机制尚不清楚。TGF-β 也影响肿瘤微环境中的免疫细胞，它直接抑制细胞毒性 T 细胞的活性，并抑制自然杀伤（NK）细胞的增殖和功能。然而，它诱导 T 细胞分化成 CD4+ CD25+ Treg 和 Th17 细胞，还诱导TANS 的促瘤表型（N2）。阻断（抑制）TGF-β 增加了肿瘤微环境中的嗜中性粒细胞的数量并导致其转变为具有抗肿瘤活性的 N1 嗜中性粒细胞[13,21,22]。

嗜中性粒细胞表型的改变最有可能是与嗜中性粒细胞活化程度的不同有关。高活性 N1型 TANs 产生高水平的用来激活 NK 细胞和细胞毒性 T 细胞的炎性因子和趋化因子（TNF-α；CCL-3，CCL-9；白细胞介素-12，IL-12），在其表面上表达 Fas 和 ICAM-1 分子，并表达低水平的精氨酸酶和基质金属蛋白酶 9（MMP-9）。N1 型 TANs 也可以杀死癌细胞并促进CD8+ T 细胞的招募与激活。与此相反的是，虽然 N2 型 TANS 产生大量的精氨酸酶［该酶抑制 T 细胞免疫作用并通过下调 T 细胞受体（TCR）表达使其效应性细胞功能失活］，但是

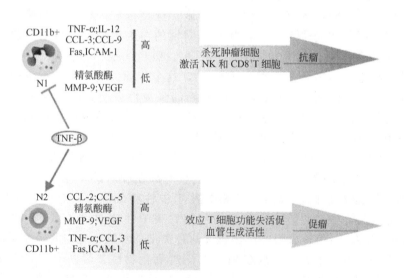

图 7.1 肿瘤相关嗜中性粒细胞（TANs）的极化。肿瘤相关嗜中性粒细胞（TANs）经过极化成为抗瘤（N1）表型或促瘤（N2）表型。N1 型TANs 产生高水平的炎性和具有趋化性的细胞因子，激活细胞毒性自然杀伤（NK）细胞和 CD8+ T 细胞。N1 型 TANs 高表达一些分子如 Fas 和ICAM-1。它们还产生少量的免疫抑制精氨酸酶、促血管生成因子、基质金属蛋白酶 9（MMP-9），以及血管内皮生长因子（VEGF）。相比之下，N2型 TANs 产生少量的炎性和趋化性细胞因子，表达少量的 Fas 和 ICAM-1。然而，N2 型 TANs 产生大量的急性炎症趋化因子、精氨酸酶、MMP-9 和VEGF。N2 型 TANs 导致效应性 T 细胞的功能失活并诱导血管生成

它们不产生足够量的免疫活化细胞因子。N2 型也高表达促血管生成和促转移因子，如 MMP-9、血管内皮生长因子（VEGF）和急性炎症趋化因子（CCL-2、CCL-5）。此外，N1 型和 N2 型嗜中性粒细胞的细胞核有不同的形状，N1 型是多叶核，而 N2 型具有圆形的细胞核[13,21,23,24]（图 7.1）。

## 7.3　TANs 的抗肿瘤作用

嗜中性粒细胞本身不能特异识别肿瘤细胞，对于嗜中性粒细胞来说，肿瘤细胞也过大，以至于无法吞噬它。招募的嗜中性粒细胞产生几种细胞毒性介质，包括活性氧（ROS）、蛋白酶、膜穿孔物质以及可溶性因子如 TNF-α 和 IL-1β，参与引发肿瘤细胞的功能异常，并最终导致肿瘤破坏。

### 7.3.1　ROS 的产生

激活的嗜中性粒细胞产生并释放多种强力的活性氧。嗜中性粒细胞通过一系列复杂的称为"呼吸爆发"的反应产生自由基［如超氧阴离子（$O_2^-$·）和羟基自由基（OH·）］和非自由基物质［如过氧化氢（$H_2O_2$）］。假定一个细胞膜结合的 NADPH 氧化酶复合物催化一个单电子将氧还原为氧 $O_2^-$，然后自发或经超氧化物歧化酶（SOD）的作用转换成 $H_2O_2$。在 $H_2O_2$ 与 $Cl^-$ 被髓过氧化物酶（MPO）催化的反应中，形成剧毒的次氯酸。氧化代谢产物被释放至胞外或进入细胞内的吞噬体[25~27]。

ROS 对癌细胞具有双重作用。一方面，活性氧产生基因毒性效应，引发 DNA 损伤，从而导致肿瘤的确立；另一方面，它们的细胞毒性作用会导致肿瘤消退。ROS 的细胞毒活性涉及多种类型的 DNA 损伤，如氧化、脱嘌呤、甲基化、脱氨和单双链断裂。除了 DNA，活性氧还影响细胞核和细胞质酶以及多种信号蛋白。ROS 的另一种作用是脂质过氧化作用[28,29]。Zivkovic 等人[30] 和 Dallegri 等人[31] 证实了嗜中性粒细胞产生的活性氧参与肿瘤细胞的裂解。他们证明佛波酯（PMA）激活的嗜中性粒细胞通过 ROS 诱导肿瘤细胞裂解（黑色素瘤 B16-F16 细胞，B 淋巴母细胞）。

### 7.3.2　Fas/FasL 系统

FAS/Apo-1（CD95）/Fas 配体（FasL）系统通过诱导肿瘤细胞凋亡在免疫监视抗癌中发挥着重要的作用。Fas 分子是 TNF 超家族中的一种死亡受体，它主要的和最广为人知的功能是在与其配体 FasL 相互作用后诱导细胞凋亡[32,33]。Fas 表达于 N1 型 TANS[13]，膜结合 FasL（mFasL）已经在结直肠癌[34]、结肠癌[35,36]、肾癌[35]、肝癌[37] 和乳腺癌[38] 细胞膜上发现。Fas/FasL 系统已被证明参与了嗜中性粒细胞针对肿瘤细胞的细胞毒活性[39,40]。此外，肿瘤细胞表达 FasL 后诱发肿瘤内大量嗜中性粒细胞的浸润和聚集，导致诱发抗肿瘤反应甚至是肿瘤排斥效应[39]。另外有人报道，通过切割 mFasL 产生的可溶性 FasL（sFasL）是一种强效的嗜中性粒细胞趋化因子，但却不是嗜中性粒细胞激活剂[41,42]。报道还显示 mFasL 可以抗癌，但 sFasL 是有害的（促进肿瘤发生），这表明 sFasL 和 mFasL 可能具有不同的功能[43,44]。然而应该指出的是，肿瘤细胞上的 FasL 与嗜中性粒细胞上的 Fas 的相互作用也可以引起嗜中性粒细胞凋亡，这是肿瘤逃逸免疫监视的一种方式[45]。

### 7.3.3 TRAIL

肿瘤坏死因子相关性凋亡诱导配体（TRAIL）是一种属于肿瘤坏死因子超家族的膜蛋白。这种Ⅱ型跨膜蛋白在几种活化免疫细胞中产生并表达在其表面上，这些细胞包括抗癌免疫的主要参与细胞，如人类 NK 细胞和活化的细胞毒性 T 细胞。TRAIL 的一个特点是通过适当的受体诱导细胞凋亡，且只针对转化或肿瘤细胞而非正常细胞[46,47]。膜结合 TRAIL（mTRAIL）由半胱氨酸蛋白酶切割并从细胞表面释放出来作为可溶性蛋白（sTRAIL）[48,49]。新分离的嗜中性粒细胞已经检测到表达 TRAIL 的 mRNA。此外，嗜中性粒细胞可以释放 sTRAIL，特别是在被干扰素 γ（IFN-γ）或脂多糖（LPS）刺激之后[50]。嗜中性粒细胞源性 TRAIL 的潜在抗肿瘤价值在以前已经被注意到并发表。Koga 等人[51]的研究表明，被 IFN-γ 刺激的嗜中性粒细胞产生 TRAIL，并且它们在白血病细胞中发挥的细胞毒作用也至少有部分是通过这种方式作用的。Tecchio 等人[52]报道了存在干扰素 α（IFN-α）活化的嗜中性粒细胞的上清液中的 sTRAIL 能够对 TRAIL 敏感细胞（Jurkat J32 克隆和 MEG-01 细胞）表现出显著的促凋亡活性。

### 7.3.4 基质金属蛋白酶 8

基质金属蛋白酶 8，也称为胶原酶 2，是能够引发天然纤维胶原Ⅰ、Ⅱ和Ⅲ降解的主要分泌性中性蛋白酶，它主要是由嗜中性粒细胞、单核细胞、巨噬细胞、T 细胞和多种肿瘤细胞产生的[53]。嗜中性粒细胞产生的 MMP-8 已被证明能阻碍肿瘤生长，MMP-8 可能有抗肿瘤作用是 Balbin 等人在一项研究中意外发现的[54]，他们证明雄性 MMP-8$^{-/-}$ 老鼠缺乏 MMP-8 时强效增加皮肤肿瘤的发病率。骨髓移植研究提供了更多的证据表明嗜中性粒细胞源性 MMP-8 足以恢复由这个金属蛋白酶介导的抗肿瘤保护。类似的结果也已由 Gutierrez-Fernandez 等人报道[55]，他们研究发现 MMP-8 减少了实验小鼠模型的肺转移率。此外，乳腺肿瘤中的高 MMP-8 表达与低淋巴结转移的发生率相关联，并预示乳腺癌患者预后良好。因此，笔者得出这样的结论：MMP-8 是抗肿瘤免疫保护因子，它也可以减少小鼠和人类恶性细胞的潜在转移能力。

## 7.4 TANs 的促肿瘤作用

### 7.4.1 嗜中性粒细胞弹性蛋白酶

嗜中性粒细胞弹性蛋白酶（NE）是嗜中性粒细胞产生的中性丝氨酸蛋白酶，存储在嗜天青颗粒中，它最初被鉴定为具有杀菌活性的酶。目前，已知 NE 具有多种生物学功能且具有破坏细胞外基质（ECM）组分的能力。这种丝氨酸蛋白酶具有针对 ECM 各种成分的特异性活性，如弹性蛋白、纤连蛋白、蛋白聚糖以及Ⅳ型胶原。NE 在各种炎性疾病中发挥作用，包括慢性阻塞性肺病、急性呼吸窘迫综合征、缺血-再灌注损伤、关节炎和癌症[56,57]。NE 能促进许多癌症的发生、侵袭和转移，基底膜（BMS）和 ECM 的降解是恶性细胞侵袭与转移的关键。此外，NE 能促进肿瘤生长，并在适当的浓度直接诱导肿瘤细胞增殖。TANs 在肿瘤细胞表面附近分泌 NE，并在那里由网格蛋白小窝进入肿瘤细胞，再进入内体。在内体中，在其各种潜在的蛋白质底物中，NE 降解胰岛素受体底物 1（IRS-1）。IRS 蛋白能够调节并激活磷脂酰肌醇 3 激酶（PI3K），这取决于细胞的来源。IRS-1 缺乏时，

PI3K 的活性增加，PI3K 的活化导致丝氨酸/苏氨酸激酶 B（PKB）（也称为 AKT）的磷酸化[3,58~60]。被激活的 AKT 可以磷酸化多种底物并调节葡萄糖代谢，这些底物是维持细胞生长和存活的关键[61]。报道显示，相比于 NE 水平低的患者，一些患者的肿瘤提取物中 NE 浓度较高但存活时间却较短，NE 水平较高可能与 Ⅲ 期（FIGO 分期）疾病相关[62,63]。Houghton 等人[59]的研究显示，在人和小鼠肺腺癌中，NE 能够直接通过 IRS-1 的降解诱导肿瘤细胞增殖。NE 在肿瘤生长方面的另一个重要作用是由 Gaida 等人报道的[64]，他们证明 NE 降解 E-钙黏蛋白（一种介导肿瘤细胞间接触的黏附分子），从而导致胰腺肿瘤细胞的迁移能力显著增加。

除了 NE 对肿瘤细胞的直接作用，这种丝氨酸蛋白酶还可能参与肿瘤微环境中多种细胞功能活性的调节，NE 似乎主要用来将休眠的 TGF-β 和前 MMP-9 转化为其生物活性形式[65]。NE 在细胞-细胞相互作用和黏附方面具有重要作用，它直接结合 CD11b/CD18 并调节整合素介导的嗜中性粒细胞对纤维蛋白原的黏附[66]。NE 还具有从细胞表面裂解细胞内黏附分子 1（ICAM-1）和血管细胞黏附分子 1（VCAM-1）的能力[57]。

### 7.4.2　基质金属蛋白酶 9

肿瘤侵袭、转移和血管生成需要控制性降解 ECM，基质金属蛋白酶（MMPs）的表达增加与肿瘤细胞的转移活性密切相关。MMPs 是一类由各种类型细胞分泌的肽，它们有助于 ECM 组分的降解，以促进细胞浸润组织。MMPs 已经被研究者基于它们的结构和底物特异性分为若干组。MMP-9 是一种明胶酶，主要负责水解基底膜组分，如明胶和胶原 Ⅳ。MMP-9 也称为明胶酶 B，参与了肿瘤生长、血管生成和转移。MMPS 降解 ECM 能够促进肿瘤细胞生长和内皮细胞迁移[67,68]。

嗜中性粒细胞中，MMP-9 存储于次级颗粒内部并在被 IL-8 刺激后释放，IL-8 通常被认为是主要的嗜中性粒细胞趋化因子[69,70]。越来越多的证据表明，嗜中性粒细胞源性 MMP-9 有促血管生成的作用，其蛋白水解释放的 VEGF 存放于 ECM 中。Nozawa 等人[71]用小鼠胰岛癌模型研究表明，嗜中性粒细胞分泌的 MMP-9 介导肿瘤生长和血管生成。其后 Bekes 等人[72]的研究表明，在传播性人纤维肉瘤变种细胞（HT-1080）和前列腺癌（PC-3）细胞系中形成的肿瘤依赖于炎性嗜中性粒细胞的涌入，这些嗜中性粒细胞释放高水平的诱导血管生成的 MMP-9。值得注意的是，多种肿瘤细胞释放 MMP-9 作为酶原（MMP-9 前体），与负向调节其活性的金属蛋白酶组织抑制剂（TIMP）形成复合物。然而，相对于其他细胞类型，人嗜中性白细胞特异性释放无 TIMP-1 的 MMP-9 前体，保持了它的激活并使其迅速发挥催化活性[73~76]。在一项体外研究中，Bausch 等人[77]已经证明在胰腺导管腺癌中，PMN 源性 MMP-9 是一种强效的、直接的、且不依赖于 VEGF 的血管生成因子。总之，嗜中性粒细胞源性 MMP-9 对于血管形成、肿瘤细胞渗入和扩散是必不可少的。

### 7.4.3　嗜中性粒细胞直接参与肿瘤细胞转移

循环系统中的肿瘤细胞必须经受住血流剪切力和免疫系统的挑战，且在进入毛细血管后，它们必须穿过内皮血管壁（渗出）到肿瘤周围或更遥远的区域，这一过程在肿瘤转移中起到关键作用[78]。几项研究报告显示，嗜中性粒细胞促进并增强了肿瘤细胞的外渗。但是，目前还不清楚循环系统中的嗜中性粒细胞在转移灶的形成中起到偶然的作用还是特定的作用。Wu 等人[79]的研究表明，存在于肿瘤培养基中的因子提高了嗜中性粒细胞对人乳腺肿瘤细胞系 MDA-MB-231 的附着，并促进了肿瘤细胞的跨内皮迁移。重要的是，MDA-MB-

231 细胞本身并不迁移。Slattery 和 Dong[80] 报道了嗜中性粒细胞在流动条件下能够促进人黑色素瘤细胞（C8161）的迁移并促进 C8161 细胞黏附到成纤维 L 细胞上。在他们后来的研究中，Dong 等人[81] 总结认为嗜中性粒细胞促进了黑色素瘤细胞紧密黏附于内皮细胞并促进随后的黑色素瘤细胞跨内皮迁移。最近，Spicer 等人[82] 用体内转移模型研究表明，嗜中性粒细胞促进了肝血窦内癌细胞的黏附，体内显微结果显示，嗜中性粒细胞可能作为一个桥梁促进了肿瘤细胞和肝实质之间的相互作用。

人们已广泛使用黑色素瘤细胞研究嗜中性粒细胞介导的肿瘤细胞渗出。一种假说认为迁移包括（1）嗜中性粒细胞束缚于内皮；（2）肿瘤细胞附着于所束缚的嗜中性粒细胞上。以此方式，它们这种接近于内皮细胞的状态有助于渗出。另一种假说认为肿瘤细胞首先与嗜中

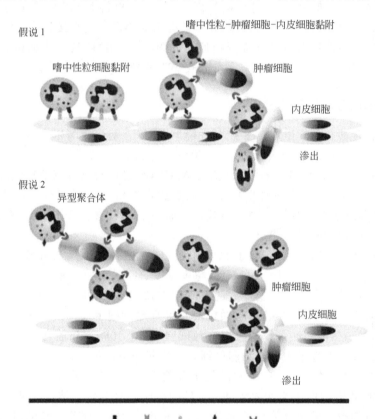

图 7.2　参与肿瘤细胞渗出的嗜中性粒细胞。一种假说假定嗜中性粒细胞首先附着于内皮再黏附肿瘤细胞，并使其保持接近血管内皮细胞，最终促进肿瘤细胞渗出。嗜中性粒细胞黏附取决于嗜中性粒细胞表面表达的选择素和内皮细胞表面的 P-选择素、E-选择素[86]。选择素结合糖唾液酸 Lewis$^x$抗原（sLe$^x$）。中性粒细胞/肿瘤细胞/内皮细胞之间的相互作用包括分别存在于嗜中性粒细胞、血管内皮细胞和肿瘤细胞表面的 β-整合素（CD11b）、E-选择素和 ICAM-1。第二种假说假设肿瘤细胞先与嗜中性粒细胞相互作用，形成"异型聚合体"，再通过嗜中性粒细胞连接至内皮。在嗜中性粒细胞存在的情况下，促进了渗出。聚合体的形成依赖于 CD11b 和 ICAM-1 的相互作用

性粒细胞相互作用形成"异质聚合物"，并通过嗜中性粒细胞结合到内皮细胞上[83~85]（图7.2）。

嗜中性粒细胞的附着依赖于嗜中性粒细胞上表达的 L-选择素和内皮细胞表面的 P-选择素、E-选择素[86]。选择素能够结合肿瘤和内皮细胞表面的糖唾液酸 Lewis$^X$（sLe$^x$）抗原，这种结合具有低亲和力，因而允许嗜中性粒细胞沿着内皮细胞附着[79,87]。嗜中性粒细胞/肿瘤细胞/内皮细胞之间的相互作用包括分别存在于嗜中性粒细胞表面的 β-整合素（CD11a/CD18，LFA-1；CD11b/CD18；Mac-1），存在于表皮细胞表面的 E-选择素和 ICAM-1，以及肿瘤细胞表面的 ICAM-1[13,79,85]。虽然一些细胞因子和趋化因子可以影响嗜中性粒细胞和肿瘤细胞的黏附活性，但 IL-8（亦称为 CXCL8）尤为引人注目。IL-8 在多种人类癌症中过表达，包括皮肤癌、乳腺癌、胃癌、前列腺癌、黑色素瘤、肺癌、卵巢癌和结肠癌[69]。肿瘤细胞、内皮细胞、巨噬细胞和嗜中性粒细胞均表达 IL-8 的受体（CXCR1 和 CXCR2）。如前所述，IL-8 是白细胞的趋化因子，可以介导嗜中性粒细胞迁移至炎症部位，并能通过上调 Mac-1 和 LFA-1 的表达来提高其黏附特性。此外，IL-8 激活内皮细胞并可促进血管生成[81,88]。Huh 等人证实了此趋化因子在嗜中性粒细胞与肿瘤细胞的相互作用以及肿瘤转移中的重要作用[89]，他们的结果显示，应用小干扰 RNA（siRNA）使黑色素瘤细胞的 IL-8 表达减少可降低黑色素瘤细胞（WM35 黑色素瘤细胞系）与嗜中性粒细胞之间的相互作用，并减少黑色素瘤细胞对内皮的黏附作用。此外，黑色素细胞 IL-8 的分泌量减少也削弱了嗜中性粒细胞介导的黑色素细胞穿越内皮细胞层的能力。然而，黑色素瘤细胞能够诱导 IL-8 在嗜中性粒细胞中的表达，这可以通过自分泌机制放大嗜中性粒细胞的黏附特性[90]。

然而必须要强调的是，转移不仅仅包含上面所提到的那些机制，Glinsky 等人[91]报道了转移性乳腺癌和前列腺癌细胞在其主要内皮附着点形成多细胞同型聚合体，最可能的转移过程还包括简单的捕获所有的癌细胞或从脉管漏处穿过，或者通过淋巴系统转移[92~94]。

## 7.5 嗜中性粒细胞对肿瘤细胞的影响

肿瘤细胞积极地调节嗜中性粒细胞的功能，肿瘤细胞的一种效应是加强了嗜中性粒细胞的炎症活性。Trellakis 等人[15]报道了头颈部鳞状细胞癌（HNSCCs）可释放调节嗜中性粒细胞功能的因子，促进其存活、迁移及外周血嗜中性粒细胞的趋化性。癌细胞诱导嗜中性粒细胞产生大量的介质，如乳铁蛋白和 MMP-9，这些介质均可上调嗜中性粒细胞的炎症活性。笔者总结认为 HNSCCs 和嗜中性粒细胞之间的相互作用可以促进肿瘤进展。Hor 等人[95]的研究证明，与人类神经胶质瘤细胞系（U373MG 或 U-118 MG）共培养提高了嗜中性粒细胞的生存率，这是嗜中性粒细胞和肿瘤细胞分泌 IL-8、IL-6 和 TNF-α 增加的缘故。胶质瘤细胞诱导的嗜中性粒细胞的存活率升高需要细胞-细胞接触以及 Fas/FasL 的相互作用。

我们的研究清楚地表明，肿瘤细胞增强了嗜中性粒细胞的炎症特性。我们的结果显示，卵巢肿瘤中分离的卵巢癌细胞针对 PMA 和 fMLP 的刺激预激活了自体血嗜中性粒细胞，从而提高了活性氧的产生，同时上调了嗜中性粒细胞 CD11b/CD18 的表达[1]。卵巢癌细胞对嗜中性粒细胞的影响是通过直接的细胞-细胞接触来完成的。我们最近的研究表明，从卵巢癌患者体内分离的嗜中性粒细胞被卵巢癌细胞活化，这一过程依赖于可诱导的由卵巢癌细胞产生的热休克蛋白 HspA1A 与嗜中性粒细胞表面表达的 Toll 样受体（TLR）2 和 4 的相互作用[96]（图 7.3）。HspA1A（以前称其为 Hsp70）由死亡细胞和活细胞分泌，并对免疫系统具有强大的效应[97,98]。HspA1A 与靶细胞的相互作用依赖于多种细胞表面受体，如

CD91、CD36、CD40、Toll 样受体 2 和 4，以及其他 C 型凝集素受体[99,100]。我们的数据表明，相比其他因素，可能基于抑制 IIspA1A 表达的靶向抗癌治疗更有现实意义。用卵巢癌细胞防止嗜中性粒细胞的炎症活性升高，或许可以防止肿瘤进展和转移。

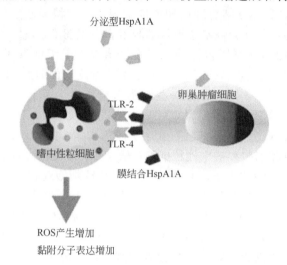

图 7.3　卵巢癌细胞对中性粒细胞的影响。中性粒细胞与卵巢肿瘤细胞的相互作用导致中性粒细胞的活性增加。这种激活取决于表达于肿瘤细胞表面的诱导型热休克蛋白 HspA1A（或以一种可溶的形式）与表达于中性粒细胞的 Toll 样受体（TLR）2 和 4 之间的相互作用

　　肿瘤细胞作用于免疫系统的另一种形式是其吞噬其他癌细胞的能力，这种现象被称为细胞自食，主要通过细胞学光学和电子显微镜记录下来。其他记录表明，肿瘤细胞自食不仅针对相同的肿瘤细胞，而且也会针对存在于肿瘤微环境中的其他细胞，包括杀肿瘤性免疫细胞，如嗜中性粒细胞和淋巴细胞[101,102]。肿瘤细胞的这种吞噬活动比较少见，通常可在高级别/低分化的肿瘤中观察到。肿瘤细胞对嗜中性粒细胞的自食先前已经在某些特定癌（肺、胆囊和胰腺）中报道过，包括淋巴瘤和黑色素瘤。肿瘤细胞的自食活性显著增加了它们的生存和转移特性[103~105]，因此，我们相信肿瘤细胞自食是存活的一种方法，并被用作肿瘤免疫逃逸的机制，通过这种机制肿瘤细胞能够吞噬嗜中性粒细胞和抗肿瘤淋巴细胞。

　　肿瘤细胞可以用特定的方式影响内皮细胞，以防止随后的嗜中性粒细胞黏附。Blaheta 等人[106]的研究表明，肿瘤细胞和内皮细胞之间的物理接触引发内皮细胞上 CD44 黏附受体的明显下调，导致后续的 CD44 诱导的嗜中性粒细胞黏附受到抑制，并且嗜中性粒细胞与血管内皮细胞的相互作用减少。这可能是嗜中性粒细胞不能促进肿瘤侵袭的原因，取而代之的是，它可以作为肿瘤细胞逃逸嗜中性粒细胞攻击的一种机制。

## 7.6　结语

　　大量的研究证明嗜中性粒细胞作用于肿瘤时其功能具有双重性。通过与肿瘤/癌症细胞的相互作用，多形核嗜中性粒细胞似乎发挥着积极与消极两种作用。一些数据表明，嗜中性粒细胞与免疫系统的其他细胞相似，可以增加肿瘤细胞的转移性，这主要是通过降解细胞外基质和促进血管生成（嗜中性粒细胞的促肿瘤功能）实现的，嗜中性粒细胞的这种作用在慢

性炎症条件下占主导地位。反之，嗜中性粒细胞通过与肿瘤接触被活化，导致肿瘤细胞破坏和清除（嗜中性粒细胞的抗肿瘤特性）。然而，嗜中性粒细胞参与宿主抗癌反应中的免疫监视功能似乎被忽视，嗜中性粒细胞抗肿瘤特性不应该被忽略，特别是在急性炎症条件下。通过防止其进一步浸润和扩散入正常组织来发挥嗜中性粒细胞的抗肿瘤特性可以提高某些癌症的治疗效果。

## 参 考 文 献

1. Klink M, Jastrzembska K, Nowak M, Bednarska K, Szpakowski M, Szyllo K, Sulowska Z (2008) Ovarian cancer cells modulate human blood neutrophils response to activation in vitro. Scand J Immunol 68:328–336
2. Padmanabhan J, Gonzalez AL (2012) The effects of extracellular matrix proteins on neutrophil–endothelial interaction—a roadway to multiple therapeutic opportunities. Yale J Biol Med 85:167–185
3. Houghton AM (2010) The paradox of tumor-associated neutrophils: fueling tumor growth with cytotoxic substances. Cell Cycle 9:1732–1737
4. Weber CE, Kuo PC (2011) The tumor microenvironment. Surg Oncol 21:172–177
5. Poggi A, Zocchi MR (2006) Mechanisms of tumor escape: role of tumor microenvironment in inducing apoptosis of cytolytic effector cells. Arch Immunol Ther Exp 54:323–333
6. Jensen HK, Donskov F, Marcussen N, Nordsmark M, Lundbeck F, von der Maase H (2009) Presence of intratumoral neutrophils is an independent prognostic factor in localized renal cell carcinoma. J Clin Oncol 27:4709–4717
7. Caruso RA, Bellocco R, Pagano M, Bertoli G, Rigoli L, Inferrera C (2002) Prognostic value of intratumoral neutrophils in advanced gastric carcinoma in a high-risk area in northern Italy. Mod Pathol 15:831–837
8. Zhao JJ, Pan K, Wang W, Chen JG, Wu YH, Lv L, Li JJ, Chen YB, Wang DD, Pan QZ, Li XD, Xia JC (2012) The prognostic value of tumor-infiltrating neutrophils in gastric adeno-carcinoma after resection. PLoS One 7:e33655
9. Jensen TO, Schmidt H, Møller HJ, Donskov F, Høyer M, Sjoegren P, Christensen IJ, Steiniche T (2012) Intratumoral neutrophils and plasmacytoid dendritic cells indicate poor prognosis and are associated with pSTAT3 expression in AJCC stage I/II melanoma. Cancer 18:2476–2485
10. Reid MD, Basturk O, Thirabanjasak D, Hruban RH, Klimstra DS, Bagci P, Altinel D, Adsay V (2011) Tumor-infiltrating neutrophils in pancreatic neoplasia. Mod Pathol 24:1612–1619
11. Di Carlo E, Forni G, Lollini P, Colombo MP, Modesti A, Musiani P (2001) The intriguing role of polymorphonuclear neutrophils in antitumor reactions. Blood 97:339–345
12. Fridlender ZG, Albelda SM (2012) Tumor-associated neutrophils: friend or foe? Carcino-genesis 33:949–955
13. Piccard H, Muschel RJ, Opdenakker G (2012) On the dual roles and polarized phenotypes of neutrophils in tumor development and progression. Crit Rev Oncol Hematol 82:296–309
14. Fridlender ZG, Sun J, Mishalian I, Singhal S, Cheng G, Kapoor V, Horng W, Fridlender G, Bayuh R, Worthen GS, Albelda SM (2012) Transcriptomic analysis comparing tumor-associated neutrophils with granulocytic myeloid-derived suppressor cells and normal neutrophils. PLoS One 7:e31524
15. Trellakis S, Bruderek K, Dumitru CA, Gholaman H, Gu X, Bankfalvi A, Scherag A, Hütte J, Dominas N, Lehnerdt GF, Hoffmann TK, Lang S, Brandau S (2011) Polymorphonuclear granulocytes in human head and neck cancer: enhanced inflammatory activity, modulation by cancer cells and expansion in advanced disease. Int J Cancer 129:2183–2193
16. Schmidt H, Bastholt L, Geertsen P, Christensen IJ, Larsen S, Gehl J, von der Maase H (2005) Elevated neutrophil and monocyte counts in peripheral blood are associated with poor survival in patients with metastatic melanoma: a prognostic model. Br J Cancer 93:273–278
17. Schmidt H, Suciu S, Punt CJ, Gore M, Kruit W, Patel P, Lienard D, von der Maase H, Eggermont AM, Keilholz U, American Joint Committee on Cancer Stage IV Melanoma, EORTC 18951 (2007) Pretreatment levels of peripheral neutrophils and leukocytes as independent predictors of overall survival in patients with American Joint Committee on Cancer Stage IV Melanoma: results of the EORTC 18951 Biochemotherapy Trial. J Clin Oncol 25:1562–1569
18. Jaganjac M, Poljak-Blazi M, Zarkovic K, Schaur RJ, Zarkovic N (2008) The involvement of granulocytes in spontaneous regression of Walker 256 carcinoma. Cancer Lett 260:180–186

19. Jaganjac M, Poljak-Blazi M, Kirac I, Borovic S, Joerg Schaur R, Zarkovic N (2010) Granulocytes as effective anticancer agent in experimental solid tumor models. Immunobiology 215:1015–1020
20. Zivkovic M, Poljak-Blazi M, Zarkovic K, Mihaljevic D, Schaur RJ, Zarkovic N (2007) Oxidative burst of neutrophils against melanoma B16-F10. Cancer Lett 246:100–108
21. Fridlender ZG, Sun J, Kim S, Kapoor V, Cheng G, Ling L, Worthen GS, Albelda SM (2009) Polarization of tumor-associated neutrophil phenotype by TGF-beta: "N1" versus "N2" TAN. Cancer Cell 16:183–194
22. Yang L, Pang Y, Moses HL (2010) TGF-beta and immune cells: an important regulatory axis in the tumor microenvironment and progression. Trends Immunol 31:220–227
23. Rodriguez PC, Quiceno DG, Zabaleta J, Ortiz B, Zea AH, Piazuelo MB, Delgado A, Correa P, Brayer J, Sotomayor EM, Antonia S, Ochoa JB, Ochoa AC (2004) Arginase I production in the tumor microenvironment by mature myeloid cells inhibits T-cell receptor expression and antigen-specific T-cell responses. Cancer Res 64:5839–5849
24. Munder M (2009) Arginase: an emerging key player in the mammalian immune system. Br J Pharmacol 158:638–651
25. Babior BM (1999) NADPH oxidase: an update. Blood 93:1464–1476
26. Jones RD, Hancock JT, Morice AH (2000) NADPH oxidase: a universal oxygen sensor. Free Radic Biol Med 29:416–424
27. Babior BM (2004) NADPH oxidase. Curr Opin Immunol 16:42–47
28. Wiseman H, Halliwell B (1996) Damage to DNA by reactive oxygen and nitrogen species: role in inflammatory disease and progression to cancer. Biochem J 313:17–29
29. Knaapen AM, Güngör N, Schins RP, Borm PJ, Van Schooten FJ (2006) Neutrophils and respiratory tract DNA damage and mutagenesis: a review. Mutagenesis 21:225–236
30. Zivkovic M, Poljak-Blazi M, Zarkovic K, Mihaljevic D, Schaur RJ, Zarkovic N (2007) Oxidative burst of neutrophils against melanoma B16-F10. Cancer Lett 246:100–108
31. Dallegri F, Ottonello L, Ballestrero A, Dapino P, Ferrando F, Patrone F, Sacchetti C (1991) Tumor cell lysis by activated human neutrophils: analysis of neutrophil-delivered oxidative attack and role of leukocyte function-associated antigen 1. Inflammation 15:15–30
32. Nagata S (1997) Apoptosis by death factor. Cell 88:355–365
33. Strasser A, Jost PJ, Nagata S (2009) The many roles of FAS receptor signaling in the immune system. Immunity 30:180–192
34. Pryczynicz A, Guzińska-Ustymowicz K, Kemona A (2010) Fas/FasL expression in colorectal cancer. An immunohistochemical study. Folia Histochem Cytobiol 48:425–429
35. Zhang W, Ding EX, Wang Q, Zhu DQ, He J, Li YL, Wang YH (2005) Fas ligand expression in colon cancer: a possible mechanism of tumor immune privilege. World J Gastroenterol 11:3632–3635
36. Peduto Eberl L, Guillou L, Saraga E, Schröter M, French LE, Tschopp J, Juillerat-Jeanneret L (1999) Fas and Fas ligand expression in tumor cells and in vascular smooth-muscle cells of colonic and renal carcinomas. Int J Cancer 81:772–778
37. Shiraki K, Tsuji N, Shioda T, Isselbacher KJ, Takahashi H (1997) Expression of Fas ligand in liver metastases of human colonic adenocarcinomas. Proc Natl Acad Sci USA 94:6420–6425
38. O'Connell J, Bennett MW, O'Sullivan GC, O'Callaghan J, Collins JK, Shanahan F (1999) Expression of Fas (CD95/APO-1) ligand by human breast cancers: significance for tumor immune privilege. Clin Diagn Lab Immunol 6:457–463
39. Shimizu M, Fontana A, Takeda Y, Yoshimoto T, Tsubura A, Matsuzawa A (2001) Fas/Apo-1 (CD95)-mediated apoptosis of neutrophils with Fas ligand (CD95L)-expressing tumors is crucial for induction of inflammation by neutrophilic polymorphonuclear leukocytes associated with antitumor immunity. Cell Immunol 207:41–48
40. Chen YL, Wang JY, Chen SH, Yang BC (2002) Granulocytes mediates the Fas-L-associated apoptosis during lung metastasis of melanoma that determines the metastatic behaviour. Br J Cancer 87:359–365
41. Dupont PJ, Warrens AN (2007) Fas ligand exerts its pro-inflammatory effects via neutrophil recruitment but not activation. Immunology 120:133–139
42. Ottonello L, Tortolina T, Amelotti M, Dallegri F (1999) Soluble Fas ligand is chemotactic for human neutrophilic polymorphonuclear leukocytes. J Immunol 162:3601–3606
43. O'Reilly LA, Tai L, Lee L, Kruse EA, Grabow S, Fairlie WD, Haynes NM, Tarlinton DM, Zhang JG, Belz GT, Smyth MJ, Bouillet P, Robb L, Strasser A (2009) Membrane-bound Fas ligand only is essential for Fas-induced apoptosis. Nature 461:659–663
44. Audo R, Calmon-Hamaty F, Combe B, Hahne M, Morel J (2012) Dual effects of soluble FasL and membrane bound FasL on fibroblast-like synoviocytes cells from rheumatoid arthritis patients. Ann Rheum Dis 71(Suppl 1):A86

45. Chen YL, Chen SH, Wang JY, Yang BC (2003) Fas ligand on tumor cells mediates inactivation of neutrophils. J Immunol 171:1183–1191

46. MacFarlane M (2003) TRAIL-induced signalling and apoptosis. Toxicol Lett 139:89–97

47. Mirandola P, Ponti C, Gobbi G, Sponzilli I, Vaccarezza M, Cocco L, Zauli G, Secchiero P, Manzoli FA, Vitale M (2004) Activated human NK and CD8+ T cells express both TNF-related apoptosis-inducing ligand (TRAIL) and TRAIL receptors but are resistant to TRAIL-mediated cytotoxicity. Blood 104:2418–2424

48. Mariani SM, Krammer PH (1998) Differential regulation of TRAIL and CD95 ligand in transformed cells of the T and B lymphocyte lineage. Eur J Immunol 28:973–982

49. Mariani SM, Krammer PH (1998) Surface expression of TRAIL/Apo-2 ligand in activated mouse T and B cells. Eur J Immunol 28:1492–1498

50. Cassatella MA (2006) On the production of TNF-related apoptosis-inducing ligand (TRAIL/Apo-2L) by human neutrophils. J Leukoc Biol 79:1140–1149

51. Koga Y, Matsuzaki A, Suminoe A, Hattori H, Hara T (2004) Neutrophil-derived TNF-related apoptosis-inducing ligand (TRAIL): a novel mechanism of antitumor effect by neutrophils. Cancer Res 64:1037–1043

52. Tecchio C, Huber V, Scapini P, Calzetti F, Margotto D, Todeschini G, Pilla L, Martinelli G, Pizzolo G, Rivoltini L, Cassatella MA (2004) IFNalpha-stimulated neutrophils and monocytes release a soluble form of TNF-related apoptosis-inducing ligand (TRAIL/Apo-2 ligand) displaying apoptotic activity on leukemic cells. Blood 103:3837–3844

53. Owen CA, Hu Z, Lopez-Otin C, Shapiro SD (2004) Membrane-bound matrix metalloproteinase-8 on activated polymorphonuclear cells is a potent, tissue inhibitor of metalloproteinase-resistant collagenase and serpinase. J Immunol 172:7791–7803

54. Balbin M, Fueyo A, Tester AM, Pendas AM, Pitiot AS, Astudillo A, Overall CM, Shapiro SD, Lopez-Otin C (2003) Loss of collagenase-2 confers increased skin tumor susceptibility to male mice. Nat Genet 35:252–257

55. Gutierrez-Fernandez A, Fueyo A, Folgueras AR, Garabaya C, Pennington CJ, Pilgrim S, Edwards DR, Holliday DL, Jones JL, Span PN, Sweep FC, Puente XS, Lopez-Otín C (2008) Matrix metalloproteinase-8 functions as a metastasis suppressor through modulation of tumor cell adhesion and invasion. Cancer Res 68:2755–2763

56. Korkmaz B, Moreau T, Gauthier F (2008) Neutrophil elastase, proteinase 3 and cathepsin G: physicochemical properties, activity and physiopathological functions. Biochimie 90:227–242

57. Pham CTN (2008) Neutrophil serine proteases fine-tune the inflammatory response. Int J Biochem Cell Biol 40:1317–1333

58. Gregory AD, Houghton AM (2011) Tumor-associated neutrophils: new targets for cancer therapy. Cancer Res 71:2411–2416

59. Houghton AM, Rzymkiewicz DM, Ji H, Gregory AD, Egea EE, Metz HE, Stolz DB, Land SR, Marconcini LA, Kliment CR, Jenkins KM, Beaulieu KA, Mouded M, Frank SJ, Wong KK, Shapiro SD (2010) Neutrophil elastase-mediated degradation of IRS-1 accelerates lung tumor growth. Nat Med 16:219–223

60. Metz HE, Houghton AM (2010) Insulin receptor substrate regulation of phosphoinositide 3-kinase. Clin Cancer Res 17:206–211

61. Paez JG, Sellers WR (2003) PI3K/PTEN/AKT pathway. A critical mediator of oncogenic signaling. Cancer Treat Res 115:145–167

62. Sun Z, Yang P (2004) Role of imbalance between neutrophil elastase and alpha 1-antitrypsin in cancer development and progression. Lancet Oncol 5:182–190

63. Sato T, Takahashi S, Mizumoto T, Harao M, Akizuki M, Takasugi M, Fukutomi T, Yamashita J (2006) Neutrophil elastase and cancer. Surg Oncol 15:217–222

64. Gaida MM, Steffen TG, Günther F, Tscharganeh DF, Felix K, Bergmann F, Schirmacher P, Hänsch GM (2012) Polymorphonuclear neutrophils promote dyshesion of tumor cells and elastase-mediated degradation of E-cadherin in pancreatic tumors. Eur J Immunol. doi:10.1002/eji.201242628

65. Chua F, Laurent GJ (2006) Neutrophil elastase: mediator of extracellular matrix destruction and accumulation. Proc Am Thorac Soc 3:424–427

66. Cai TQ, Wright SD (1996) Human leukocyte elastase is an endogenous ligand for the integrin CR3 (CD11b/CD18, Mac-1, alpha M beta 2) and modulates polymorphonuclear leukocyte adhesion. J Exp Med 184:1213–1223

67. Klein G, Vellenga E, Fraaije MW, Kamps WA, de Bont ES (2004) The possible role of matrix metalloproteinase (MMP)-2 and MMP-9 in cancer, e.g. acute leukemia. Crit Rev Oncol Hematol 50:87–100

68. Westermarck J, Kahari VM (1999) Regulation of matrix metalloproteinase expression in

tumor invasion. FASEB J 13:781–792

69. Xie K (2001) Interleukin-8 and human cancer biology. Cytokine Growth Factor Rev 12:375–391

70. Faurschou M, Borregaard N (2001) Neutrophil granules and secretory vesicles in inflammation. Microbes Infect 5:1317–1327

71. Nozawa H, Chiu C, Hanahan D (2006) Infiltrating neutrophils mediate the initial angiogenic switch in a mouse model of multistage carcinogenesis. Proc Natl Acad Sci USA 103:12493–12498

72. Bekes EM, Schweighofer B, Kupriyanova TA, Zajac E, Ardi VC, Quigley JP, Deryugina EI (2011) Tumor-recruited neutrophils and neutrophil TIMP-free MMP-9 regulate coordinately the levels of tumor angiogenesis and efficiency of malignant cell intravasation. Am J Pathol 179:1455–1470

73. Ardi VC, Kupriyanova TA, Deryugina EI, Quigley JP (2007) Human neutrophils uniquely release TIMP-free MMP-9 to provide a potent catalytic stimulator of angiogenesis. Proc Natl Acad Sci USA 2007(104):20262–20267

74. Ardi VC, Van den Steen PE, Opdenakker G, Schweighofer B, Deryugina EI, Quigley JP (2009) Neutrophil MMP-9 proenzyme, unencumbered by TIMP-1, undergoes efficient activation in vivo and catalytically induces angiogenesis via a basic fibroblast growth factor (FGF-2)/ FGFR-2 pathway. J Biol Chem 284:25854–25866

75. Opdenakker G, Van den Steen PE, Dubois B, Nelissen I, Van Coillie E, Masure S, Proost P, Van Damme J (2001) Gelatinase B functions as regulator and effector in leukocyte biology. J Leukoc Biol 69:851–859

76. Van den Steen PE, Dubois B, Nelissen I, Rudd PM, Dwek RA, Opdenakker G (2002) Biochemistry and molecular biology of gelatinase B or matrix metalloproteinase-9 (MMP-9). Crit Rev Biochem Mol Biol 37:375–536

77. Bausch D, Pausch T, Krauss T, Hopt UT, Fernandez-del-Castillo C, Warshaw AL, Thayer SP, Keck T (2011) Neutrophil granulocyte derived MMP-9 is a VEGF independent functional component of the angiogenic switch in pancreatic ductal adenocarcinoma. Angiogenesis 14:235–243

78. Madsen CD, Sahai E (2010) Cancer dissemination — lessons from leukocytes. Dev Cell 19:13–26

79. Wu QD, Wang JH, Condron C, Bouchier-Hayes D, Redmond HP (2001) Human neutrophils facilitate tumor cell transendothelial migration. Am J Physiol Cell Physiol 280:C814–C822

80. Slattery MJ, Dong C (2003) Neutrophils influence melanoma adhesion and migration under flow conditions. Int J Cancer 106:713–722

81. Dong C, Slattery MJ, Liang S, Peng HH (2005) Melanoma cell extravasation under flow conditions is modulated by leukocytes and endogenously produced interleukin 8. Mol Cell Biomech 2:145–159

82. Spicer JD, McDonald B, Cools-Lartigue JJ, Chow SC, Giannias B, Kubes P, Ferri LE (2012) Neutrophils promote liver metastasis via Mac-1-mediated interactions with circulating tumor cells. Cancer Res 72:3919–3927

83. Liang S, Slattery MJ, Dong C (2005) Shear stress and shear rate differentially affect the multi-step process of leukocyte-facilitated melanoma adhesion. Exp Cell Res 10:282–292

84. Liang S, Fu C, Wagner D, Guo H, Zhan D, Dong C, Long M (2008) Two-dimensional kinetics of beta 2-integrin and ICAM-1 bindings between neutrophils and melanoma cells in a shear flow. Am J Physiol Cell Physiol 294:C743–C753

85. Fu C, Tong C, Wang M, Gao Y, Zhang Y, Lu S, Liang S, Dong C, Long M (2011) Determining beta2-integrin and intercellular adhesion molecule 1 binding kinetics in tumor cell adhesion to leukocytes and endothelial cells by a gas-driven micropipette assay. J Biol Chem 286:34777–34787

86. Wedepohl S, Beceren-Braun F, Riese S, Buscher K, Enders S, Bernhard B, Kilian K, Blanchard V, Dernedde J, Tauber R (2012) L-Selectin — a dynamic regulator of leukocyte migration. Eur J Cell Biol 91:257–264

87. Patel KD, Cuvelier SL, Wiehler S (2002) Selectins: critical mediators of leukocyte recruitment. Semin Immunol 14:73–81

88. Waugh DJ, Wilson C (2008) The interleukin-8 pathway in cancer. Clin Cancer Res 14:6735–6741

89. Huh SJ, Liang S, Sharma A, Dong C, Robertson GP (2010) Transiently entrapped circulating tumor cells interact with neutrophils to facilitate lung metastasis development. Cancer Res 70:6071–6082

90. Peng HH, Liang S, Henderson AJ, Dong C (2007) Regulation of interleukin-8 expression in melanoma-stimulated neutrophil inflammatory response. Exp Cell Res 313(551–55):9

91. Glinsky VV, Glinsky GV, Glinskii OV, Huxley VH, Turk JR, Mossine VV, Deutscher SL, Pienta KJ, Quinn TP (2003) Intravascular metastatic cancer cell homotypic aggregation at the sites of primary attachment to the endothelium. Cancer Res 63:3805–3811

92. Glinskii OV, Huxley VH, Glinsky GV, Pienta KJ, Raz A, Glinsky VV (2005) Mechanical entrapment is insufficient and intercellular adhesion is essential for metastatic cell arrest in distant organs. Neoplasia 7:522–527

93. Criscuoli ML, Nguyen M, Eliceiri BP (2005) Tumor metastasis but not tumor growth is dependent on Src-mediated vascular permeability. Blood 105:1508–1514

94. Galaup A, Cazes A, Le Jan S, Philippe J, Connault E, Le Coz E, Mekid H, Mir LM, Opolon P, Corvol P, Monnot C, Germain S (2006) Angiopoietin-like 4 prevents metastasis through inhibition of vascular permeability and tumor cell motility and invasiveness. Proc Natl Acad Sci USA 103:18721–18726

95. Hor WS, Huang WL, Lin YS, Yang BC (2003) Cross-talk between tumor cells and neutrophils through the Fas (APO-1, CD95)/FasL system: human glioma cells enhance cell viability and stimulate cytokine production in neutrophils. J Leukoc Biol 73:363–368

96. Klink M, Nowak M, Kielbik M, Bednarska K, Blus E, Szpakowski M, Szyllo K, Sulowska Z (2012) The interaction of HspA1A with TLR2 and TLR4 in the response of neutrophils induced by ovarian cancer cells in vitro. Cell Stress Chaperones 17:661–674

97. Kregel KC (2002) Heat shock proteins: modifying factors in physiological stress responses and acquired thermotolerance. J Appl Physiol 92:2177–2186

98. Daugaard M, Rohde M, Jaattela M (2007) The heat shock protein 70 family: highly homologous proteins with overlapping and distinct functions. FEBS Lett 581:370–3710

99. Theriault JR, Mambula SS, Sawamura TM, Stevenson MA, Calderwood SK (2005) Extracellular HSP70 binding to surface receptors present on antigen presenting cells and endothelial/epithelial cells. FEBS Lett 579:1951–1960

100. Asea A (2008) Heat shock proteins and Toll-like receptors. Handb Exp Pharmacol 183:111–117

101. Caruso RA, Muda AO, Bersiga A, Rigoli L, Inferrera C (2002) Morphological evidence of neutrophil–tumor cell phagocytosis (cannibalism) in human gastric adenocarcinomas. Ultrastruct Pathol 26:315–321

102. Fais S (2007) Cannibalism: a way to feed on metastatic tumors. Cancer Lett 258:155–164

103. Singhal N, Handa U, Bansal C, Mohan H (2011) Neutrophil phagocytosis by tumor cells—a cytological study. Diagn Cytopathol 39:553–555

104. Caruso RA, Fedele F, Finocchiaro G, Arena G, Venuti A (2012) Neutrophil–tumor cell phagocytosis (cannibalism) in human tumors: an update and literature review. Exp Oncol 34:306–311

105. Matarrese P, Ciarlo L, Tinari A, Piacentini M, Malorni W (2008) Xeno-cannibalism as an exacerbation of self-cannibalism: a possible fruitful survival strategy for cancer cells. Curr Pharm Des 14:245–252

106. Blaheta RA, Powerski M, Hudak L, Juengel E, Jonas D, von Knethen A, Doerr HW, Cinatl J (2009) Tumour–endothelium crosstalk blocks recruitment of neutrophils to endothelial cells. A novel mechanism of endothelial cell anergy. Neoplasia 11:1054–1063

# 第 8 章

## 肿瘤的免疫编辑：在实体瘤中的清除、平衡和免疫逃逸

Jacek R. Wilczynski，Marek Nowak

▶ 摘要：为强调肿瘤和宿主免疫系统之间的动态过程，原先发现的肿瘤免疫监视的概念现在已经被肿瘤免疫编辑所取代。肿瘤的免疫编辑由三个阶段组成：清除、平衡和逃逸。由肿瘤细胞和宿主间质细胞组成的实体瘤是免疫编辑功能的三个阶段如何演变，以及如何被宿主的免疫系统塑造成最终抗性表型的例子。在本章中将详细介绍清除、平衡和逃逸，包括免疫监视，肿瘤休眠，抗原呈递机制的破坏，肿瘤浸润性免疫细胞，对凋亡的抵抗以及肿瘤基质、微泡、外泌体和炎症的作用。

▶ 缩略语表

| | | | |
|---|---|---|---|
| AFP | 甲胎蛋白 | EGF | 表皮生长因子 |
| APCs | 抗原呈递细胞 | EMT | 上皮-间充质转化或转换 |
| APM | 抗原加工机制 | EOC | 上皮性卵巢癌 |
| CAFs | 癌相关成纤维细胞 | FasL | Fas 配体 |
| CCR7 | 7 型 C—C 趋化因子受体 | FGF | 成纤维细胞生长因子 |
| CEA | 癌胚抗原 | GITR | 糖皮质激素诱导的肿瘤坏死因子受体 |
| COX | 环氧化酶 | | |
| CSCs | 肿瘤干细胞 | GLI | 胶质瘤相关的同源癌基因 |
| CSF-1 | 集落刺激因子 1 | GM-CSF | 粒细胞-巨噬细胞集落刺激因子 |
| CTLA-4 | 细胞毒性 T 淋巴细胞抗原 4 | | |
| CTLs | 细胞毒性 T 淋巴细胞 | Hh | Hedgehog 信号 |
| CXCR1 | 白细胞介素 8 受体 α | HIF-1α | 缺氧诱导因子 1α |
| DCs | 树突状细胞 | HLA | 人类白细胞抗原 |
| DTCs | 孤播散的肿瘤细胞 | HPV | 人乳头瘤病毒 |
| ECM | 细胞外基质 | Hsp | 热休克蛋白 |

J. R. Wilczynski

Department of Gynecology, Polish Mother's Memorial Hospital-Research Institute，Lodz，Poland

Medical University of Lodz，Lodz，Poland

e-mail：jrwil@post.pl

M. Nowak

Department of Gynecology and Gynecologic Oncology，Polish Mother's Memorial Hospital-Research Institute，Lodz，Poland

IAPs　凋亡蛋白抑制物

ICAM-1　细胞间黏附分子 1

IDO　吲哚胺 2,3-双加氧酶

IFN　干扰素

IGF　胰岛素样生长因子

IL　白细胞介素

ILT　免疫球蛋白样转录物

JAK　JANUS 激酶

JNK　c- Jun N 末端激酶

MAPK　丝裂原活化蛋白激酶

M-CSF　巨噬细胞集落刺激因子

MDSCs　髓源性抑制细胞

MMPs　基质金属蛋白酶

MVD　微血管密度

NF-κB　核因子 κB

NK　自然杀伤细胞

NKG2D　NK 细胞的激活受体

NKT　自然杀伤 T 细胞

NO　一氧化氮

PBLs　外周血淋巴细胞

PD-1　程序性死亡蛋白 1 及其配体 PD-L1（也称为 B7-H1）

PDGF　血小板源性生长因子

PGE2　前列腺素 E2

RANTES　调节活化正常 T 细胞表达与分泌的趋化因子（CCL5）

RCAS1　SiSo 细胞表达的受体结合性肿瘤抗原

RNS　活性氮

ROI　活性氧中间体

STAT　信号转导与转录激活因子

TAA　肿瘤相关抗原

TAMs　肿瘤相关巨噬细胞

TANs　肿瘤相关嗜中性粒细胞

TAP　抗原肽转运体

TCR　T 细胞受体

TEMs　表达 Tie-2 的单核细胞/巨噬细胞

TGF-β　转化生长因子 β

TILs　肿瘤浸润性淋巴细胞

TLR　Toll 样受体

TNF-α　肿瘤坏死因子 α

TR1 cells　1 型调节性 T 细胞

TRAIL　肿瘤坏死因子相关的凋亡诱导配体

Tregs　调节性 T 细胞

TSA　肿瘤特异性抗原

uPAR　尿激酶型纤溶酶原激活物受体

VCAM-1　血管细胞黏附分子 1

VEGF　血管内皮生长因子

## 8.1　引言

肿瘤免疫监视的想法是建立在癌细胞被识别为非自体细胞并诱导宿主反应的假设之上的。事实上，癌细胞与正常的人体细胞不同。肿瘤细胞表达其自身的表面抗原，而这些抗原是可以作为体液或细胞反应的靶点的。

最初，肿瘤抗原分为只存在于肿瘤细胞上的肿瘤特异性抗原（TSA）和既存在于肿瘤细胞中也存在于非肿瘤细胞中的肿瘤相关抗原（TAA）。然而在随后的研究中，最初被认为是 TSA 的抗原也已发现存在于正常的人体细胞上。目前，肿瘤抗原的分类是基于其分子结构和起源。因此，有分化抗原（如黑色素瘤的酪氨酸酶或 GP-100），过表达/扩增抗原（如卵巢癌和乳腺癌的 HER-2/neu），突变抗原（如多种肿瘤的 p53 和 Ras），睾丸肿瘤抗原（如卵巢癌的 NY-ESO-1），糖脂抗原（如卵巢癌的 MUC-16），瘤胎抗原（如生殖细胞肿瘤的 AFP，结直肠癌的 CEA），以及病毒抗原（如子宫颈癌的人乳头状瘤病毒）[1]。迄今为止，已有一千多种肿瘤抗原被记载（肿瘤免疫组数据库）。从概念上讲，TAAs 可分为三组：自身抗原或肿瘤细胞上过度表达或异常表达的胚胎抗原，经过肿瘤特异性干扰修饰的自身抗原，以及源自突变、染色体畸变和病毒转化的新抗原[2]。

因此，完整的免疫系统可以识别 TAA 并防止癌症的发展，这个过程最初被称为免疫监视[3]。宿主反应涉及密切合作的固有免疫系统和适应性免疫系统。一般来说，固有免疫系统主要负责早期检测并清除恶性细胞，而适应性免疫系统则是控制肿瘤进展。然而，癌细胞已经发展出多种策略来逃避宿主免疫系统。它们隐藏表面抗原并下调与免疫细胞相互作用所必须分子的表达，它们还产生并释放对宿主适应性免疫反应产生修饰作用或诱导免疫细胞凋亡的因子（细胞因子、酶）[4,5]。这些宿主-肿瘤的相互作用可能会或可能不会导致肿瘤的清除。当宿主介导的抗肿瘤免疫变强，肿瘤细胞被清除；否则，肿瘤细胞发生免疫逃逸，并迅速成长[1,6]。

强调肿瘤与宿主免疫系统之间的动态过程，肿瘤免疫监视的概念[3]已被现在的肿瘤免疫编辑概念所取代[7]。肿瘤免疫编辑包括三个阶段：清除、平衡和逃逸。在清除过程中，新生的转化细胞被固有免疫系统和适应性免疫系统识别并消灭——如果所有的肿瘤细胞都被清除，肿瘤免疫编辑完成，这与肿瘤免疫监视一致。如果在开始时转化细胞并没有被完全清除，免疫压力会导致选择出免疫原性降低的克隆，这些克隆会在随后的平衡阶段对免疫系统有抵抗力——通常在临床上仍不能检测到肿瘤。正在生长中的肿瘤产生炎性和免疫抑制的微环境，导致宿主免疫功能损坏，并使肿瘤逃逸免疫监视，导致肿瘤的生长和转移。

## 8.2 宿主免疫监视肿瘤-清除

肿瘤免疫监视的主要效应物是自然杀伤（NK）细胞、自然杀伤 T（NKT）细胞、$\gamma\delta$T细胞、细胞毒性 T 淋巴细胞（CTL）、干扰素（IFN）$\gamma$、穿孔素和 Fas/FasL 系统。它们在肿瘤免疫监视中的作用首先在免疫操纵的小鼠中被确认和描述[8,9]。随后，临床研究结果支持来自动物的研究结论。在许多肿瘤中发现存在高密度的 NK 细胞和肿瘤浸润性淋巴细胞（TIL），且在卵巢癌、乳腺癌、肺癌、口腔癌、食道癌、胃癌、结直肠癌、恶性黑色素瘤的患者中与良好预后和生存率密切相关[10~19]。此外，肿瘤特异性细胞（T 细胞）和体液（抗体）反应的存在与癌症患者较好的预后相关[20]。

当肿瘤部位生长（进展）中的肿瘤细胞、巨噬细胞和间质细胞释放炎性细胞因子招募和激活其他固有效应性细胞如 NK 细胞、NKT 细胞和 $\gamma\delta$ T 细胞时，清除过程开始。它们识别并通过穿孔素、Fas/FasL 途径、TRAIL 和 IFN-$\gamma$ 破坏肿瘤细胞[21~23]。分泌型 IFN-$\gamma$ 发挥细胞毒作用并诱导癌细胞凋亡[24,25]。坏死的肿瘤细胞释放的肿瘤抗原能引起适应性反应。NK 细胞促进树突状细胞（DC）的成熟及迁移到区域淋巴结。DCs 摄取被破坏的肿瘤细胞及其肿瘤抗原，并在成熟和迁移到区域淋巴结后呈递抗原给初始 CD4$^+$ T 细胞。这种呈递会导致肿瘤特异性 CD4$^+$ T 细胞和 CD8$^+$ T 细胞（CTL）的克隆扩增，肿瘤特异性 CTLs 浸润入肿瘤部位并清除剩余的表达肿瘤抗原的肿瘤细胞[8]。当所有的肿瘤细胞都被破坏后，清除过程完毕。然而，最终可能并不那么成功。

垂死的转化细胞（以及正常人体细胞）释放危险信号，如尿酸、热休克蛋白和细胞外基质衍生物，这些物质可诱导促炎应答，激活固有免疫系统[26,27]。有限的炎症反应通常有助于清除肿瘤细胞，但强烈的炎症可能会促进肿瘤进展，其中包括形成反馈环路刺激释放免疫抑制性细胞因子如白细胞介素（IL）-10 和转化生长因子 $\beta$（TGF-$\beta$）[28]。此外，肿瘤细胞在宿主免疫压力下的遗传不稳定性造成了更低免疫原性的细胞类型的出现[20]。总之，免疫反应的减弱和转化细胞免疫原性的下降可能会导致肿瘤免疫编辑的下一个步骤——平衡和/或逃逸。

## 8.3 肿瘤休眠与肿瘤-免疫平衡

肿瘤休眠被用来定义一种临床现象，那就是被认为完全治愈、不患病的病人在很长一段时间后全身或局部肿瘤复发，已在多种肿瘤中观察到这种情况，包括乳腺癌、前列腺癌、肾癌、甲状腺癌和黑色素瘤[29]。初始治疗 10～20 年后复发的乳腺癌在患者人群中占 1.5％的稳定比例[30]。调查还显示，36％的乳腺癌患者在乳房切除术后循环系统中仍存在肿瘤细胞长达 7～22 年[31]。

临床上肿瘤休眠可能与肿瘤干细胞的存在有关（CSCs），它驻留在骨髓中或存活于转移微环境中，处于细胞周期停滞状态，并可抵抗化疗和放疗[32,33]。高度致瘤的 CD133b+黑色素瘤 CSCs 和 CD44+CD24-细胞角蛋白+乳腺癌干细胞样细胞已经在患者的骨髓中被观察到[34,35]。干细胞表型依赖于细胞通过一组转录因子进行细胞重编程，这些转录因子包括 Sox2、c-Myc、Klf4、Oct4、Nanog 和 Lin28。已证明在多种肿瘤中这些转录因子过度表达，如胃肠道、肺和结肠的癌症[36]。Nanog 是几种途径的共调节分子：c-Met 受体酪氨酸激酶、Hedgehog 和 TGF-β 信号[37~39]。此外，调节上皮-间充质转化或转换（EMT）以及下调 p53 表达的转录因子也能够诱导肿瘤细胞的干细胞特性[36]。微环境信号可影响肿瘤干细胞（CSCs）的发展，通过缺氧诱导因子 1α（HIF-1α）诱导的组织缺氧、通过信号转导和转录活化因子（STAT）3 诱导的炎症、核因子（NF）κB 与 Hh 信号、表皮生长因子（EGF）、转化生长因子 β 以及 IL-6 都是 CSC 发展的诱导剂。最后，一些表观遗传学事件，如 DNA 甲基化和组蛋白乙酰化/甲基化也能够激活 CSC 的表型[36]。

已经有许多假说被用来解释休眠的肿瘤细胞的行为和临床休眠，包括血管生成不足，微转移的存在，成功治疗后宿主免疫监视的恢复，播散全身的肿瘤细胞对激素或环境因素的反应，或通过器官大小调节基因来调节休眠肿瘤细胞池等理论[29]。所有这些理论都是基于实验和临床证据，因此，可以合理假设肿瘤休眠是一种依赖于多种机制的复杂现象。血管生成不足是小肿瘤块休眠的可疑原因之一，这个小的休眠肿瘤块既可以是正在生长的初期肿瘤也可以是微小转移灶（血管生成休眠）[40]，它可以缓慢地增殖，但是却没有血管，要么是因为血管生成因子表达的缺乏，要么是因为血管生成抑制物的表达上调。增殖速率和凋亡速率相互平衡，使肿瘤具有稳定的大小[41]。黑色素瘤转移的行为可以证实这种假说。微转移表明增殖速率和微血管密度都很低，而巨大的转移灶则说明在增殖潜力和血管分布两方面都更高[42]。小肿瘤休眠的另一个原因是通过依赖于细胞毒效应物的细胞凋亡与细胞增殖（免疫休眠）间的平衡来实现免疫监视[43]。

另一个问题是孤立细胞的休眠，这种细胞可能源于产生向远端器官扩散的早期单细胞的小肿瘤，或者来自首次治疗后遗留的孤播散的肿瘤细胞（DTCs）。在临床上小"沉默"肿瘤已经在 39％的 40～50 岁女性的乳房中发现，并在 46％的 60～70 岁男性的前列腺中发现，这是车祸死亡后的尸检结果，然而我们知道，在这个年龄段的人口中只有 1％～1.5％有临床上可识别的肿瘤[44~46]。研究提出了早期扩散的可能性，结果显示乳腺导管原位癌（DCIS）产生播散细胞[47]。由癌前病变产生的这些早期的 DTCs 是不能够启动在靶器官中的转移性生长的，这是因为其遗传变异不足以及环境中存在抑制性信号，因此，进入一种细胞凋亡受到抑制但却保持休眠的状态[48]。与之相似的是，在被诊断为乳腺癌的患者中发现大约有 30％的人在骨髓中已经有微转移灶，但只有其中 50％的人在临床上表现出明显的骨转移[31]。大多数的孤立休眠细胞已从多种癌症患者的骨髓中分离出来，它们表现为增殖性沉默，主要是基于 G0/G1 期停滞，这与过度表达 p21 和 p27 蛋白有关（细胞休眠）[49]。下调尿激酶受体（uPAR）、β1-整合素、黏着斑激酶（FAK）和表皮生长因子受体（EGFR）降低了来自 ECM 的增殖信号，长期抑制 uPAR 激活了持久休眠，这已经通过在鳞癌细胞株中抑制 uPAR 而得到证明。引发休眠的可能机制是在肿瘤细胞中 uPAR 介导建立了一种不平衡，这种不平衡有利于 p38/应激活化蛋白激酶（SAPK），而不利于细胞外信号调节激酶/丝裂原活化蛋白激酶（ERK/MAPK）信号，这也能激活内质网应激样反应和细胞 G0/G1 期停滞[50]。纤连蛋白和 α5β1 整合素之间的相互作用也依赖于 uPAR 并能够调整 ECM 的功能[51]，这意味着与 ECM 不适当的相互作用可能会引发细胞休眠[52,53]。人们已经注意到鳞癌和乳腺癌的 DTC 中存在受损的经整合素和黏附信号传导的途径[54~56]。干扰与细胞外基质的相互作用也可能会引发自噬，自噬是一种自我消化过程，在这个过程中，癌细胞通过胞质组分的受控崩解，获得了一种促存活表型。在应激状态的卵巢癌细胞中已证实有自噬和休眠的存在[57]。DTCs 沉默的另一个调节分子-转录因子 HES-1，能够诱导休眠，防止细胞衰老和终末分化，这已在黑色素瘤细胞中得到证实[49]。

19 世纪 Paget 的一个重要发现加深了我们对休眠的理解，他发现转移的癌细胞的生存潜力不仅取决于其内在的细胞特性，同时也依赖于靶器官中敌对的或适宜的环境的存在（"种子和土壤"学说）[40]。现代研究支持这一观点，因为肿瘤细胞可以通过来自于微环境的和依赖于治疗的信号使自身转变成静止状态[58]。已经证明，细胞散播至骨髓的乳腺癌患者相比那些癌细胞转移到其他器官的患者具有较长的无病期[59]。鳞癌细胞可转移到多个器官，包括肺、肝、骨髓、脾和淋巴结；然而，只有在肺部和淋巴结，它们才发展成为临床转移灶[60]。此外，小鼠模型表明播散到骨髓中的癌细胞没有扩大，除非它们被移植到接受照射的受体中[61]。在靶器官中负责 DTCs 静止的基因（包括 MKK4、MKK6、KISS1）和一些其他基因被激活，而在原发肿瘤中它们没有被激活，这进一步证明了环境与 DTCs 的行为之间的联系[62]。其中一些基因激活 p38α/β 并抑制 ERK1/2 的信号，引发细胞静止的表观遗传调控[48]。TGF-β 可能是细胞休眠的另一种调节器，但其功能依赖于靶器官的类型、其他信号以及癌细胞激活细胞替代途径来促使 TGF-β 活性增加的能力[48]。原发肿瘤也可能影响 DTCs 的休眠，其基因特征可以决定 DTCs 的行为，这已在乳腺癌中被证实，在乳腺癌中，一些基因可以预示是长期的还是短期的无转移期[48]。DTCs 的调控可能通过两种机制：一种机制是 DTCs 自我播种至原发灶，这通常会增加其攻击性；另一种机制是肿瘤通过内分泌因子刺激远处的微小转移灶[48]。后一种机制更有趣，因为"煽动者"肿瘤分泌到循环系统中的骨桥蛋白激活了骨髓源性细胞，这些细胞迁移进入休眠肿瘤并刺激癌相关成纤维细胞（CAFs），使休眠细胞转换为恶性增殖表型[63]。

肿瘤免疫平衡的状态与肿瘤免疫休眠密切相关，此时小的肿瘤可以被宿主效应性细胞控制。小鼠研究表明，肿瘤移植入 T 细胞、IFN-γ 和 IL-12 缺陷的小鼠后剧烈增殖，但是当再次被移植到有免疫活性的野生型小鼠后被清除。耗竭固有免疫的 NK 细胞或中和 NK 细胞的活化受体（NKG2D）以及 TRAIL 途径均无效[64]。同样的，接受适应性免疫治疗的小鼠可以长期存活，然而，小鼠并没有完全清除移植的前列腺癌，而是在肿瘤很小的时候就已经将其控制[65]。在另一组小鼠的研究中还观察到 CD8+ T 细胞和小的皮肤肿瘤之间的平衡[66]。这些发现严格表明适应性 T 效应性细胞、IFN-γ 和 IL-12 在控制肿瘤生长中起着重要的作用[64]。在肿瘤-免疫平衡状态下的肿瘤已经被证明是缓慢增殖的，伴随着死亡细胞比率的增加以及宿主免疫效应物的存在[64]。临床观察似乎证明了人类肿瘤生长的肿瘤-免疫平衡阶段，研究表明，晚期肺癌的缓解主要发生在免疫缺陷的人身上，还包括那些无意中接受具有免疫活性的器官供者的小肿瘤后临床症状变为明显的免疫抑制的接受者[67,68]。

## 8.4　肿瘤逃逸机制

### 8.4.1　抗原呈递机制的破坏，HLA-G 和协同刺激分子

肿瘤相关性抗原源自肿瘤细胞上过表达或异常表达的自身抗原或胚胎抗原，转录后被肿瘤特异性干扰所修饰过的自身抗原，以及源自突变、染色体畸变和病毒转化的新抗原[2]。大多数实体肿瘤表达自身抗原或修饰过的自身抗原，由于中央或外周耐受而使 T 效应性细胞不能正确地识别它们。外周耐受可以通过交叉激活过程被克服，在这一过程中，DCs 为了有效地刺激效应性 T 细胞，需要通过 Toll 样受体（TLRs）识别"危险信号"（病原相关的分子模式——PAMP）相关性抗原。通常情况下，"危险信号"来源于微生物；然而在肿瘤中，坏死细胞可以输送损伤相关分子模式（DAMPS）信号，包括钙网蛋白和高迁移率族蛋白 B1（HMGB1）[69,70]。浆样树突状细胞上受肿瘤诱导的 TLR9 受体的低表达已在头颈部鳞癌中被观察到[71]。在结肠癌患者中，TLR4 功能的丧失导致了无进展生存期变短[69]。没有被"危险信号"激活的 DCs 在 MHC 分子存在的情况下能够呈递肿瘤抗原；然而这一过程会引发交叉耐受机制下的 T 细胞无能和细胞凋亡[72]。在肿瘤患者中的观察揭示了人类白细胞抗原的可溶性形式（sHLA）的存在，关于 sHLA 在肿瘤中的浓度的数据是不一致的，这取决于肿瘤的类型和 HLA 的同种异型。增加的、不变的或减少的 sHLA 水平已在胰腺癌、黑色素瘤和胃癌中被分别记载，sHLA 可能下调 CTL 和 NK 细胞的活性[73]。肿瘤被效应性 T 细胞识别的机制也会被异常的抗原呈递机制所干扰，包括由于基因突变、杂合性丢失和转录调控紊乱所导致的 I 类 HLA 抗原的丢失或下调[2]，这些机制已被证实在食管癌、前列腺癌和肺癌中存在。肿瘤不仅能够自发地丢失 HLA 抗原和 TAAs，还会在接受过继性 CD8⁺ T 细胞治疗后反应性丢失。最初认为在转移和复发的肿瘤中以效应性 MART-1/Melan A 靶向过继性 T 细胞治疗 HLA-A2 阳性的黑色素瘤是无效的，原因是 MART-1 和 HLA-A2 分子的表达缺失[74~76]。在黑色素瘤和结肠癌中已观察到 β2-微球蛋白的突变[77]。肿瘤的特征还表现在抗原肽转运体（TAP）以及低分子量多肽（LMP）2 和 LMP7 免疫蛋白酶亚基的获得性缺陷[78]。在黑色素瘤和肾癌中，HLA I 类抗原的低表达被证明是由 TAP-1 和 TAP-2 的甲基化所引起的[79]。干扰素能够上调 HLA 分子，但在 IFN-γ 信号方面存在缺陷——如 Janus 激酶（JAK）1 和 2 的突变也可降低其表达[80]。在头颈部鳞癌中，HLA I 类抗原表达的下调以及负责抗原处理机制（APM）的成员的功能缺陷都与区域淋巴结中 CD8⁺ T 细胞浸润、转移减少以及预后差有关[81]。

尽管存在这些机制，活化的 NK 细胞应当能够识别并杀伤 HLA-阴性肿瘤细胞。然而，为了避免 CTL 和 NK 细胞的攻击，肿瘤细胞表面表达一种具有免疫调节作用的非经典 I 类 HLA 抗原 HLA-G[73,82]。表观遗传变化（如去甲基化或组蛋白乙酰化）可能导致癌细胞异常的 HLA-G 表达[83]。不幸的是，似乎宿主对抗肿瘤的免疫监视启动了 HLA-G，因为产生 IFN-γ 的免疫效应性细胞上调了 HLA-G 的表达。此外，肿瘤浸润的免疫细胞也获得了 HLA-G 阳性表型，它能在肿瘤内部产生强烈的免疫抑制环境。通过与肿瘤和调节细胞上的 HLA-G 接触，并通过胞啃来自 DCs 的包含 HLA-G 的细胞膜碎片，效应性细胞被抑制并转变成耐受状态[84]。HLA-G 的具有杀伤抑制性受体（KIRs）功能的多个受体已被识别，包括 KIR2DL4/p49、免疫球蛋白样转录物（ILT）-2 和 ILT-4，同时，它们也被发现表达于 NK 细胞、T 淋巴细胞和 B 淋巴细胞、巨噬细胞和 DCs 中。因此，HLA-G 不仅能够抑制 NK 细胞的细胞毒性作用，还能够调节 DCs 的活性，从而抑制增生性 T 细胞反应[84~87]。通

过抑制性 ILT-2 受体，HLA-G 干扰了 T 细胞活化，并降低了 CD3ζ 的磷酸化作用和 IL-2 的分泌[88]。另外，除了表达膜结合的 IILA-G，肿瘤还能分泌其可溶性形式（sHLA-G），这种可溶性形式具有较强的全身性免疫调节特性。sHLA-G 诱导激活的 CD8[+] CTL 细胞的 Fas 依赖性细胞凋亡，并减少 CD4[+] T 细胞的辅助活性。不管是膜结合的 HLA-G 还是可溶性的 HLA-G，都能诱导 Th2 细胞因子的产生，包括 IL-10，以这种方式创建一个自我增强的调节回路。HLA-G 也可以存在于外泌体中，并以这种方式从肿瘤细胞分散至循环系统中[84]。在已形成的肿瘤内，存在多种因素能够引发并支持 HLA-G 的表达，包括缺氧（通过 HIF-1α）、慢性炎症（通过 NF-κB）和免疫抑制性 IL-10[89]。转录因子 NF-κB 的活化剂也能刺激可溶性 HLA-G 从肿瘤细胞上脱落下来[90,91]。HLA-G 分子已被证实在多种肿瘤中存在，特别是那些与炎症有关的肿瘤[84,92]，可溶性 HLA-G 的浓度与肿瘤的大小有关[93]。除了 HLA-G，其他一些非经典的 HLA 分子如 HLA-E 和 HLA-F 也已在肿瘤中有记载（如肺癌），并且它们的表达预示着不良预后[94]。HLA-E 通过 CD94/NKG2A KIR 对淋巴细胞施加额外的抑制信号，而 HLA-G 对这种分子有稳定作用[85]。

NKG2D（自然杀伤家族 2 成员 D）受体表达于 NK 细胞和部分 T 细胞（包括活化的 CD8[+] T 细胞和一些 CD4[+] T 细胞、γ/δT 细胞和 NKT 细胞）的表面。人类的 NKG2D 配体组成 I 类 MHC 相关链（MICA 和 MICB）和 UL16 结合蛋白家族（ULBP）的成员。NKG2D 的配体由肿瘤转化期间的炎症、应激刺激和 DNA 损伤的组织诱导产生[73]。肿瘤可以通过几种机制扰乱 NKG2D 受体识别细胞表面的配件[95~97]。首先，持续的 NKG2D 配体的过度表达导致 NKG2D 表达的下调；此外，通过产生 TGF-β，肿瘤可以直接下调 NKG2D 的表达[98,99]。从肿瘤细胞释放的可溶性 MIC 分子可以进一步扰乱 CTL 和 NK 细胞的细胞毒性作用，这是通过下调 NKG2D 活化受体、天然细胞毒性受体 NKp44 以及趋化因子受体 CCR7 和 CXCR1 来实现的[100]。一项针对 NKG2D-缺陷的前列腺癌小鼠模型的研究显示，与野生型小鼠相比，NKG2D 配体的高表达能够促进恶性肿瘤的生长[101]。NKG2D 配体的表达已在人类结直肠肿瘤中观察到；然而，在不同的肿瘤类型之间的表达存在差异，并且在晚期肿瘤中变得不那么频繁，这些配体的高表达与患者生存率的改善以及 NK 细胞的浸润相关[102]。

协同刺激分子传递启动 T 细胞应答所必要的正信号或负信号，它们要么属于经典 B7 家族（CD80、CD86），要么属于含有 B7-H1、B7-H2、B7-H3、B7-H4 和一些其他成员的 B7 同源家族。肿瘤细胞表面缺乏经典的协同刺激分子 CD80 和 CD86，导致 CD4[+] T 淋巴细胞无法识别 HLA II 类抗原[103]。最近，传输 T 细胞活化负信号的 B7-H4 同系物也得到了广泛的关注，因为它在肿瘤患者的肿瘤细胞和免疫细胞中含量丰富[104]。B7-H4 分子通过阻止细胞周期，抑制了 CD4[+] T 细胞和 CD8[+] T 细胞的活化、增殖和克隆扩增，并抑制对分泌起刺激作用的 IL-2 和 IFN-γ 细胞因子[105]。B7-H1 分子的一种可溶形式已经在恶性肾癌中被观察到[106]。迄今为止，B7-H4 的表达已经在多种实体瘤中被证实，包括结肠癌、前列腺癌、肺癌、胃癌、卵巢癌、胰腺癌、子宫肿瘤和黑色素癌[104]。调节性 T 细胞（Tregs）被报道能够诱导 DCs 和肿瘤相关巨噬细胞（TAMs）表面的 B7-H4 分子，在那里它充当 T 细胞活化和细胞毒作用的抑制剂[107,108]。此外，B7-H4 介导中性粒细胞生长的抑制作用[109]。正如在卵巢癌的小鼠模型中所显示的，除了对免疫系统功能的调节作用，B7-H4 还通过促进增殖、迁移和侵袭保护癌细胞免受细胞凋亡等途径来影响肿瘤发生[110,111]。在卵巢癌中，B7-H4 的表达和可溶性 B7-H4 的水平与肿瘤分期、病理类型和患者的不良预后相关[104]。同样的，在乳腺癌中，过表达的 B7-H4 与受体阴性状态以及 HER-2/neu 阳性相关[112]。

### 8.4.2　肿瘤浸润性淋巴细胞与免疫逃逸

肿瘤浸润性淋巴细胞（TILs）是免疫细胞的异源群体，在大多数情况下，它在肿瘤免疫调节环境中存在时获得免疫抑制或调节表型，并损失至少一部分抗肿瘤效应分子活性。TIL 细胞的构成和激活状态依赖于趋化因子和细胞因子的表达，它们来源于肿瘤环境中的肿瘤和免疫细胞。

TILs 细胞群中的效应性 CD8$^+$T 细胞已被认为是卵巢癌预后良好的标志[113,114]，但是也有意见认为，CD8$^+$T 细胞/Tregs 的比例可能是更好的预后良好的指标[15]。效应性 CD8$^+$T 细胞能够识别肿瘤相关抗原，这已经在几种肿瘤中被证实。在黑色素瘤患者中，效应性 CD8$^+$T 细胞负责对抗 melanA/MART-1 癌抗原，它们存在于外周血和区域淋巴结中，且大多属于初始 CD28$^+$CD45RA$^高$T 细胞群，其余 melanA/MART-1 反应性 CD8$^+$T 效应细胞属于记忆性 T 细胞，并且在肿瘤中尤其丰富[115]，这在结直肠癌中也已经得到了类似的结果[116]。然而，在乳腺癌患者的外周血中并不总能观察到抗肿瘤 CD8$^+$T 细胞所介导的反应性，而且这种 T 细胞不同于从相同患者的骨髓中分离出的 T 细胞[117]。似乎如果不考虑所具有的效应物表型，T 细胞可能对体内某些肿瘤抗原无反应，这可能是抑制性环境和抗原的异种免疫原性共同作用的结果[118]。此外，不同的调节机制很可能参与控制不同部位肿瘤内的 TILs 功能，在卵巢癌中，上皮内 CD8$^+$T 淋巴细胞的密度增加与预后良好有关，而间质 CD8$^+$T 细胞浸润的强度并没有显示这种相关性[119]。对包括卵巢癌在内的多种肿瘤的研究显示，在肿瘤和腹水中存在多种调节性细胞因子，包括 IL-10、TGF-β、肿瘤坏死因子 α（TNF-α）和血管内皮生长因子（VEGF），这表明了其对效应性 TILs 有免疫抑制作用[120,506]。在瘤体内部，效应性 TILs 功能的受损，正如 CD3ζ 链的下调所示，降低了增殖和活化抗原（CD25、CD69、HLA-DR）的表达，减少了刺激性细胞因子如 IL-2、IL-4 和 IFN-γ 的分泌[121~126]。抑制效应性 TILs 的机制还包括耐受性诱导浆样细胞树突状细胞、B7-H4$^+$巨噬细胞、肿瘤相关巨噬细胞和髓源性抑制细胞（MDSCs）[107,127~129]。肿瘤细胞表达半乳凝素是抑制效应性 TILs 的另一种机制。半乳凝素是一种和 β-半乳糖苷具有相同识别域的蛋白质，它参与细胞增殖、黏附、迁移、凋亡和血管生成。在人类黑色素瘤中，尽管半乳凝素 3 的表达不是在所有的肿瘤中都能观察到的，但研究证明它与 TILs 的细胞凋亡有关[130]。肿瘤细胞和间质中的半乳凝素 1 的表达（Gal-1）与肿瘤的恶性程度和不良预后有关。在癌细胞周围的细胞基质中和穿透肿瘤的血管内皮细胞中的半乳凝素 1 的表达，保护了肿瘤免受宿主免疫反应的破坏。在头颈部鳞状细胞癌中，Gal-1 的表达与 T 效应性细胞浸润呈负相关性，而在黑色素瘤中，阻断 Gal-1 的活性可导致肿瘤体积的缩小以及更多的 T 细胞浸润[131]。影响负面效应功能的另一个免疫调节分子是吲哚胺 2,3-双加氧酶（IDO），它的表达在多种癌症中被注意到。IDO 在大肠癌、卵巢癌和子宫内膜癌中的过度表达影响了 CD3$^+$T 细胞、CD8$^+$T 细胞和 CD57$^+$NK 细胞对肿瘤的浸润。在大多数实体瘤中，过度表达 IDO 与 Tregs 的浸润程度、向区域淋巴结和远端器官的转移、无进展生存期及总生存期有关，并且存在于晚期肿瘤中[132]。然而，在不同的条件下和在某些类型的肿瘤中，效应性 TILs 的浸润可能比在大多数肿瘤中更活跃。肿瘤可以过表达趋化因子如 CCL2、CCL5、CXCL9 和 CCL22，活化细胞因子 IL-2 和 IFN-γ，并降低 VEGF 的浓度水平，而且 T 细胞浸润显著增加[120,133]。效应性 TILs 的无能状态不是永久性的，当细胞检测到外部肿瘤的不利环境后，在体外条件下表达活化标志物（HLA-DR）和协同刺激分子（CD28、CD80、CD86），显示出对培养的卵巢癌细胞的细胞毒作用[124,125,134~137]。在癌症患者体内，不仅是 TILs，连外周血淋巴细胞（PBLs）都可能有功能受损。在卵巢癌患者 PBLs 中，JAK3、

STAT3 和 CD3-ζ 信号分子功能的损伤和下调已经引起了人们的注意[138,139]。

CD4$^+$CD25$^+$FOXP3$^+$ 调节性 T 细胞（Treg 细胞）是促进肿瘤逃逸和表明肿瘤患者预后不良的最重要的细胞之一。在癌症患者的外周血、淋巴结和脾脏中，Tregs 数量的增加已多次引起人们的注意[140]。与这些结果相一致的是，胃癌和食道癌患者循环外周血中自然 Tregs 的数量增加。浸润肿瘤的 Tregs 群也存在于肿瘤自身之中，与早期疾病相比，晚期肿瘤中更丰富，在某些肿瘤中可作为预后差的标志[113,114,141]。已经在多种实体瘤中发现 Tregs 的聚集，包括肺癌、胰腺癌、乳腺癌、肝癌、卵巢癌、胃肠道、头部和颈部癌症[2]。由此看来，Tregs 的增殖包括自然循环系统和局部诱导的 Tregs[142]。在胃癌中，肿瘤源性 TGF-β 与 Tregs 的渗透强度相关，并且 TGF-β 是由初始 CD4$^+$CD25$^-$ T 细胞向一种局部 Tregs 群分化的诱导剂[143]。在多种肿瘤（包括乳腺癌、胃癌和黑色素瘤）中，Tregs 被招募至肿瘤位点，受到 CCR4 依赖性的吸引力的调节，而这种吸引力是由肿瘤细胞、巨噬细胞和 DCs 分泌的 CCL22 或 CCL17 诱导产生的[142,144]。吸引可以影响 Tregs 的活化状态，促进 Tregs 表型的最重要的因素是肿瘤细胞和髓源性 DCs 中 IDO 的表达，在卵巢癌中，IDO 的表达与临床不良预后有关[145~149]。同样的，TGF-β 分泌水平增高的肿瘤的特点是 Tregs 浸润的增加以及 CD8$^+$ 和 CD4$^+$25$^-$ 效应性 T 细胞活性的紊乱，这可以通过 IL-2、IFN-γ 和 TNF-α 的低分泌量来加以证明[113,114,150]。TGF-β 大量来源于肿瘤内未成熟的 DCs，TGF-β 在 T 细胞中诱导细胞内 Smad-2 和 Smad-3 信号途径及转录因子信号转导和转录激活因子（STAT）3 和 5 的活化，这导致了表型向 Tregs 的转换。Tregs 增殖的其他调节因子借助于细胞毒性 T 淋巴细胞抗原 4（CTLA -4）和糖皮质激素诱导的肿瘤坏死因子受体（GITR）与 DCs 上相应配体的相互作用，同时，T 细胞上的程序性死亡分子 1 和在 DCs 和 TAMs 上表达的 B7-H1 的相互作用也参与其中[142]。免疫调节性 Tregs 可以有效地抑制宿主对肿瘤的防御，这些防御是基于细胞毒效应（如 CD8$^+$ 淋巴细胞、NK 细胞、NKT 细胞和抗原特异性 CD4$^+$CD25$^-$ T 淋巴细胞）的，它还可以反过来阻断 DC 的成熟[151,152]。体外培养人类细胞的研究表明，通过用膜结合的 TGF-β 阻断 NK 细胞的 NKG2D 受体，Tregs 能够阻断 NK 细胞的活性以及 IFN-γ 的分泌。循环系统中 NK 细胞的数量低和 NK 细胞上 NKG2D 表达的下调都是结肠癌患者预后不良的标志[100,153,154]。还有人提出 CCR4$^+$ Tregs 在转移性乳腺癌中利用半乳糖凝素 1 灭活 NK 细胞[155]。Tregs 还可以上调 DCs 上免疫抑制分子 B7-H3 和 B7-H4 的表达，这有助于抑制 DC 介导的 T 效应性细胞的活性[142]。在小鼠的研究中表明，Tregs 有能力破坏 DCs 上协同刺激分子 CD80、CD86 和 CD40 的表达并减少炎性分子 IL-12 和 TNF-α 的分泌。Tregs 介导的对 DCs 抗原呈递功能的抑制作用依赖于 TGF-β 和 IL-10 的分泌[156]。Tregs 与 MDSCs 密切合作以促进肿瘤的生长；然而，它们可能发挥不同的功能。Tregs 可以在增殖和转移的早期保护肿瘤，此时宿主的抗肿瘤防御仍然是有效的，而 MDSCs 促进肿瘤进展并诱发全身性抑制[157]。在小鼠中由糖皮质激素诱导的具有逆转 Tregs 免疫抑制作用的肿瘤坏死因子相关蛋白（GITR）已经被发现，GITR 在人类 Tregs 中的表达也已经得到证实，它在 CD4$^+$ T 细胞和 CD8$^+$ T 细胞中处于较低水平表达，其作用是通过与 GITR 配体（GITR -L）的结合来实现的。在胃肠道肿瘤细胞系中已经检测到 GITR-L 的表达。GITR/GITR-L 信号在下调了 CD40、CD54 和 EpCAM 分子的同时，诱导肿瘤细胞分泌 TGF-β。癌细胞对 GITR-L 的表达减弱了抗肿瘤的 NK 细胞的活性[158]。单从它们不利于肿瘤的免疫作用来看，Tregs 在一些情况下发挥积极作用。通过识别肠道细菌所刺激引发的 Tregs 可能通过下调炎症反应来降低肠道肿瘤的危险[159]。在家族性卵巢癌中，高密度 Tregs 与预后良好相关联的现象是与临床观察一致的，临床上有家族性卵巢癌和携带有突变 BRCA 基因的患者有更好的预后，尽管他们的肿瘤通常恶性程度更高[160]。

　　Tr1 T 淋巴细胞代表另一组能产生调节性 IL-10 的细胞，它由未成熟的 DCs 刺激产生[161]。Tr1 细胞产生的特异性分泌细胞因子谱中包含 IL-10、TGF-β 以及微量的 IFN-γ[162]。Tr1 细胞对人类病理学产生不利结果的可能作用在不同类型的肿瘤研究中已经得到证实[163,164]。已经表明，由环氧酶 2（COX-2）致敏的 TR1 细胞与抑制 DC 成熟有关，并有助于促进头颈部鳞状细胞癌的生长[165]。另外，小鼠模型研究表明，IL-10 基因敲除或 TR1 衰竭小鼠的抗肿瘤免疫得到改善[166]。调节性 T 细胞中分泌细胞因子属性与 Tr1 相似的细胞群是 Th3 细胞。除了 TGF-β 和 IL-10 以外，它们还能够产生 IL-4[167]。在小鼠研究中，Tr1/Th3 浸润对于 B16 黑色素瘤进展的重要性已被证明。其中用黑色素瘤细胞接种小鼠会导致 Tr1/Th3 细胞扩增，抑制来自 CD8+ T 细胞和 NK 细胞的细胞毒性效应[168]。

　　CD4+Th17 细胞在 IL-23 的刺激下能产生 IL-17[169~171]，它是肿瘤内参与免疫调节机制的另一个淋巴细胞群。在小鼠模型中，Th17 细胞促进了移植到裸鼠体内的子宫颈癌的生长。在几种实体瘤中我们注意到了 Th17 淋巴细胞数量的增加，这些实体瘤包括恶性黑色素瘤、乳腺癌、结肠癌和肝细胞癌，而 Th17 数量的增加也成为这些肿瘤中的一个预后不良因素。同样的，我们也观察到胃癌患者外周血中 Th17 细胞的数量增加。在大多数晚期肿瘤病例中，Th17 细胞在肿瘤引流区淋巴结中的含量十分丰富[144]。大量存在于卵巢肿瘤 TILs 中的 Th17 细胞已经被鉴定，并且在上皮性卵巢癌患者的血清和腹水中能够持续检测到 IL-17[172~174]。肿瘤细胞、癌相关成纤维细胞、肿瘤相关巨噬细胞、T 细胞和抗原呈递细胞（APCs）可以产生炎性细胞因子（IL-1β、IL-6、IL-23、TNF-α），这些细胞因子能够促进 Th17 细胞在肿瘤环境中的扩增[173,174]。在卵巢癌的小鼠模型中，Th17 的上调依赖于癌细胞分泌的 TNF-α。与此结果相一致的是，用抗 TNF-α 抗体治疗能够降低 EOC 患者血清中的 IL-17 水平[174]。Th17 表现出对肿瘤源性和 CAFs 源性的趋化因子 MCP-1（CCL2）和 RANTES（CCL5）的化学趋向性。肿瘤相关巨噬细胞可以通过产生炎性细胞因子参与 Th17 细胞的增殖。Th17 细胞在增强肿瘤生长中的作用可能是基于其生成血管的能力[144,175]。然而关于 Th17 细胞和 IL-17 作用的研究结果尚无定论，因为它们在促进和抑制肿瘤方面的功能尚不明确[175~178]。有研究显示，分泌 IFN-γ 和 IL-17 的 Th17 细胞能够上调 CXCL9 和 CXCL10 趋化因子，从而导致 NK 细胞和细胞毒性 T 细胞的化学趋向性[179]。已经有人在卵巢癌和前列腺癌中观察到了 Th17 细胞在对抗肿瘤进展中的保护作用，而且发现在接受过单克隆抗体治疗后的乳腺癌和转移性黑色素瘤患者体内 Th17 细胞的数目增加了[144]。

　　自然杀伤性 T 淋巴细胞（NKT 细胞）同时表达 T 细胞受体和 NK 细胞特征的受体。NKT 细胞中的两个亚群已被确认，其区别依赖于具有（NKT Ⅰ）或者不具有（NKT Ⅱ）非可变性 Vα14Jα18 T 细胞受体（TCR）的 Vβ 链，并且研究发现，当 NKT Ⅰ细胞介导肿瘤抑制时，NKT Ⅱ细胞则允许其生长[180]。NKT Ⅰ细胞的数目和它们对 α-半乳糖神经酰胺（NKT 细胞的 α-GalCer 特异性激活剂）的反应在实体癌中降低，同时降低的还有它们的增殖活性和产生 IFN-γ 的能力[180]。在头颈部鳞状细胞癌患者循环系统中，NKT Ⅰ型细胞的数量少是预后不良的独立预测因素，而在结直肠癌中，Vα24+NKT Ⅰ细胞的高浸润率与良好的无进展生存期预后以及总生存期相关[181,182]。在对肾细胞癌模型和肉瘤模型小鼠的研究中证实了 NKT Ⅱ细胞的促癌作用；然而研究还显示 NKT Ⅱ细胞的抑制程度可能在不同肿瘤中会有所变化[183,184]。肿瘤内的 NKT 细胞参与一些调控网络，其中之一就是抵消了 NKT Ⅰ细胞和 NKT Ⅱ细胞的功能，这可能是通过直接的细胞-细胞相互作用或通过无能的中介——浆样树突状细胞来完成的[185]。在小鼠模型的另一个网络中，Tregs 似乎减少了数量、增殖反应和 NKT Ⅰ细胞的细胞因子分泌[186]。资料显示活化的 NKT Ⅰ细胞能产生

IFN-γ 和 IL-2，它们与 APC 细胞分泌的 IL-12 一起来活化 NK 细胞[187]。它们还能通过上调协同刺激分子，表达 MIIC II 类分子以及分泌 IL-12 来诱导 DC 的成熟[188]。另一方面，在黑色素瘤和肾癌的外周血中，mDCs 能通过 TGF-β 和 IL-10 的介导来诱导 NKT 细胞的可逆性功能失调[189]。NKT II 细胞的抑制作用是建立在 IL-13 功能的基础之上的，它通过分泌 TGF-β 促进了 M2 型巨噬细胞的增殖，并刺激了 IL-13 受体阳性的 Gr-1$^+$ CD11b$^+$ MDSC 细胞以抑制 CD8$^+$ T 细胞[190,191]。

最近的研究证明，B 淋巴细胞是一种具有促肿瘤调节活性的异源细胞群。它们可介导免疫反应抑制，B 淋巴细胞缺失或失活会降低 Tregs 和 MDSCs 的数量[157]。B 细胞产生免疫球蛋白启动了免疫复合物的生成，这可能引发 FcR 和补体依赖性慢性炎症，从而促进癌症的发生[192,193]。肿瘤浸润性 B 细胞产生淋巴毒素 α/β，在前列腺癌细胞中通过激活 STAT3 来维持其增长。此外，免疫球蛋白可以作为免疫抑制性 TGF-β 的载体[194,195]，B 淋巴细胞也可以通过 IL-10 来刺激 M2 型巨噬细胞极化，并诱导 T 细胞无能，特别是在晚期肿瘤病例中。它们还可以影响 Th1/Th2 平衡[157]。B 细胞缺陷的小鼠被证明能够抗同系肿瘤（包括结肠癌和某些类型的黑色素瘤），而结直肠癌小鼠模型中部分 B 细胞衰竭与肿瘤生长速率的减慢有关[196]。然而，似乎 B 细胞的确切作用依赖于所研究的 B 细胞亚群、肿瘤的类型以及特定的内部免疫状况，如同系黑色素瘤小鼠模型缺乏 B 细胞时，肿瘤的生长和转移增强[197]。B 淋巴细胞的一些亚群具有免疫调节活性，并被称为 Bregs。通过在乳腺癌产生肺转移中的研究，人们发现了 Bregs 在癌症中的可能作用。Bregs 参与病理学的特点类似于未成熟且高表达 CD25、CD81 和 B7-H1 的 B2 细胞的表型特征，它们的免疫抑制活性不是基于分泌 IL-10，而是基于产生 TGF-β 的 Tregs。Bregs 样细胞已在体外生成，条件是用来自乳腺癌、卵巢癌和结肠癌的细胞培养基在特定条件下处理 B 细胞[198]。

### 8.4.3 肿瘤相关髓系细胞的免疫调节作用

肿瘤相关髓系细胞（TAMCs）构成常见髓系谱系中的异质细胞群，并包括至少 4 种细胞亚群：髓源性抑制细胞（MDSCs），肿瘤相关巨噬细胞（噬细胞），肿瘤相关的嗜中性粒细胞（TANs），以及表达内皮激酶 2（Tie-2）的血管生成性单核/巨噬细胞 ［也被称为 Tie-2 表达性单核/巨噬细胞（TEMs）］[199]。

在小鼠中，髓源性抑制细胞（MDSCs）的特征是 CD11b$^+$/GR-1$^+$ 表型（单核细胞 Ly6C$^+$ 或粒细胞 Ly6G$^+$），它是参与抑制宿主抗癌免疫反应的髓源性多功能细胞群，它的功能在于连接了慢性炎症与肿瘤进展的机制[200]。在人类中，MDSCs 的特征性细胞是 CD14$^-$ CD11b$^+$ 细胞，或者是缺乏成熟髓系或淋巴系标记物表达的 CD33$^+$ 细胞[201,202]。然而在人体中，MDSCs 的精确表型似乎取决于肿瘤的类型[199]。与小鼠相同，人类的 MDSCs 也可能属于单核细胞或粒细胞系。单核 MDSCs（M-MDSCs）能够分化成巨噬细胞和成熟的 DCs，并通过一氧化氮（NO）、抑制性细胞因子和精氨酸酶 1 的活性来发挥它们的调节作用。粒细胞 MDSCs（G-MDSCs）通过直接的细胞-细胞接触和产生活性氧中间体（ROI）/活性氮（RNS）来抑制免疫应答[199]。MDSC 细胞在脾脏和淋巴结中几乎不存在；然而在肿瘤存在的情况下，它们扩增并开始在脾、淋巴结、肿瘤部位以及恶性腹水中大量存在[201,202]。CCR2 受体、补体的 C5a 组分和促炎 S-100 蛋白负责 MDSCs 进入肿瘤的趋化作用[199]。这一独特的细胞群所具有的共同特征是可以通过抗原特异性和非特异性方式抑制由 CD8$^+$ CTLs、NK 细胞和 NKT 细胞介导的宿主抗肿瘤应答，并且可以阻断 DCs 的成熟[191,201,203,204]。MDSCs 的多向性效应是通过产生精氨酸酶 1 和 ROI/RNS[201,205,206]，抑制 CD8$^+$CTLs 的作用，诱导 CD4$^+$CD25$^+$FOXP3$^+$Treg 细胞，以及通过分泌 IL-10 并阻断产生巨噬细胞源性 IL-12、促进形成 Th2 偏向性环境来介导的[207,208]。肿瘤细胞可以通过分泌粒细胞-巨噬细胞集落刺激因子（GM-CSF）、巨噬细胞集落刺激因子（M-CSF）、IL-6、VEGF 和前列腺素 E2（PGE2）来参与 MDSCs 的分化[209]。细胞因子 IL-1β、IL-6 和 PGE2 增加了 MDSCs 的积累和抑制活性[203,210~212]。在肿瘤部位，MDSCs 的主要功能是基于 NO 和精氨酸酶所介导产生的非特异性抑制免疫效应物。NO 通过干扰细胞内 JAK3 和 STAT5 途径，诱导 T 细胞凋亡，以及下调 II 类 MHC 表达来抑制效应性 T 细胞。精氨酸酶 1 的活性使精氨酸耗竭，造成了 CD3ζ 链的翻译被阻断。在周围淋巴器官中，MDSCs 在细胞与细胞的直接接触中通过产生 ROI/RNS 来抑制 T 细胞[202]。MDSCs 抗 CD8$^+$TLs 作用的机制可能是基于由过氧亚硝基所引起的 TCR 结合活性的改变[213]。高过氧亚硝基浓度与免疫抑制之间的相关性已在多种癌症中被证明，包括胰腺癌、头颈癌、乳腺癌、间质瘤和黑色素瘤[202]。受 MDSC 抑制的 CD8$^+$T 细胞不能分泌 IFN-γ 和 IL-2，而且不能杀死靶细胞[214]。还有人发现 MDSCs 是通过消耗半胱氨酸来抑制 T 细胞的，而半胱氨酸是 T 细胞活化所必需的。此外，它们能够下调 T 细胞上的 CD62L 选择素的表达，从而减少其迁移进入区域淋巴结[215]。髓源性抑制细胞还能够诱导肿瘤突变，从而提升了肿瘤的转移潜能[200]。通过产生 IL-10，MDSCs 还可能使 TAMs 逆转分化至促瘤的 M2 型[208,212]。它们通过促进金属蛋白酶的表达和增加 VEGF 的生物利用程度来形成新的血管[216,217]。循环中的 MDSCs 可能在缺氧的肿瘤环境中分化成 Gr1-F4/80$^+$巨噬细胞[218]。MDSCs 的增殖和功能的激活是由 NF-κB 来调节的，因为已经有人发现对于 MDSCs 招募到胃癌部位十分重要的 IL-1β 信号具有 NF-κB 依赖性[219]。STAT 系统也具有调节 MDSC 的功能，STAT1 负责 MDSC 干扰素依赖性激活，而 STAT5 参与 MDSC 的生存调节[199]。

巨噬细胞构成了负责抑制和促进肿瘤的主要免疫细胞群[220~222]，但它们的功能是由它们被激活的方式所决定的。IFN-γ、GM-CSF、TNF-α、脂多糖（LPS）或其他 Toll 样受体的配体存在使它们的活性转变成所谓的 M1 型，而通过 IL-4、IL-10、IL-13 或 TGF-β 的刺激则导致形成 M2 型[223]。在小鼠乳腺癌肿瘤模型中，MDSCs 被证明有助于 TAMs 向 M2 的转换，这与癌症相关性成纤维细胞类似[199]。CD4$^+$T 淋巴细胞通过 IL-4 和 IL-13 的分泌以及 M2 型 TAMs 的刺激来加强腺癌的转移能力已经被证实[224]。B 淋巴细胞也参与将 TAMs 转向 M2 表型的过程，而这是通过刺激存在于骨髓细胞上的 Fcγ 受体来实现的[225]。一些阻断巨噬细胞分化为 M2 型的附加信号已经被确定，包括激素、生长因子以及细菌产物[199]。然而，似乎向 M1 和 M2 表型的极化有或多或少的人为因素在内，而且代表极端分化状态，而许多细胞表现出的功能是 M1/M2 混合表型，只是平衡稍微倾向于 M1 或 M2 表型[226]。存在于肿瘤环境中的不同信号可能是巨噬细胞中不同模式基因活化的来源。巨噬细胞 M1 和 M2 表型的混合物已在肿瘤中被发现[199]，M1 型巨噬细胞通过产生 Th1 型细胞因子和刺激 CD8$^+$CTL 能够有效地破坏肿瘤细胞[220]。相反的，M2 型巨噬细胞主要产生 IL-6、IL-10、TGF-β 和 VEGF，具有较差的抗原呈递能力。M2 型巨噬细胞调控炎症进入慢性期，刺激组织愈合、重塑及血管生成。这种细胞亚群构成肿瘤相关巨噬细胞（TAMs）的绝大部分，从而在肿瘤进展中起到坏作用[220,221]。对小鼠的研究证实了 M2 型肿瘤相关吞噬细胞在肿瘤进展中的重要性。肌醇-5'-磷酸酶-1（SHIP1）（含 Src 基因同源区 2）基因缺陷的小鼠能够自发产生 M2 型巨噬细胞，移植瘤在其体内生长加速[227]。与此相反，p50NF-κB-缺陷小鼠（无法进行 M2 极化）则对移植肿瘤表现出抗性[228]。研究表明，大多数恶性生长的肿瘤都被大量的 TAMs 所浸润[229]。将巨噬细胞招募到肿瘤是由 Th2 细胞因子、趋化因子[221,230,231]、尿激酶型纤溶酶原激活物（uPa）、微生物防御素和缺氧所调节的[232]。有些

　　诱导剂对许多肿瘤是通用的，而有些是某些特定类型的肿瘤专门分泌的，例如前列腺癌和胃癌分别分泌 uPA 和防御素[199]。集落刺激因子 1（CSF-1）和 TGF-β 被认为是在将巨噬细胞招募至肿瘤过程中发挥重要作用的主要细胞因子。它们都是组成型，表达于实体瘤的表面上[233,234]，与肿瘤相关巨噬细胞的渗透强度相关[233,235]，并预示患者预后不良[233,236]。趋化因子 CCL2（单核细胞趋化蛋白 1——MCP-1）和 CCL5（调节活化正常 T 细胞表达与分泌的趋化因子——RANTES）被发现主要在实体瘤中表达[133,237~242]。它们的过表达与肿瘤内 TAMs 的量及存活率低有关[133,238~240]。它们还被证明能调节外周血单核细胞迁移到肿瘤。肿瘤源性 M-CSF 能够使单核细胞分化为巨噬细胞，高 M-CSF 的产生水平与卵巢癌、乳腺癌和子宫内膜癌的预后不良有关[243]。慢性炎症被公认为是致癌作用的一种重要组成部分，它受到 TAMs 的调节，而 TAMs 则是由肿瘤源性炎性细胞因子（TNF-α）和坏死的肿瘤组织成分诱导的，从而分泌炎性趋化因子（CCL2、CXCL1、CXCL8、CXCL12）、IL-6 和 TNF-α，产生一个自我增强的回路。由 TAMs 分泌的 IL-6 在刺激癌症和间质细胞中起着重要的作用。在肿瘤细胞中它激活 STAT3 途径，使它们增殖更快且抗凋亡[243]。肿瘤相关巨噬细胞的数量与肿瘤的发展相关联，高级别卵巢肿瘤的特点是具有更丰富的 CD68+ 和 CD163+ 巨噬细胞群，并且已有人注意到 CD68+ 巨噬细胞和 Tregs 之间存在联系，这表明了在调节水平上这两个群体之间存在合作[160]。在卵巢癌患者的腹水中，巨噬细胞也是最丰富的单核细胞群，它们通过分泌 IL-10 和 TGF-β 来抑制 T 效应性细胞[244,245]。实体肿瘤中的缺氧环境是巨噬细胞的另一种诱导因素，厌氧条件下内皮素 2（ET-2）和 VEGF 的表达增加，趋化因子 CXCL12 和受体 CXCR4 的表达也增加，成为使巨噬细胞招募到肿瘤的缺氧区的刺激物[246,247]。TAMs 对缺氧环境的适应依赖于 HIF-1α 的功能，HIF-1α 不仅有利于 TAMs 在缺氧环境中发挥功能，也有利于 TAMs 的促血管生成和促转移活性[248]。临床研究证实，在缺氧条件下似乎卵巢癌的侵袭性和腹腔转移活性有所增强[249,250]。肿瘤相关巨噬细胞分泌 Th2 细胞因子，促进肿瘤内血管生成（由 VEGF、TGF-β 和成纤维细胞生长因子 FGF 介导），并通过金属蛋白酶（MMPs）增强细胞外基质重塑，从而促进肿瘤生长和癌细胞渗入血管，导致肿瘤转移潜能的增强[9,220,221]。TAMs 还分泌一些特定的分子，如脑信号蛋白 4D（Sema4D）和生长停滞特异性蛋白 6（Gas6），它们促进癌症新血管的生成和增殖[251,252]。没有完全偏向 M2 型活性的巨噬细胞亚群可能会分泌一定量的 Th1 细胞因子（如肿瘤坏死因子 α），尽管 TNF-α 被认为是一种抗肿瘤的细胞因子，但它也有一些促肿瘤活性。它可能促进 DNA 损伤，诱导血管生成因子，并充当癌细胞的生长因子[253]。对卵巢癌进行的研究表明，TAMs 还能够通过表达 B7-H4 协同刺激分子来抑制宿主效应性 T 细胞，这种协同刺激分子被确定为 T 细胞活化的负调节物[107]。肿瘤相关巨噬细胞也可以通过分泌 NO 和 ROI 来发挥免疫调节作用。研究已证实，肿瘤与正常组织相比，其特征在于高表达诱导型一氧化氮合酶（iNOS）以及产生 ROI，并且其活性与巨噬细胞相关[254~257]。TAMs 表现出的 M1 型功能缺陷可能是由于炎性刺激（如肿瘤坏死因子）引发的 NF-κB 活化反应在晚期肿瘤中受到干扰所导致的[258,259]。因子 NF-κB 负责许多基因转录的调控，包括细胞因子、趋化因子和抗凋亡分子[220]。STAT 信号分子也对 TAMs 的功能有重要作用，STAT3 和 STAT6 在 M2 型 TAMs 中被激活，而 STAT1 在 M1 型 TAMs 中被激活[199]。

　　肿瘤相关的嗜中性粒细胞（TANs）是一群 CD11b+Ly6G+ 细胞，由于肿瘤环境中缺氧和 IL-1 的存在，与典型的嗜中性粒细胞相比，它具有较长的寿命，并能介导慢性炎症和血管生成。尽管存在表型相似以及标记部分重叠的现象，但 TANs 和粒细胞性 MDSCs 似乎是不同的细胞群。TANs 的招募取决于 CXCL8（IL-8）和 TGF-β 的活性[199]。TANs 的存在已在几种肿瘤中被证实，包括肾、乳腺、结肠和肺部癌症，并且始终与肾、乳腺和肺部肿瘤的预后不良相关[199]。TANs 通过促进血管生成、增殖和转移来促进肿瘤的生长；反之，它们的消耗抑制了肿瘤的生长。似乎在肿瘤环境中存在 TAN 的两个亚群：由 TGF-β 和 ROI 介导的具有肿瘤排斥功能的 N1 型 TANs，以及 TGF-β-阴性的、促进肿瘤发生的 N2 型 TANs。N1 型 TANs 是完全激活的嗜中性粒细胞，而 N2 型的 TAN 是未成熟的嗜中性粒细胞[199,260]。TANs 能够分泌肝细胞生长因子（HGF）和制瘤素，从而增加了肿瘤细胞的侵袭性并上调了 CXCR4 的表达[261]。嗜中性粒细胞一旦被激活，就会分泌组成蛋白质和染色质的纤维，称为嗜中性粒细胞胞外陷阱（NET），用于诱捕和杀死微生物，并活化 DC 细胞和 T 细胞。在早期复发患者的 TANs 浸润的尤因肉瘤中观察到了 NET 的存在。NET 的肿瘤促进作用可能是激活致耐受性 DC 细胞，或者是降解胞外基质以增加转移[262]。外周血嗜中性粒细胞也可能参与促进肿瘤生长，因为嗜中性粒细胞分泌的 IL-8 与它们表面 CD11b/CD18 的上调表达共同促进了黑色素瘤细胞黏附于内皮细胞以及肿瘤细胞的渗出[263]。此外，体外研究表明，卵巢癌细胞可以通过直接的细胞-细胞接触参与外周血嗜中性粒细胞的炎症反应（促进 ROS 形成）[264]。卵巢癌患者中，嗜中性粒细胞的活化依赖于来自卵巢癌细胞的 HspA1A 与表达于嗜中性粒细胞表面上的 TLR2 和 TLR4 的相互作用[138,139]。

表达 Tie-2 的单核/巨噬细胞（TEMs）是一群 CD11b$^+$/Gr1$^{低/-}$/Tie-2$^+$ 细胞，它们表达内皮激酶 2（Tie-2）受体用于结合血管生成素[265]。它们来自于外周血中的 Tie-2$^+$ 单核细胞，这些细胞通过缺氧引发的趋化因子 CXCL12 和 Ang-2 被招募到肿瘤部位。此外，似乎 CXCR4 也参与了招募，如在乳腺癌中阻断 CXCR4 会引起 TEMs 的显著降低[266]。Ang-2 的作用不限于趋化吸引 TEMs，而且还通过增加 TEMs 分泌的 IL-10 量，刺激产生 Tregs，以及抑制 M1 型 TAM 的功能来调节肿瘤进展[199]。TEMs 与 M2 型 TAMs 有关，它有倾向于 M2 功能的标记-高表达精氨酸酶 I 和清道夫受体，低表达 IL-1β、COX2、IL-12、TNF-α 及 iNOS。它们还表达促血管生成的分子，如 VEGF 和 MMPs[199]。TEMs 在肿瘤血管生成中发挥着至关重要的作用。它们主要见于近血管处肿瘤的低氧区域。小鼠研究证实在乳腺肿瘤和胶质瘤内去除 Tie-2$^+$ 巨噬细胞会导致肿瘤血管和质量的减少，而一起注射肿瘤细胞和 TEMs 会显著提高肿瘤血管生成[265]。

### 8.4.4 树突状细胞是肿瘤生长的促进剂

树突状细胞（DCs）是髓源性或浆细胞样源性的专职抗原呈递细胞[267,268]。髓源性 DCs（mDC）的特点是 CD11c$^+$ CD33$^+$ CD45RA$^-$ CD123$^-$，而浆样 DCs（pDCs）的特点是 CD11c$^-$ CD4$^+$ CD45RA$^+$ CD123$^+$ 表型。pDCs 在病毒刺激下大量表达 TLR7、TLR9 并分泌 IFN。与之相对应的是，mDCs 表达广谱的 TLRs，但不包括 TLR7 和 TLR9，且不能在病毒攻击时分泌 IFN。DCs 能依赖于环境因素和激活信号激活 Th2 细胞或 Th1 细胞。在肿瘤内部，DCs 会获得调节性能[108,269]。在肿瘤中有活性的成熟 DC 非常罕见，这已经在卵巢癌、前列腺癌、乳腺癌和肾癌中得到证实[269]。如果存在，它们会占据肿瘤周围的组织。而进展中的肿瘤通常包含具有未成熟表型的 CD4$^-$ CD8$^-$ DCs。相对于成熟的 DC，这些细胞显示出促耐受功能，并且不能有效地刺激细胞毒性反应[270~272]。此外，即使是在进行过化疗预处理的小鼠中，它们也能通过捕捉 CD8$^+$ 的 CTL 至肿瘤中 DC 丰富的区域，抑制肿瘤特异性 CD8$^+$ T 淋巴细胞的细胞毒性反应[273]。肿瘤源性免疫调节因子负责调控 DCs 成熟和分化缺陷。在肿瘤中由于免疫刺激因子 IL-12 和 IFN-γ 的缺乏导致形成了阻止 DC 成熟的环境[269]。肿瘤环境中包含很多调节 DC 功能的其他细胞因子和免疫调节因子，其中包括 VEGF、IL-10、IL-6、TGF-β、PGE2 等细胞因子，IDO 和 ROI 等免疫调节因子，以及肿瘤抗原和代谢物[200]。在小鼠的研究中显示，使用 VEGF 中和抗体刺激了 DC 分化并提高了 mDC 的数量，而在 VEGF 存在的情况下，DCs 显示出抗原呈递功能受到干扰[274,275]。小鼠研究发现，在肿瘤和肿瘤引流淋巴结中存在功能上未成熟的 CD11c⁺ DCs，它表达低水平的协同刺激因子 CD86 和 CD40。在荷瘤小鼠中去除这些 DCs 能够明显阻碍肿瘤的进展[276]。在人类胃癌和非小细胞肺癌的研究中证实，DC 的分化受到 VEGF 的负性调节[277,278]。小鼠研究证实，一定数量的不成熟的 mDC 通过 VEGF 刺激获得了促血管生成的 CD11c⁺ DEC205⁺VE⁻钙黏蛋白⁺表型，迁移至肿瘤的血管周围区域，并保持了血管生成能力[279,280]。IL-10 负责下调 DCs 上的协同刺激因子的表达，从而与 VEGF 共同合作来扰乱 DCs 的抗原呈递功能，并阻断 DC 分化。IL-10 的来源是肿瘤本身以及 TAMs。暴露于 TGF-β 的 DCs 也显示出了类似的效应[269]。研究显示肾癌细胞株会产生 IL-6 和粒细胞-巨噬细胞集落刺激因子（GM-CSF），抑制 DCs 分化。在多发性骨髓瘤中也观察到了 IL-6 的抑制效应[281]。在肿瘤中 DCs 的滞留和它们迁移能力的下调可能是由肿瘤（包括肝癌、胰腺癌和结肠癌）产生的 CXCL8（IL-8）介导的，它通过 CXC 受体（CXCR）-1 和 CXCR-2 发挥作用[269]。IDO 在 DC 上的表达消耗了 T 细胞的色氨酸，促进了 T 细胞凋亡或无能。在黑色素瘤、乳腺癌、结肠癌、肺癌和胰腺癌中已经得到证实，在肿瘤引流淋巴结中存在 IDO 阳性的 DC，其浸润的强度与预后差呈正相关[282]。在淋巴结中几乎所有介导 IDO 依赖性抑制作用的细胞群都是 CD19⁺B220⁺浆样 DCs[283]。DC 上 IDO 的表达很可能由于存在于肿瘤环境中 PGE2 的作用而上调[284]。IDO⁺DCs 能够诱导 CD4⁺CD25⁺FOXP3⁺Tregs。通过 TGF-β 和 IL-10 的介导，未成熟 DCs 还能够发挥其他体外激活 CD4⁺CD25⁺FOXP3⁺Treg 细胞的作用，从而促进肿瘤的生长[108,153,154,285]。通过细胞毒性 T 淋巴细胞抗原 4（CTLA-4）介导的 DCs 与 Tregs 之间的相互作用，能够以 IDO 依赖的方式减弱抗肿瘤免疫[286]。DCs 也可以调节 Tregs 迁移到肿瘤部位及淋巴结，这是通过 CCR4/CXCL22 的相互作用来实现的[108]。Tregs 被证明可以直接向 DCs 反馈发送调节信号，主要是通过下调 DCs 上的协同刺激分子，抑制其成熟，以及利用 TGF-β 和 IL-10 损伤 APC 功能的方式来实现的。也有报道说 Tregs 诱导 DCs 表面上的免疫抑制分子 B7-H3 和 B7-H4 的表达[108]。在肿瘤区域积累 ROI 会产生一种恒定的压力，通过调节 NF-κB 和 c Jun 氨基末端激酶（JNK）途径，对 DC 的功能和细胞凋亡的易感性影响很大[269]。CD200 分子是一种属于协同刺激分子的膜蛋白，它通过结合 CD200 受体（CD200R）发挥抑制作用。CD200 和 CD200R 都存在于髓源性 DCs 的表面上。刺激 DCs 上的 CD200R 会产生肿瘤促进效应，这是由 Th2 型细胞因子介导的，并且会增加 Tregs 活性；以单克隆抗-CD200 抗体阻断 CD200/CD200R 的相互作用导致了偏向 Th1 的活性转化。此外，肿瘤本身（包括卵巢癌）能够表达 CD200 分子，从而影响 DC 的功能[287,288]。从卵巢肿瘤中分离的髓源性 DCs 还表达细胞程序性死亡配体 1（PD-L1、B7-H1）。PD-1⁺B7⁻H1⁺DCs 在肿瘤中的积累会抑制 CD4⁺T 辅助性细胞、CD3⁺CD8⁺细胞毒性/调节性 T 细胞的活性，降低 T 细胞浸润，并使 Tregs 增殖[108,289]。在卵巢癌中，浆样 DCs 积聚在肿瘤环境中（首选腹水），它们被那里的 CXCL12 所吸引[113,114,272]。与 mDCs 相似，腹水 pDCs 具有未成熟的表型。浆样 DCs 促进免疫调节性 IL-10⁺CD8⁺T 抑制因子的产生，此过程不依赖于 CD4⁺CD25⁺FOXP3⁺Treg 细胞，它通过 T 效应性细胞介导 IFN-γ 的分泌下调，并阻止 T 效应性细胞的增殖[272,290]。pDCs 还分泌 TNF-α 和 IL-8，从而能够促进血管生成[113,114]。肿瘤相关 pDCs 与腹水的 pDCs 相比具有不同的表型，它具有表达更高水平 CD86 和 CD40 的半成熟表型，因而能够在肿瘤区域部分活化。肿瘤相关 pDCs 的功能受到肿瘤源性 TNF-α 和 TGF-β 的调节[291]。肿瘤源性调控分子通过诱导 STAT3 信号途径抑制 DCs 分化为成熟表型。此外，肿瘤中 STAT3 的活化阻止了炎性因子的分泌并增强了 DCs 的不成熟程度[108]。

### 8.4.5　炎症与肿瘤逃逸

约 15％的癌症由慢性炎症导致，这是因为像 TNF-α 这样的炎性介质能够通过刺激 NO 合成酶的产生和 ROI 的生成来启动肿瘤生长，而这两者都能够造成 DNA 损伤[292~294]。在进展期肿瘤的生长中，由肿瘤浸润免疫细胞引起的慢性炎症促进癌症进展[231,295]。氧化应激似乎在这一过程中发挥了举足轻重的作用，而这种作用是通过刺激基于 COX2、iNOS、细胞因子、趋化因子和转录因子的炎症网络来完成的。活性氧中间体参与调控细胞凋亡、血管生成、增殖和形成转移肿瘤细胞[296]。此外，间质细胞也可促进慢性炎症并启动或促进肿瘤的生长。衰老成纤维细胞获得了"衰老相关的分泌表型"（SASP），其特征是激活并产生炎性细胞因子（IL-6、IL-1β）、趋化因子（IL-8、MCP-1、GRO-1/α）、MMPs、黏附分子和整合素[297,298]。衰老的基质成纤维细胞已经在卵巢肿瘤标本中检测到与恶性上皮相邻[299]。慢性炎症和氧化应激还促进热休克蛋白（HSPs）的产生，它阻止细胞凋亡，提高细胞存活力。在多种肿瘤中发现 Hsp90 过度表达，并与转移潜能和生存力差相关。类似的，在结肠癌、肺癌、乳腺癌和胰腺癌的转移瘤中也发现了 Hsp70 的存在，并与癌细胞抗凋亡相关[300]。

Toll 样受体 TLR6 和 TLR10 编码基因的多态性增加了癌症的发生风险[301]。在巨噬细胞和癌细胞中，TLRs 的激活能够通过多种机制促进肿瘤生长，如刺激分泌生长促进性细胞因子或防止细胞凋亡[302~304]。在卵巢癌中，干细胞样缓慢生长的细胞群在手术或化疗后通过激活 TLR4 途径启动肿瘤再生长，TLR4 途径调节这些细胞的炎性表型，其特征是具有高活性的 NF-κB、IL-6、IL-8、MCP-1 和 GRO-1/α[305]。因此，卵巢癌细胞的 TLR4+ 表型与化疗耐药性相关。同样，TLR9 的表达也与卵巢肿瘤的高转移潜能相关联[306]。

肿瘤坏死因子 α 是由 TLRs 刺激产生的促炎症细胞因子之一，它通过刺激 NF-κB 依赖性途径促进肿瘤存活，此途径可调节抗凋亡分子、肿瘤细胞增殖、血管生成和转移性能[307,308]。多态性导致 TNF-α 过表达，这已经与癌症的高风险相关联，包括乳腺癌和胃癌[309]。TNF-α 的浓度增加已经在卵巢癌患者的血清和囊液以及癌组织和腹水中观察到[310,311]。癌症病人也有过度表达 TNF-R2 受体的特点，而这进一步与肿瘤分期和患者的预后相关[312]。在肿瘤细胞中表达 TNF-α 促进形成了旁分泌的"TNF 网络"，连同 IL-6 和 CXCL12 来调节肿瘤生长[313]。肿瘤源性 IL-6 和 TAMs 源性 TNF-α 之间的相互作用提高了前列腺癌转移到骨和区域淋巴结的发病率[314]。此外，前列腺肿瘤的特点是 TNF-α、TNFR1 和 TNFR2 的水平增加，这与预后较差相关[315]。

白介素-6 是另外一种炎性细胞因子，它通过激活细胞内的 STAT3 途径调节细胞增殖，诱导上皮-间充质转化和细胞迁移性表型的表达，并上调细胞对凋亡的抵抗和化疗的耐药性[316~320]。在 IL6 基因启动子区的多态性可能影响一些肿瘤的发病风险[321]。对卵巢癌的体外研究表明，p53 蛋白的过表达可以调节 IL-6 的分泌[322]。IL-6 由肿瘤细胞本身或由 M2 型肿瘤相关巨噬细胞产生，并连同 IL-1、TNF-α、VEGF 和趋化因子一起产生一个合作网络，促进肿瘤生长[313,323]。IL-6 在肿瘤浸润性 T 细胞中能够诱导抑制性 Th2 表型的产生，并在 TAMs 中诱导 M2 型活性的产生[324,325]。体外研究表明，IL-6 能促进结肠癌的生长，而在体内已经证实血清 IL-6 的水平与肿瘤的直径相关[326,327]。IL-6 的表达增加与结肠癌患者疾病的晚期阶段及生存率降低相关。这些作用在肿瘤细胞中通过 IL-6 介导的肿瘤细胞增殖增加来介导，同时还通过 gp130 活化介导的凋亡抑制作用以及后续的 JAK 和 STAT3 信号途径来介导[328]。晚期卵巢癌女性患者的 IL-6 水平在血清和腹水中都有显著升高[329~332]。在这些患者中，IL-6 参与新血管生成、腹膜转移散播以及腹水的产生[333]。在一些前列腺癌细胞系中，IL-6 通过活化的磷脂酰肌醇-3-激酶信号来抑制细胞凋亡并促进细胞存活能力[334]。

转化生长因子 β，尽管它在肿瘤早期阶段有抗肿瘤活性，但它也可以促进肿瘤逃逸，并在肿瘤后期促进肿瘤相关的炎症。TGF-β 受体基因、Smad 信号转导途径基因和 TGF-β 诱导性基因-h3 的突变分别与 p53 表达降低、卵巢癌风险和紫杉醇抗性相关[335~337]。与此相反的是，TGF 基因的某些多态性使个体不易发生肺癌[338]。TGF-β 的来源可以是肿瘤细胞和 M2 型 TAMs[220]。肺癌过表达 TGF-β，并且以 TGF-β 受体的一些突变为特征，这可以防止癌细胞生长受到这一细胞因子的负性自分泌调节，其结果是高浓度 TGF-β 在肿瘤内产生了抑制性环境[338]。在晚期肿瘤中，TGF-β 参与 Th17 细胞的分化，抑制 DCs 的成熟，刺激 VEGF 的生成，产生 $CD4^+CD25^+Foxp3^+$ Tregs，并且降低 NKT、$CD8^+T$ 和 NK 细胞毒性细胞的活性。它促进了血管生成、转移和上皮-间充质转化[339~342]。在乳腺癌中，化疗引起的 TGF-β 信号能通过 IL-8 依赖性扩增癌干细胞（CSCs）来促进肿瘤复发，而 TGF-β 途径的抑制物可以防止耐药性 CSCs 的产生[343]。TGF-β 信号在肿瘤细胞中诱导哺乳动物雷帕霉素靶蛋白（mTOR）复合物 2 并调节上皮-间充质转化[344]。

类似于 TGF-β，白细胞介素-10 发挥抗肿瘤和促肿瘤的双重活性，这似乎依赖于肿瘤的类型和疾病的进展。已证明肿瘤细胞、免疫调节性 Tr1/Th3、$CD4^+CD25^+Foxp3^+$ Tregs、TAMs 和 MDSCs 可直接分泌 IL-10。在已建立的肿瘤模型中，IL-10 通过刺激 M2 型 TAMs 和 Th2 型淋巴细胞来促进肿瘤内和外周血中的免疫表型[168,339,340,345,346]。肿瘤细胞中的 STAT3 途径被 IL-10 自分泌激活后会上调 Bcl-2 和 HLA-G 的表达，从而保护癌细胞免受宿主效应性细胞和细胞凋亡的伤害[84,347]。卵巢癌患者与良性卵巢疾病患者相比，腹腔液和血清中 IL-10 的浓度增加[330,331,348]。此外，IL-10 的表达被发现与肿瘤侵袭性、转移以及更短的无进展生存期相关[349,350]。在 TAMs 中，高水平的 IL-10 与分期、肿瘤大小、淋巴结转移、淋巴血管浸润以及非小细胞肺癌的组织学低分化明显相关[351]。在黑色素瘤患者中，从癌前到早期浸润，再到转移性的肿瘤中 IL-10 mRNA 的表达逐步增加，并与肿瘤的垂直生长期和转移能力相关[352]。

环氧合酶前列腺素 E2（COX-2-PGE2）炎症途径对于肿瘤发生很重要，因为研究显示 COX-2 的选择性抑制剂在结直肠癌中有抗肿瘤效果[353,354]。COX-2 基因已被证实参与分散的以及 BRCA1/2-条件下的卵巢癌形成[355,356]。在肿瘤细胞和 TAMs 中，COX2-PGE2 的上调起因于缺氧和 HIF-1α，并影响几种调控信号途径（包括 Ras/MAPK、PI3K/Akt 和 NF-κB 介导的途径）[353,354]。COX-2 的过度表达刺激了 VEGF 及新血管的生成，并且其表达水平的提高在一些癌症中可预示生存较差[357~359]。在小鼠模型中，COX-抑制剂与紫杉醇一起施用减少了 VEGF 的表达并降低了所移植卵巢肿瘤的微血管密度（MVD）[360]。在卵巢癌中，COX-2 的过度表达也与铂类的化疗耐药性相关[361]。COX-2、微粒体前列腺素 E 合成酶 1（mPGES-1）和前列腺素受体 EP1 不仅在肿瘤上皮细胞中检测到阳性，而且存在于肿瘤间质中，表明 CAFs 参与了 COX/PGE2 信号[355]。肺癌也过表达 COX-2 并产生多种前列腺素和白三烯。COX-2 过表达的存在似乎是促进肺癌生长的关键因素，因为 COX-2 的抑制剂在肺癌小鼠模型中降低了肿瘤生长。COX-2 能够通过 PGE2 介导的 ARG-1 表达来调节 MDSC 活性，也能够通过 PGE2 来促进 Tregs 扩增[215]。PGE2 抑制 DCs 的成熟及其向区域淋巴结的迁移，上调细胞因子 IL-4 和 IL-10 的表达，并最终增加肿瘤迁移和转移潜能[200,353,354]。鳞癌、腺癌和小细胞肺癌能够产生前列腺素 E2，并表达多种前列腺素受体。

PGE2 对肺癌生长的刺激是通过增加血管生成和增殖以及抑制 T 细胞和 NK 效应性细胞来实现的[338]。过氧化物酶体增殖物激活受体 γ（PPARγ）是 COX-依赖性炎症反应的抑制剂，并在小鼠研究中引发细胞产生 PGE2 的水平降低、微血管密度的减少、肿瘤细胞凋亡的增强以及小鼠存活率的增加[362]。

研究还报告了炎性细胞因子 IL-23 与癌症和炎症之间的关系。特别是在卵巢癌中，已检测到调节炎性信号途径基因（包括 IL-23）的高水平表达[174]。此外，IL-23 受体基因多态性被证实与肿瘤的进展有关[319,320]。由肿瘤源性 IL-23 刺激后，Th17 细胞释放 IL-17 和其他炎症介质，如 IL-1、IL-8、TNF-α、PGE2，产生促肿瘤的炎性环境。已经在许多恶性肿瘤中观察到 IL-23 和 IL-17 的表达增加，并与血管生成、MMPs 表达以及细胞毒性抗肿瘤免疫反应的降低相关[20,363]。

白细胞介素-18 是一种炎性细胞因子，它能激活免疫 CTL 和 NK 细胞，并诱导 IFN-γ，因此能够发挥抗肿瘤作用。然而，IL-18 还被发现能够促进肿瘤生长[364]。在黑色素瘤、鳞状皮肤、乳腺癌、胃癌中已证明有 IL-18 的表达，并与乳腺癌和胃癌中是否存在远处转移相关[365,366]。体外研究表明，弱转移性肺癌细胞转染 IL-18 后，其侵袭能力增强，E-钙黏蛋白下调，从而增强了转移潜能[367]。在小鼠黑色素瘤模型中，促转移性 IL-18 的作用是由血管细胞黏附分子 1（VCAM-1）的上调来介导的[368]。此外，IL-18 的促血管生成属性已经在胃癌中被注意到，并发现了 IL-18 依赖性激活血小板反应蛋白 1[249,250]。此外，在黑色素瘤细胞中 IL-18 诱导 Fas 配体表达，使它们不容易受到效应性细胞的破坏[508]。

白细胞介素-8（IL-8，CXCL8）是由巨噬细胞、中性粒细胞以及内皮和肿瘤细胞分泌的趋化因子，通过结合到存在于肿瘤和内皮细胞上的 CXCR1 和 CXCR2 受体来介导其生物学效应[369-371]。缺氧和氧化应激是对包括卵巢癌在内的几种恶性肿瘤细胞中 IL-8 表达的强诱导因素，这种诱导是通过 ras 基因过表达以及活化 PI3K/Akt 信号和 p38 MAPK 信号来实现的[372]。有些 IL-8 基因多态性与肠型胃癌的整体风险相关[373]。在卵巢癌患者的血清和腹水中发现 IL-8 水平上升，而在肿瘤细胞中，人们发现 IL-8 过表达与肿瘤的进展、肿瘤血管形成以及患者存活期变短相关[374,375]。IL-8 参与阻断 TRAIL 诱导的癌细胞凋亡并招募某些免疫细胞进入腹膜，在那里它们促进肿瘤扩散和腹水的形成[376,377]。研究表明，化疗耐药型卵巢癌的特征是 IL-8 的表达增加[378]。人们已发现 IL-8 和 CXCR1 在胰腺癌中过表达，并且体内研究表明，患者中谁拥有更高的 IL-8 水平，谁的肿瘤生长就更快[379]。在体外研究胃癌发现，IL-8 增加了 NF-κB 和 Akt 信号，上调了肿瘤细胞中的黏附分子细胞间黏附分子 1（ICAM-1）和 VCAM-1 的表达，从而促进了它们的迁移、黏附和侵袭[380]。与之类似的是，IL-8 转染的结肠癌细胞系表现出迁移和体外增殖能力的增强，而在体内异种移植的表达 IL-8 的结肠肿瘤表现出更快的生长速率和更强的微血管密度[381]。过表达 CXCR2 受体抑制了肿瘤细胞的凋亡，上调了肿瘤细胞中的 VEGF，是预后不良的标志[382]。

Hedgehog（Hh）信号途径在人的发育中起重要作用。Hh 配体的表达和 Hh 信号的强度可因缺氧和炎症而上调[383,384]。经典的激活方法要求一个 Hh 配体（哺乳动物中存在三个 Hedgehog 的同源基因：Sonic-SHH，Indian-IHH 或 desert-DHH）与膜结合受体 Patched（PTCH）结合。Hh-PTCH 复合物影响 Smoothed（SMO）因子，该因子激活了胶质瘤相关的致癌基因同源物（GLI）转录因子，而此转录因子能上调靶基因表达[385]。在胚胎发育期间，Hh 信号能促进细胞增殖、血管生成、EMT 和干细胞重新生长，所有这些均在缺氧条件下发生；因此，基于 Hh 功能的条件在某些情况下与实体瘤中发现的类似。研究已经发现抑制 Hh 信号的传导能够减少癌细胞的增殖[386]。在黑色素瘤细胞中发现 HH-GLI-介导的增殖有所增加[387]。响应 Hh-GLI 调控的靶基因包括细胞增殖激活剂、细胞周期蛋白、IGF-

BP6 和骨桥蛋白。此外，Hh-GLI 途径上调 Bcl-2 抗凋亡分子的表达（在脑、胃和胰腺癌中）并调节 p53 的稳定性（在乳腺癌中）[388~392]。在卵巢癌和子宫内膜癌中，Hh 信号下调细胞周期进程的抑制分子 p21 和 p27，并与肿瘤进展相关[393,394]。HH-GLI 途径还在多种肿瘤（包括皮肤癌、乳腺癌、卵巢癌、胰腺癌、前列腺癌和黑色素瘤）中通过上调 VEGF 参与血管生成，并增强其侵袭和迁移[385]。它还抑制 E-钙黏素的表达，提高 MMPs，并激活基质成纤维细胞，从而诱导了 EMT[395~398]。Hh 信号最重要的功能之一是维持肿瘤干细胞（CSCs），CSCs 是一种增殖与自我更新缓慢的细胞群，它是肿瘤再生长的储藏库[395,396]。已在多种肿瘤（包括乳腺癌、脑癌、卵巢癌和结肠癌）中观察到 Hh 对肿瘤干细胞生存力的刺激效应[385]。

### 8.4.6 抗细胞凋亡与肿瘤"反击"

细胞凋亡是在生理和病理情况下发生的高选择性的过程，通过这种途径，细胞在受到一定的刺激后便走向程序性死亡过程[399]。抗凋亡或降低其效力已在癌症发展过程中作为逃逸机制之一被多次报道。这一现象的背景可能源自于几乎所有肿瘤内对凋亡途径的干扰，包括破坏促凋亡和抗凋亡信号、损坏半胱氨酸天冬氨酸蛋白酶（caspase）活性以及使死亡受体功能缺陷[400]。一些报告显示调控细胞凋亡基因的多态变化可能干扰癌症的发生。已发现的几种癌症类型与 TNFα 基因或 Fas 启动子区的多态性相关[253,401,402]。相反，某些 DR4 和 CASP8 多态性的存在可能分别对膀胱癌和乳腺癌有保护作用[403,404]。肿瘤通过下调凋亡的机制影响细胞的增殖能力和抗癌药物的耐药性，从而促进肿瘤的产生。接下来的问题是肿瘤如何对抗 T 细胞依赖的细胞毒性和细胞凋亡，以及如何通过使用细胞凋亡途径来对抗宿主免疫效应性细胞（即肿瘤细胞的"反击"）。

在实体肿瘤中已被广泛研究的细胞凋亡调节蛋白属于 Bcl-2 家族。Bcl-2 家族蛋白参与内源性凋亡途径，并依赖线粒体发挥作用[405]。在许多实体瘤病例中发现了促凋亡蛋白的突变和抗细胞凋亡蛋白的过度表达。在强力表达 Bcl-2 蛋白的转基因小鼠中，肿瘤发生率增加，但是这种发生率相当低（约 10%），随年龄的增长而升高[406]。因此，虽然 Bcl-2 的突变与癌症的起源有因果关系，但它似乎并不是恶变的唯一充分条件。Bcl-2 蛋白促进致瘤性转化，并且通过延长细胞的寿命，使它们能够积累更多的致癌基因突变[407]。观察双转基因小鼠发现，过表达 Bcl-2 蛋白和 c-myc 基因的产物，乳腺癌的生长速率加快，似乎证实了这种说法[408]。已证明在前列腺癌和乳腺癌中存在 Bcl-2 蛋白的过度表达，并且抑制了 TRAIL 介导的细胞凋亡[409,410]。Bcl-2 蛋白在小细胞肺癌中也高表达，而在肺鳞状细胞癌中的表达程度较低[338]。Bcl-2 家族中的一些其他成员也可以参与肿瘤的发生。在结直肠癌和胃腺癌中都发现 BCL-w 蛋白过表达，已证明它通过阻断 JNK 活化途径来抑制细胞死亡[411,412]。以微卫星灶不稳定性为特点的结直肠癌中 bax 基因存在突变，导致促凋亡的 Bax 蛋白的功能受损[413]。在过表达 Bcl-xL 蛋白的稳定肿瘤细胞系中发现其抗细胞凋亡并具有耐药性[414]。

凋亡抑制蛋白（IAPs）是半胱氨酸天冬氨酸蛋白酶（caspase）的内源性抑制剂。已在多种肿瘤中发现包含 IAPs 编码序列的染色体区域的扩增，这些肿瘤包括食管鳞状细胞癌[407]。IAP 家族成员基因表达的上调已在多种癌症（包括胰腺癌和胶质细胞瘤）中被检测到，是化疗耐药性的主要原因[122,123,415]。另一个被广泛研究的 IAP 家族成员——生存素的过表达，已被证明存在于非小细胞肺癌中[416]。在神经母细胞瘤中，生存素的表达与疾病的恶性程度和不良预后有关[417]。

另一个已被研究的细胞凋亡调节蛋白是 p53 抑制性蛋白，由于其功能的多向性，所以经常被称为"基因组卫士"[400,418]。p53 蛋白被发现在多种癌症中下调，它能够调控一些抗细胞凋亡相关的基因和一些提高黑色素瘤增殖活性的靶基因[419]。人们已经发现在肿瘤细胞系中 p53 突变体的沉默导致了细胞凋亡的增加，引起细胞生长的减少[420]。肺癌中经常发生 p53 基因的点突变，引起了 Bcl-2 蛋白的上调，同时伴有 Bax 蛋白的低表达[338]。

　　caspase 活性的降低是癌症抵抗凋亡的另一种机制。来自细胞胞浆酶系统的 caspase 参与了炎性细胞因子的处理以及凋亡。研究者已分别在头颈部癌、成神经细胞瘤和外阴鳞癌中发现了 caspase-8 基因突变，包括终止密码子的改变、密码子 96 的错义突变以及亮氨酸 62 的缺失[54,55,421,422]。所有这些都妨碍了 caspase 级联反应的正确激活。同样的，caspase-9 基因的沉默突变与成神经细胞瘤和小细胞肺癌的发生有关[338,423]。已在胃癌和转移性黑色素瘤中观察到 caspase-1 mRNA 的丢失，并与这两种肿瘤的临床分期和预后不良相关[424,425]。在多种肿瘤（包括结肠直肠癌、卵巢癌、乳腺癌和宫颈癌）中观察到了 caspase 活性的下调及其浓度的减少，这与较差的临床结果相关[426,427]。caspase-8 缺陷已经在小细胞肺癌和神经母细胞瘤中有描述[428,429]。反之，在胰腺癌和肺癌中，肿瘤细胞高水平的 caspase-3 与低度恶性和预后良好相关联[430,431]。然而，在一些研究中观察到的细胞凋亡的失调似乎要复杂得多，并且无法得出简单的结论。caspase-3 和 caspase-7 的表达与乳腺癌的临床病理特征无关[432]。与非恶性痣相比，在黑色素瘤和它的转移瘤中，活性 caspase-6 的浓度增加[433]。因此，尽管事实上在多种肿瘤中细胞凋亡的调节很明显受到干扰，但仍然无法确定这些干扰在癌症中是原发的还是继发的[407]。

　　死亡受体 Fas（CD95）、TRAILR1 和 TRAILR2 是肿瘤坏死因子受体超家族的成员，它们的特征是具有细胞内死亡结构域（DD），连同它们的配体——FasL 和 TRAIL，在调节外源性凋亡途径中发挥着重要的作用。肿瘤在几个步骤中能够抑制死亡受体信号，可能的干扰范围涵盖了受体功能的下调或受损以及死亡信号水平的下降[400]。Fas 蛋白的缺失已被归因于 ras 和 TP53 基因的突变[434,435]。肿瘤相关的突变还能够下调 Fas 和 TRAIL 受体的功能。错义突变和 fas 基因的丢失已在骨髓瘤和黑色素瘤中被确认[436]。TRAILR1 和 TRAILR2 受体的缺失和突变已在许多肿瘤（包括非小细胞肺癌）中被检测到[437]。缺乏胞质信号结构域的 Fas、TRAILR1 和 TRAILR2 已经在多种肿瘤（包括多发性骨髓瘤、胃癌和乳腺癌）中被发现[2]，Fas 下游信号分子如 FADD 和 caspase-10 的失活突变也已在非小细胞肺癌中被发现[438]。Fas、FasL 和 TRAIL 的低表达已分别在神经母细胞瘤及宫颈癌前期病变中被发现[439,440]。在黑色素瘤细胞中，高水平的抗凋亡调节分子 FLICE 的抑制蛋白（c-FLIP）已被证明与 TRAIL 介导的细胞凋亡相关[441]。c-FLIP 的过表达已被证实存在于小鼠和人类的多种肿瘤中，并在其中一些肿瘤中与不良预后呈正相关[2,437]。

　　在免疫反应中 T 细胞的活化是一种自限性现象，如活化的 T 细胞上调 Fas 死亡受体并进入活化诱导的细胞死亡（AICD）。某些肿瘤，如黑色素瘤、肺癌、胰腺癌、胃癌、结肠癌和乳腺癌可以加速 AICD 并逃逸免疫识别和破坏，这是通过在 FasL 依赖性途径中过表达 FasL 并清除 T 效应性细胞来实现的[2,442]。在它们的细胞表面表达的 FasL 要么是基本组成成分，要么是由化疗诱导表达的[437]。已在食管癌和转移性胃癌中分别发现了 TILs 细胞显著减少以及 Fas 阳性肿瘤浸润淋巴细胞的凋亡。类似的相关性已经在头颈部肿瘤和卵巢癌中发现。FasL 的表达和 TIL 凋亡在转移性结肠癌和乳腺癌淋巴结转移中更加明显。高 FasL/Fas 比率是卵巢癌和肝细胞癌患者预后不良的一个标志[442]。FasL 蛋白对肿瘤逃逸的意义体现在结肠癌细胞中 FasL 的表达下调显著降低了同基因小鼠的肿瘤生长，并激活了 T 细胞的抗肿瘤反应[443]。此外，可溶性 FasL 蛋白（sFasL）是由膜 FasL 蛋白经肿瘤金属蛋白酶裂解产生的，连同黑色素瘤产生和释放的含有 FasL 的微泡，可以杀死效应性免疫细胞并引起全身性免疫抑制[442,444]。在转移性黑色素瘤和头颈部癌患者的血液中发现 D3$^+$ Fas$^+$ 凋亡 T 细胞的数量显著增加。此外，CD8$^+$ T 细胞与 CD4$^+$ T 细胞相比更容易进入细胞凋亡，这表明 CD8$^+$ T 细胞对凋亡更敏感[445,446]。这种机制被称为 FasL 的"反击"[447]。它直接针对肿瘤浸润和旁观者 T 淋巴细胞，识别肿瘤时 T 细胞大量表达 FasL，能够诱导"自杀"式和"自相残杀"式的 T 细胞死亡[436,448]。此外，人类转移性黑色素瘤细胞能够在一种叫做"肿瘤相食"的过程中吞食并摄入 T 淋巴细胞[449]。然而，FasL 蛋白的功能也可以通过诱导炎性反应而加速肿瘤排斥，还可以通过体内活化的中性粒细胞介导以加速抗肿瘤作用[450]。此外，通过 RT-PCR 和功能测定法筛选黑色素瘤细胞系无法揭示功能性 FasL 蛋白的表达[451]。总结这些矛盾的结果，有人推测局部 FasL 的表达水平可以决定过程的进程：高 FasL 表达水平会激活中性粒细胞浸润，而低水平则能够实现抗肿瘤 T 细胞的清除过程。嗜中性粒细胞的激活可能取决于 FasL 蛋白的形式（仅有膜结合型 FasL 是活化剂）和/或巨噬细胞以及 DCs，而它们在 FasL 的刺激下产生 IL-1β 等炎性蛋白和趋化因子[437]。FasL/FAS 信号的范围可以由遗传决定，因为在不同的肿瘤中，fas 基因突变频繁出现或者鲜有发生，p53 突变却在多种肿瘤中都能够见到，能够下调 Fas 的表达[442]。FasL/Fas 信号的作用可能还取决于局部环境，通过一些免疫调节分子的作用可能会产生适宜肿瘤逃逸的条件。在肿瘤细胞上，FasL 的上调表达源自炎性细胞因子 TGF-β、IL-10、前列腺素以及活性氧[442,448]。

其他分子，包括 RANTES 和 RCAS1 可能通过诱导周期阻滞和具有抗肿瘤活性的 T 细胞的凋亡来增加 FasL 的"反击"[436,448]。肿瘤细胞还具有使用跨膜或可溶性诱饵受体（具有无功能性或缺少死亡结构域）来避免 T 细胞介导的细胞凋亡的能力。诱饵受体如可溶性 Fas(sFas) 或各种 TRAIL 受体（TRAILR3，TRAILR4）已经在肿瘤中被介绍过[2]。在多种肿瘤中检测到了血清 sFas 水平的升高，且在黑色素瘤患者中与不良预后相关[437]。T 细胞还可以通过穿孔素/粒酶途径清除靶细胞。已经有研究证明，肿瘤对细胞毒性 T 细胞穿孔素/粒酶依赖性的杀灭作用具有抗性，这是通过表达于黑色素瘤、宫颈癌和乳腺癌细胞上的抑制颗粒酶 B 的丝氨酸蛋白酶抑制剂 PI-9/SPI-6 而实现的，并与病人的预后不良有关[452,453]。另一个有助于癌症"反击"细胞毒性 T 细胞的免疫机制涉及 PD-1 和它的配体 PD-L1（也称为 B7-H1）的相互作用。不同的肿瘤，包括卵巢癌、结肠癌、肺癌和乳腺癌都有 PD-L1 的表达，类似于非小细胞肺癌中的肿瘤浸润性髓细胞[338]。T 细胞上的 PD-1 与肿瘤细胞上它的配体的结合导致了经由诱导 FasL 和 IL-10 的 T 细胞活化过程的抑制。此外，阻断 PD-L1 减少了肿瘤模型中的 T 细胞凋亡[448,454,455]。卵巢癌上皮细胞上 PD-L1 的过表达可能是使上皮内 CD8$^+$ T 细胞衰竭和失活的重要机制[119]。高表达 PD-L1 的肺部肿瘤与 B7-H1 阴性肿瘤相比具有更少的 TIL 细胞[338]。PD-1/PD-L1 相互作用的具体机制可能是基于上调 TILs 中激活蛋白 1（AP-1）的 c-Fos 亚单位的表达。c-Fos 蛋白的免疫抑制作用是通过 c-Fos 蛋白与 PD-1 编码基因的 AP-1 结合位点结合从而诱导 PD-1 的表达来介导的。此结合位点的敲除突变终止了 PD-1 的诱导表达，提高了 T 效应性细胞的免疫[456]。正在凋亡的肿瘤细胞会产生凋亡小体，这是一个与微泡和外泌体不同的结构，它由直径几微米的随机摆动的细胞膜微泡形成，含有破碎的细胞核和细胞器，且能够将癌基因转移至靶细胞，并抑制抗肿瘤的细胞毒性 CD8$^+$ T 淋巴细胞[457]。

### 8.4.7 肿瘤间质在免疫逃逸中的作用

实体瘤不仅由肿瘤细胞组成，而且还具有包含成纤维细胞、细胞外基质、内皮细胞和肿瘤浸润性免疫细胞的间质。位于肿瘤间质中最重要的细胞群之一是 CAFs。由于其发起和促进肿瘤生长的能力，这些细胞已引起人们越来越大的兴趣[458]。CAFs 群聚集了不同的成纤维细胞亚群；然而它们的详细功能和它们之间的差异仍有待调查。另一个有趣的问题是 CAFs 的起源。其中大多数是局部改变的成纤维细胞，但 CAFs 的一些其他来源也已经确定，且根据肿瘤类型而改变。一些细胞起源于间充质干细胞，而另一些则是因为所谓的上皮间充质转化机制的结果[459]。对于有效的肿瘤生长仅仅有肿瘤细胞的存在还不够，如果没有周围组织的合作，癌细胞不能形成恶性肿瘤，CAFs 对肿瘤发生的意义因此而变得非常重要。成纤维细胞和 ECM 在癌症中的相互作用唤起了组织修复的过程，但是却在癌变过程中受到干扰[459]。CAFs 产生的生长因子［如 EGF、FGF、TGF-β、血小板源性生长因子（PDGF）或胰岛素样生长因子（IGF）］发挥了促肿瘤活性[460,461]。CAFs 细胞群还表达趋化因子 CCL5、CXCL12 和 CXCL14，它们负责肿瘤的转移潜能[462]、血管生成增加以及巨噬细胞涌入肿瘤[463]。以前的研究已经表明，CAFs 是 VEGF-A 的替代来源，能够补偿肿瘤源性 VEGF-A 的缺乏[464,465]。这些因素与来自 ECM 组分和整合素的信号以旁分泌的方式共同发挥作用。CAFs 源性 TGF-β 能够调节相邻上皮细胞的生长潜力和致癌潜力，并通过上调 NF-κB 转录因子提高其对细胞凋亡的抗性[459]。在肿瘤间质中，TGF-β 的升高激活了上皮细胞中表达的 CXCR4，使得它们对生长抑制信号不响应。CXCR4 在前列腺癌中的表达是预后不良的标志[466]。由前列腺肿瘤间质表达的 IGF-1 通过上调 MAPK、Akt 蛋白和细胞周期蛋白 D1 来激活上皮细胞增殖。在小鼠模型中，IGF-1 在 CAFs 中的过表达促进了上皮细胞的恶性转化，并增加其转移潜能，而这可以通过阻断 IGF-1 受体或 MAPK 来抑制。IGF-1 的活化会干扰 TGF-β 的细胞间 Smad 途径，并阻止上皮癌细胞的凋亡[467]。在前列腺癌中，内皮细胞和 CAFs 的合作可能影响癌变。已有报告发现患者间质成纤维细胞的遗传不稳定性有利于上皮细胞的恶变[468,469]。同样的，乳腺癌小鼠的研究表明，移植肿瘤细胞和对 TGF-β 无反应的成纤维细胞至实验动物后促进了植入肿瘤的生长和转移[470]。成纤维细胞的存在并不是体外肿瘤生长激活所必不可少的条件，成纤维细胞的培养上清液也是癌症进展的活化剂，因为上清液中存在趋化因子 CXCL12 和 CXCL14。已在乳腺癌中发现许多调控成纤维细胞功能的基因表达发生变化[459]。胰腺癌是最致命的人类恶性肿瘤之一，其特点是强烈的间质反应。胰腺癌的 CAFs 产生 ECM 蛋白、生长因子和炎性细胞因子[471]。

在某些生理过程中，如胚胎发育和伤口修复，有时临时需要上皮细胞不遵从组织结构的规则，采取间充质表型，而这能够使它们发生迁移，这就是所谓的上皮-间充质转化，并且也发生在癌症发生和进展过程中的病理学状态下。EMT 是一个活跃的过程，在这个过程中，上皮细胞失去细胞间的连接，并获得迁移的能力[472]。细胞黏附分子上皮细胞 E-钙黏蛋白属于 EMT 的关键负调控因子，负责黏着连接及上皮的完整性。E-钙黏蛋白的抑制是由转录因子调控的，这些转录因子是 snail、twist、zeb 和 slug。E-钙黏蛋白功能的丧失是人类癌症中的一个典型现象，从而导致 EMT，结合性降低，并提高了转移能力[215,472]。干扰 E-钙黏蛋白的功能可能取决于该基因的突变；然而，大多数造成 E-钙黏蛋白失活的原因在于启动子的甲基化和转录抑制[473,474]。输送 EMT 起始信号的是肿瘤和基质源性 TGF-β，它与活化的 Ras 途径共同作用而发挥功能[475,476]。EMT 在 TNF-α 和 TGF-β 的协同刺激下显著加速[472]。继 E-钙黏蛋白的功能发生变化之后，纤连蛋白和黏蛋白的整合素 αvβ6 受体表达也随之发生改变。炎症和组织修复机制是这一变化的两种激活因素[472,507]。上调整合素 αvβ6 增强了结肠癌上皮细胞迁移至细胞外基质并转移到肝脏的能力，并反过来刺激 TGF-β 的分泌，从而形成了一个永动回路[477,478]。作为 EMT，单一癌细胞在没有任何细胞间接触的情况下迁移，它们的生存取决于 VEGF/Flt1 的自分泌相互作用[479]。转录因子 Snail 的表达已在非小细胞肺癌和黑色素瘤中被证实，并分别与较短的生存期和转移倾向相关[480,481]。小鼠研究表明 Snail 的表达影响 MDSCs 的功能，Snail 的敲除小鼠的特征是数量及精氨酸酶活性降低[215]。

### 8.4.8 微泡和外泌体：肿瘤逃逸的介质

微泡是小的来自多种细胞（包括癌细胞）的膜包裹结构，它们存在于生理和病理条件下的体液中，如血液、尿液或腹水。肿瘤源性微泡（也称为癌小体或核外颗粒体）特异地由肿瘤细胞产生。微泡具有特殊的结构，与外泌体明显不同。微泡源自一个向外膨出的芽以及细胞膜的分裂，可能具有不规则的形状，尺寸范围在 200nm 至 1μm 之间[482]。微泡的脱落不只是一个被动的过程，因为它发生在细胞表面上的特定位置，需要暴露于磷脂酰丝氨酸中，并且需要能量输入、RNA 合成和蛋白质翻译[482,483]。然而与正常细胞相比，肿瘤细胞能够从整个细胞表面上脱落微泡，尤其是从侵入的细胞边缘[484]。微泡的功能与内容取决于其来源的细胞类型[485]。肿瘤脱落的微泡含有细胞因子、miRNA、mRNA、FasL、趋化因子受体、组织因子、EGFR、Her-2、金属蛋白酶或其他分子[482]。细胞蛋白以 ARF6 调节核内体再循环的形式被选择性地封存入微泡中，其活化与肿瘤获得侵袭性有关[457]。微泡与细胞的相互作用是通过其与靶细胞融合或细胞内吞作用而实现的。微泡被释放到体液或细胞外环境中，在那里它们起到调节 ECM 降解和侵袭、血管生成、肿瘤转移、肿瘤免疫逃逸的作用[486]。在小鼠模型中已证实，从高转移性黑色素瘤细胞上脱落的微泡能够将弱转移性黑色素瘤细胞系的表型转变为具有恶性转移的表型[487]。同样的，恶性神经胶质瘤上发现的致瘤受体 EGFRvⅢ被转移到非侵袭性肿瘤群中[488]。此外，肿瘤在体内和体外的侵袭性都与微泡的数目相关[489]。同样的，早期卵巢癌与进展期卵巢癌相比，其特点是在恶性腹水中的微泡数目更低[490]。含有 mRNA、miRNA 或基因组 DNA 片段的微泡可以影响靶细胞的转录组并增强肿瘤的侵袭性[457]。肿瘤源性微泡激活血管内皮细胞和间质成纤维细胞，以促进新血管的生成和侵袭。癌症细胞系能够产生含有 VEGF、MMPs 和 miRNA 的微泡，这些微泡能够激活迁移、侵袭和内皮细胞形成小管。受到刺激后，血管内皮细胞产生自己的微泡，封装 MMPs、VEGF 和鞘磷脂，可以通过自分泌的方式进一步促进内皮细胞侵袭入间质。这些过程是由缺氧条件刺激产生的[482]。由前列腺癌和肺癌细胞系释放的微泡被证明能趋化并活化间质成纤维细胞，并通过 MMPs 增加它们的运动性和抗凋亡能力。反过来，受刺激的成纤维细胞能够释出微泡，促进肿瘤的侵袭和迁移[491,492]。由人类黑色素瘤和结肠癌细胞产生的微泡与单核细胞融合后抑制了它们的分化，并把它们转变为具有免疫抑制活性。在与肿瘤囊泡接触时，单核细胞获得 CD14+HLA−DR− 表型，表明其缺乏协同刺激分子的上调，并开始分泌 TGF-β[493]。含 Fas 的肿瘤源性微泡诱导 T 细胞凋亡并失去了杀伤能力[492]。肿瘤细胞可以通过防止 caspase-3 在细胞内的积累来逃逸效应性免疫细胞介导的细胞凋亡，停止产生微泡已被证明可以增加 caspase-3 的量和肿瘤细胞的凋亡[484]。在肿瘤源性微泡中存在 MMPs 和其他蛋白酶，与在卵巢癌和乳腺癌中获得体内和体外的侵袭能力相关。囊泡内蛋白酶的活性在缺氧条件下增强，并可能在上调肿瘤转移能力方面起作用（Chri et al. 2007）。从肿瘤上释出的含有组织因子（TF）的微泡与血栓栓塞风险增加之间有关联，表明其在癌症患者的高凝状态中的作用[494]。最后，微泡可以参与肿瘤的化疗耐药性，用阿霉素和顺铂治疗肿瘤，其脱落的微泡内包含了积累的高浓度药物[495,496]。

外泌体起源于细胞内多泡体（MVB）膜的反向出芽，并且一旦与细胞膜接触就被释放到细胞外液中或循环中。它们形成圆形或椭圆形的结构，直径为 30～100nm[497]。外泌体的释放受到钙离子载体、佛波酯和肌醇 3-激酶抑制剂的调节，并间接受到 p53 的调节[498,499]。外泌体可能含有大量的蛋白质、mRNA、miRNA、脂质和其他活性分子，并以自分泌和旁分泌的方式影响局部细胞，它还能够调节远处细胞的功能。外泌体可以影响多种细胞的应答，特别是能够参与调节炎症过程[457]。外泌体表面信号分子的存在能引导它们到达靶细胞，并引发内吞作用或吞噬作用[500]。内吞外泌体是一个耗能的过程，可能以网格蛋白依赖的方式发生，并涉及其他胞吞作用机制，需要含有在外泌体和靶细胞内的蛋白质[501]。外泌体是由多种癌症（包括黑色素瘤、乳腺癌、前列腺癌和结肠直肠癌）产生的，并包含依赖于癌症类型的特异性蛋白质。外泌体的存在已经在血管循环、体液和恶性腹水中得到证实[497]。在癌症小鼠模型中进行的研究表明，移植的乳腺肿瘤能够通过释放外泌体来加速生长，外泌体降低了 NK 细胞的数目和细胞毒性。源自人类乳腺癌和黑色素瘤的外泌体对 NK 细胞的体外效应是相同的[502]。表达 FasL 和 TRAIL 的外泌体能够在肿瘤特异性激活的 T 效应性细胞中诱导凋亡[503]。用源自乳腺癌的外泌体处理未成熟的小鼠 DCs 能够阻断 DCs 的成熟并激发促癌细胞因子反应，这可以通过增加 IL-6 来激活 Stat3 途径来展示证明[497,502]。含 PGE2 和 TGF-β 的肿瘤外泌体还促进 MDSCs 减少 T 细胞的细胞毒性作用[504]。体内研究表明，癌症患者的血清中存在外泌体，这与 Tregs 的数量增加相关。在这些患者中，含有抑制性细胞因子 IL-10 和 TGF-β 的外泌体可能参与了 Tregs 的扩增，类似的现象在体外研究中也介绍过[505]。因此，外泌体可被看作是免疫应答的调节剂以及局部和外周对肿瘤耐受的诱导剂[486]。然而，一些研究已经表明，DC 衍生的外泌体可以激发抗肿瘤 T 细胞反应并激活 NK 细胞。很可能肿瘤和 DC 源性外泌体的不同组成与细胞之间的差异相关[497]。

## 参 考 文 献

1. Liu B, Nash J, Runowicz C, Swede H, Stevens R, Li Z (2010) Ovarian cancer immunotherapy: opportunities, progresses and challenges. J Hematol Oncol 3:7–18
2. Töpfer K, Kempe S, Müller N, Schmitz M, Bachmann M, Cartellieri M et al (2011) Tumor evasion from T cell surveillance. J Biomed Biotechnol. doi:10.1155/2011/918471
3. Burnet FM (1970) The concept of immunological surveillance. Prog Exp Tumor Res 13:1–27
4. Poggi A, Zocchi MR (2006) Mechanisms of tumor escape: role of tumor microenvironment in inducing apoptosis of cytolytic effector cells. Arch Immunol Ther Exp 54:323–333
5. Whiteside TL (2006) Immune suppression in cancer: effects on immune cells, mechanisms and future therapeutic intervention. Semin Cancer Biol 16:3–15
6. Lin WW, Karin M (2007) A cytokine-mediated link between innate immunity, inflammation, and cancer. J Clin Invest 117:1175–1183
7. Dunn GP, Bruce AT, Ikeda H, Old LJ, Schreiber RD (2002) Cancer immunoediting: from immunosurveillance to tumor escape. Nat Immunol 3(11):991–998
8. Kim R, Emi M, Tanabe K (2007) Cancer immunoediting from immune surveillance to immune escape. Immunology 121(1):1–14
9. Wilczyński JR, Duechler M (2010) How do tumors actively escape from host immunosurveillance? Arch Immunol Ther Exp 58:435–448
10. Haanen JB, Baars A, Gomez R et al (2006) Melanoma-specific tumor-infiltrating lymphocytes but not circulating melanoma-specific T cells may predict survival in resected advanced-stage melanoma patients. Cancer Immunol Immunother 55:451–458
11. Ishigami S, Natsugoe S, Tokuda K et al (2000) Prognostic value of intratumoral natural killer cells in gastric carcinoma. Cancer 88:577–583
12. Kondo E, Koda K, Takiguchi N, Oda K, Seike K, Ishizuka M, Miyazaki M (2003) Preoperative natural killer cell activity as a prognostic factor for distant metastasis following surgery for colon cancer. Dig Surg 20:445–451

13. Naito Y, Saito K, Shiiba K, Ohuchi A, Saigenji K, Nagura H, Ohtani H (1998) CD8+ T cells infiltrated within cancer cell nests as a prognostic factor in human colorectal cancer. Cancer Res 58:3491–3494

14. Reichert TE, Day R, Wagner EM, Whiteside TL (1998) Absent or low expression of the zeta chain in T cells at the tumor site correlates with poor survival in patients with oral carcinoma. Cancer Res 58:5344–5347

15. Sato E, Olson SH, Ahn J, Bundy B, Nishikawa H, Qian F et al (2005) Intraepithelial CD8+ tumor-infiltrating lymphocytes and a high CD8+/regulatory T cell ratio are associated with favorable prognosis in ovarian cancer. Proc Natl Acad Sci USA 102:18538–18543

16. Strater J, Hinz U, Hasel C, Bhanot U, Mechtersheimer G, Lehnert T, Moller P (2005) Impaired CD95 expression predisposes for recurrence in curatively resected colon carcinoma. Clinical evidence for immunoselection and CD95L mediated control of minimal residual disease. Gut 54:661–665

17. Yoshimoto M, Sakamoto G, Ohashi Y (1993) Time dependency of the influence of prognostic factors on relapse in breast cancer. Cancer 72:2993–3001

18. Yasunaga M, Tabira Y, Nakano K, Iida S, Ichimaru N, Nagamoto N, Sakaguchi T (2000) Accelerated growth signals and low tumor-infiltrating lymphocyte levels predict poor outcome in T4 esophageal squamous cell carcinoma. Ann Thorac Surg 70:1634–1640

19. Villegas FR, Coca S, Villarrubia VG, Jimenez R, Chillon MJ, Jareno J, Zuil M, Callol L (2002) Prognostic significance of tumor infiltrating natural killer cells subset CD57 in patients with squamous cell lung cancer. Lung Cancer 35:23–28

20. Whiteside TL (2010) Immune responses to malignancies. J Allergy Clin Immunol 125:272–283

21. Mori S, Jewett A, Murakami-Mori K, Cavalcanti M, Bonavida B (1997) The participation of the Fas-mediated cytotoxic pathway by natural killer cells is tumor-cell-dependent. Cancer Immunol Immunother 44:282–290

22. Smyth MJ, Thia KY, Street SE, MacGregor D, Godfrey DI, Trapani JA (2000) Perforin-mediated cytotoxicity is critical for surveillance of spontaneous lymphoma. J Exp Med 192:755–760

23. Takeda K, Hayakawa Y, Smyth MJ et al (2001) Involvement of tumor necrosis factor-related apoptosis-inducing ligand in surveillance of tumor metastasis by liver natural killer cells. Nat Med 7:94–100

24. Qin Z, Schwartzkopff J, Pradera F, Kammertoens T, Seliger B, Pircher H, Blankenstein T (2003) A critical requirement of interferon gamma-mediated angiostasis for tumor rejection by CD8+ T cells. Cancer Res 63:4095–4100

25. Wall L, Burke F, Barton C, Smyth J, Balkwill F (2003) IFN-gamma induces apoptosis in ovarian cancer cells *in vivo* and *in vitro*. Clin Cancer Res 9:2487–2496

26. Powell JD, Horton MR (2005) Threat matrix: low-molecular-weight hyaluronan (HA) as a danger signal. Immunol Res 31:207–218

27. Shi Y, Evans JE, Rock KL (2003) Molecular identification of a danger signal that alerts the immune system to dying cells. Nature 425:516–521

28. Kim R, Emi M, Tanabe K (2005) Cancer cell immune escape and tumor progression by exploitation of anti-inflammatory and pro-inflammatory responses. Cancer Biol Ther 4:924–933

29. Uhr JW, Pantel K (2011) Controversies in clinical cancer dormancy. Proc Natl Acad Sci USA 108:12396–12400

30. Karrison TG, Ferguson DJ, Meier P (1999) Dormancy of mammary carcinoma after mastectomy. J Natl Cancer Inst 91:80–85

31. Marches R, Scheuermann R, Uhr JW (2006) Cancer dormancy. From mice to man. Cell Cycle 5:1772–1778

32. Al-Hajj M, Wicha MS, Benito-Hernandez A, Morrison SJ, Clarke MF (2003) Prospective identification of tumorigenic breast cancer cells. Proc Natl Acad Sci USA 100:3983–3988

33. Pantel K, Schlimok G, Braun S, Kutter D, Lindemann F, Schaller G et al (1993) Differential expression of proliferation-associated molecules in individual micrometastatic carcinoma cells. J Natl Cancer Inst 85:1419–1424

34. Balic M, Lin H, Young L, Hawes D, Giuliano A, McNamara G et al (2006) Most early disseminated cancer cells detected in bone marrow of breast cancer patients have a putative breast cancer stem cell phenotype. Clin Cancer Res 12:5615–5621

35. Monzani E, Facchetti F, Galmozzi E, Corsini E, Benetti A, Cavazzin C et al (2007) Melanoma contains CD133 and ABCG2 positive cells with enhanced tumourigenic potential. Eur J Cancer 43:935–946

36. Li Y, Laterra J (2012) Cancer stem cells: distinct entities or dynamically regulated

phenotypes? Cancer Res 72:576–580

37. Li Y, Li A, Glas M, Lal B, Ying M, Sang Y et al (2011) c-Met signaling induces a reprogramming network and supports the glioblastoma stem-like phenotype. Proc Natl Acad Sci USA 108:9951–9956

38. Po A, Ferretti E, Miele E, De Smaele E, Paganelli A, Canettieri G et al (2010) Hedgehog controls neural stem cells through p53-independent regulation of Nanog. EMBO J 29:2646–2658

39. Xu RH, Sampsell-Barron TL, Gu F, Root S, Peck RM, Pan G et al (2008) NANOG is a direct target of TGFbeta/activin-mediated SMAD signaling in human ESCs. Cell Stem Cell 3:196–206

40. Ossowski L, Aguirre-Ghiso JA (2010) Dormancy of metastatic melanoma. Pigment Cell Melanoma Res 23:41–62

41. Naumov GN, Akslen LA, Folkman J (2006) Role of angiogenesis in human tumor dormancy: animal models of the angiogenic switch. Cell Cycle 5:1779–1787

42. Barnhill RL, Piepkorn MW, Cochran AJ, Flynn E, Karaoli T, Folkman J (1998) Tumor vascularity, proliferation, and apoptosis in human melanoma micrometastases and macrometastases. Arch Dermatol 134:991–994

43. Willimsky G, Blankenstein T (2005) Sporadic immunogenic tumours avoid destruction by inducing T-cell tolerance. Nature 437:141–146

44. Black WC, Welch HG (1993) Advances in diagnostic imaging and overestimations of disease prevalence and the benefits of therapy. N Engl J Med 328:1237–1243

45. Montie JE, Wood DP Jr, Pontes JE, Boyett JM, Levin HS (1989) Adenocarcinoma of the prostate in cystoprostatectomy specimens removed for bladder cancer. Cancer 63:381–385

46. Feldman AR, Kessler L, Myers MH, Naughton MD (1986) The prevalence of cancer. Estimates based on the Connecticut Tumor Registry. N Engl J Med 315:1394–1397

47. Stoecklein NH, Hosch SB, Bezler M, Stern F, Hartmann CH, Vay C et al (2008) Direct genetic analysis of single disseminated cancer cells for prediction of outcome and therapy selection in esophageal cancer. Cancer Cell 13:441–453

48. Bragado P, Sosa MS, Keely P, Condeelis J, Aguirre-Ghiso JA (2012) Microenvironments dictating tumor cell dormancy. Recent Results Cancer Res 195:25–39

49. Sang L, Coller HA, Roberts JM (2008) Control of the reversibility of cellular quiescence by the transcriptional repressor HES1. Science 321:1095–1100

50. Ranganathan AC, Adam AP, Aguirre-Ghiso JA (2006) Opposing roles of mitogenic and stress signaling pathways in the induction of cancer dormancy. Cell Cycle 5:1799–1807

51. Laufs S, Schumacher J, Allgayer H (2006) Urokinase-receptor (u-PAR): an essential player in multiple games of cancer. A review on its role in tumor progression, invasion, metastasis, proliferation/dormancy, clinical outcome and minimal residual disease. Cell Cycle 5:e1–e12

52. Páez D, Labonte MJ, Bohanes P, Zhang W, Benhanim L, Ning Y et al (2012) Cancer dormancy: a model of early dissemination and late cancer recurrence. Clin Cancer Res 18:645–653

53. Barkan D, Green JE, Chambers AF (2010) Extracellular matrix: a gatekeeper in the transition from dormancy to metastatic growth. Eur J Cancer 46:1181–1188

54. Liu B, Peng D, Lu Y, Jin W, Fan Z (2002) A novel single amino acid deletion caspase-8 mutant in cancer cells that lost proapoptotic activity. J Biol Chem 277:30159–30164

55. Liu D, Aguirre Ghiso J, Estrada Y, Ossowski L (2002) EGFR is a transducer of the urokinase receptor initiated signal that is required for in vivo growth of a human carcinoma. Cancer Cell 1:445–457

56. Shibue T, Weinberg RA (2009) Integrin beta1–focal adhesion kinase signaling directs the proliferation of metastatic cancer cells disseminated in the lungs. Proc Natl Acad Sci USA 106:10290–10295

57. Lu Z, Luo RZ, Lu Y, Zhang X, Yu Q, Khare S et al (2008) The tumor suppressor gene ARHI regulates autophagy and tumor dormancy in human ovarian cancer cells. J Clin Invest 118:3917–3929

58. Aguirre-Ghiso JA (2007) Models, mechanisms and clinical evidence for cancer dormancy. Nat Rev Cancer 7:834–846

59. Bidard FC, Vincent-Salomon A, Sigal-Zafrani B, Rodrigues M, Dieras V, Mignot L et al (2008) Time to metastatic relapse and breast cancer cells dissemination in bone marrow at metastatic relapse. Clin Exp Metastasis 25:871–875

60. Ossowski L, Russo H, Gartner M, Wilson EL (1987) Growth of a human carcinoma (HEp3) in nude mice: rapid and efficient metastasis. J Cell Physiol 133:288–296

61. Hüsemann Y, Geigl JB, Schubert F, Musiani P, Meyer M, Burghart E et al (2008) Systemic spread is an early step in breast cancer. Cancer Cell 13:58–68

62. Taylor J, Hickson J, Lotan T, Yamada DS, Rinker-Schaeffer C (2008) Using metastasis suppressor proteins to dissect interactions among cancer cells and their microenvironment. Cancer Metastasis Rev 27:67–73

63. Castaño Z, Tracy K, McAllister SS (2011) The tumor macroenvironment and systemic regulation of breast cancer progression. Int J Dev Biol 55:889–897

64. Teng MWL, Swann JB, Koebel CM, Schreiber RD, Smyth MJ (2008) Immune-mediated dormancy: an equilibrium with cancer. J Leukoc Biol 84:988–993

65. Granziero L, Krajewski S, Farness P, Yuan L, Courtney MK, Jackson MR et al (1999) Adoptive immunotherapy prevents prostate cancer in a transgenic animal model. Eur J Immunol 29:1127–1138

66. Loeser S, Loser K, Bijker MS, Rangachari M, van der Burg SH, Wada T et al (2007) Spontaneous tumor rejection by cbl-b-deficient CD8+ T cells. J Exp Med 204:879–891

67. Stewart TH, Hollinshead AC, Raman S (1991) Tumor dormancy: initiation, maintenance and termination in animals and humans. Can J Surg 134:321–325

68. Myron Kauffman H, McBride MA, Cherikh WS, Spain PC, Marks WH, Roza AM (2002) Transplant tumor registry: donor related malignancies. Transplantation 74:358–362

69. Tesniere A, Schlemmer F, Boige V, Kepp O, Martins I, Ghiringhelli F et al (2010) Immunogenic death of colon cancer cells treated with oxaliplatin. Oncogene 29:482–491

70. Scaffidi P, Misteli T, Bianchi ME (2002) Release of chromatin protein HMGB1 by necrotic cells triggers inflammation. Nature 418:191–195

71. Hartmann E, Wollenberg B, Rothenfusser S, Wagner M, Wellisch D, Mack B et al (2003) Identification and functional analysis of tumor-infiltrating plasmacytoid dendritic cells in head and neck cancer. Cancer Res 63:6478–6487

72. Kurts C, Kosaka H, Carbone FR, Miller JFAP, Heath WR (1997) Class I-restricted cross-presentation of exogenous self-antigens leads to deletion of autoreactive CD8 + T cells. J Exp Med 186:239–245

73. Campoli M, Ferrone S (2008) Tumor escape mechanisms: potential role of soluble HLA antigens and NK cells activating ligands. Tissue Antigens 72:321–334

74. Dunn GP, Oki LJ, Schreiber RD (2004) The immunobiology of cancer immunosurveillance and immunoediting. Immunity 21:137–148

75. Abdel-Wahab Z, Kalady MF, Emani S, Onaitis MW, Abdel-Wahab OI, Cisco R et al (2003) Induction of anti-melanoma CTL response using DC transfected with mutated mRNA encoding full-length Melan-A/MART-1 antigen with an A27L amino acid substitution. Cell Immunol 224:86–97

76. Kageshita T, Kawakami Y, Ono T (2001) Clinical significance of MART-1 and HLA-A2 expression and CD8+ T cell infiltration in melanocytic lesions in HLA-A2 phenotype patients. J Dermatol Sci 25:36–44

77. Hicklin DJ, Wang Z, Arienti F, Rivoltini L, Parmiani G, Ferrone S (1998) β2-Microglobulin mutations, HLA class I antigen loss, and tumor progression in melanoma. J Clin Invest 101:2720–2729

78. Seliger B, Maeurer MJ, Ferrone S (2000) Antigen-processing machinery breakdown and tumor growth. Immunol Today 21:455–464

79. Seliger B (2008) Molecular mechanisms of MHC class I abnormalities and APM components in human tumors. Cancer Immunol Immunother 57:1719–1726

80. Respa A, Bukur J, Ferrone S, Pawelec G, Zhao Y, Wang E et al (2011) Association of IFN-γ signal transduction defects with impaired HLA class I antigen processing in melanoma cell lines. Clin Cancer Res 17:2668–2678

81. Duray A, Demoulin S, Hubert P, Delvenne P, Saussez S (2010) Immune suppression in head and neck cancers: a review. Clin Dev Immunol. doi:10.1155/2010/701657

82. Chang CC, Murphy SP, Ferrone S (2003) Differential in vivo and in vitro HLA-G expression in melanoma cells: potential mechanisms. Hum Immunol 64:1057–1063

83. Moreau P, Mouillot G, Rousseau P, Marcou C, Dausset J, Carosella ED (2003) HLA-G gene repression is reversed by demethylation. Proc Natl Acad Sci USA 100:1191–1196

84. Urosevic M, Dummer R (2008) Human leukocyte antigen-G and cancer immunoediting. Cancer Res 68:627–630

85. Gomes AQ, Correia DV, Silva-Santos B (2007) Non-classical major histocompatibility complex proteins as determinants of tumour immunosurveillance. EMBO Rep 8:1024–1030

86. Sheu JJC, Shih IM (2007) Clinical and biological significance of HLA-G expression in ovarian cancer. Semin Cancer Biol 17:436–443

87. Pistoia V, Morandi F, Wang X, Ferrone S (2007) Soluble HLA-G: are they clinically relevant? Semin Cancer Biol 17:469–479

88. Liang S, Zhang W, Horuzsko A (2006) Human ILT2 receptor associates with murine MHC class I molecules in vivo and impairs T cell function. Eur J Immunol 36:2457–2471

89. Duechler M, Wilczyński JR (2010) Hypoxia inducible factor-1 in cancer immune suppression. Curr Immunol Rev 6:260–271

90. Mouillot G, Marcou C, Zidi I, Guillard C, Sangrouber D, Carosella ED et al (2007) Hypoxia modulates HLA-G gene expression in tumor cells. Hum Immunol 68:277–285

91. Urosevic M, Dummer R (2003) HLA-G and IL-10 expression in human cancer—different stories with the same message. Semin Cancer Biol 13:337–342

92. Lin A, Yan WH, Xu HH, Gan MF, Cai JF, Zhu M et al (2007) HLA-G expression in human ovarian carcinoma counteracts NK cell function. Ann Oncol 18:1804–1809

93. Ugurel S, Rebmann V, Ferrone S, Tilgen W, Grosse-Wilde H, Reinhold U et al (2001) Soluble human leukocyte antigen-G serum level is elevated in melanoma patients and is further increased by interferon-a immunotherapy. Cancer 92:369–376

94. Lin A, Zhang X, Ruan YY, Wang Q, Zhou WJ, Yan WH (2011) HLA-F expression is a prognostic factor in patients with non-small-cell lung cancer. Lung Cancer 74:504–509

95. Raulet DH (2003) Roles of the NKG2D immunoreceptor and its ligands. Nat Rev Immunol 3:781–790

96. Bauer S, Groh V, Wu J, Steinle A, Phillips JH, Lanier LL et al (1999) Activation of NK cells and T cells by NKG2D, a receptor for stress inducible MICA. Science 285:727–729

97. Cosman D, Müllberg J, Sutherland CL, Chin W, Armitage R, Fanslow W et al (2001) ULBPs, novel MHC class I-related molecules, bind to CMV glycoprotein UL16 and stimulate NK cytotoxicity through the NKG2D receptor. Immunity 14:123–133

98. Coudert JD, Zimmer J, Tomasello E, Cebecauer M, Colonna M, Vivier E et al (2005) Altered NKG2D function in NK cells induced by chronic exposure to NKG2D ligand-expressing tumor cells. Blood 106:1711–1717

99. Lee JC, Lee KM, Kim DW, Heo DS (2004) Elevated TGF-beta1 secretion and down-modulation of NKG2D underlies impaired NK cytotoxicity in cancer patients. J Immunol 172:7335–7340

100. Doubrovina ES, Doubrovin MM, Vider E, Sisson RB, O'Reilly RJ, Dupont B et al (2003) Evasion from NK cell immunity by MHC class I chain-related molecules expressing colon adenocarcinoma. J Immunol 171:6891–6899

101. Guerra N, Tan YX, Joncker NT, Choy A, Gallardo F, Xiong N et al (2008) NKG2D-deficient mice are defective in tumor surveillance in models of spontaneous malignancy. Immunity 28:571–580

102. McGilvray RW, Eagle RA, Watson NFS, Al-Attar A, Ball G, Jafferji I et al (2009) NKG2D ligand expression in human colorectal cancer reveals associations with prognosis and evidence for immunoediting. Clin Cancer Res 15:6993–7002

103. Byrne SN, Halliday GM (2003) High levels of Fas ligand and MHC class II in the absence of CD80 or CD86 expression and a decreased CD4+ T cell infiltration enables murine skin tumours to progress. Cancer Immunol Immunother 52:396–402

104. He C, Qiao H, Jiang H, Sun X (2011) The inhibitory role of B7-H4 in antitumor immunity: association with cancer progression and survival. Clin Dev Immunol. doi:10.1155/2011/695834

105. Zang X, Thompson RH, Al-Ahmadie HA, Serio AM, Reuter VE, Eastham JA et al (2007) B7-H3 and B7x are highly expressed in human prostate cancer and associated with disease spread and poor outcome. Proc Natl Acad Sci USA 104:19458–19463

106. Frigola X, Inman BA, Lohse CM, Krco CJ, Cheville JC, Thompson RH et al (2011) Identification of a soluble form of B7-H1 that retains immunosuppressive activity and is associated with aggressive renal cell carcinoma. Clin Cancer Res 17:1915–1923

107. Kryczek I, Zou L, Rodriguez P, Zhu G, Wei S, Mottram P et al (2006) B7-H4 expression identifies a novel suppressive macrophage population in human ovarian carcinoma. J Exp Med 203:871–881

108. Palucka K, Ueno H, Fay J, Banchereau J (2011) Dendritic cells and immunity against cancer. J Intern Med 269:64–73

109. Zhu G, Augustine MM, Azuma T, Luo L, Yao S, Anand S et al (2009) B7-H4-deficient mice display augmented neutrophil-mediated innate immunity. Blood 113:1759–1767

110. Salceda S, Tang T, Kmet M, Munteanu A, Ghosh M, Macina R et al (2005) The immunomodulatory protein B7-H4 is overexpressed in breast and ovarian cancers and promotes epithelial cell transformation. Exp Cell Res 306:128–141

111. Cheng L, Jiang J, Gao R, Wei S, Nan F, Li S et al (2009) B7-H4 expression promotes tumorigenesis in ovarian cancer. Int J Gynecol Cancer 19:1481–1486

112. Tringler B, Zhuo S, Pilkington G, Torkko KC, Singh M, Lucia MS et al (2005) B7-H4 is highly expressed in ductal and lobular breast cancer. Clin Cancer Res 11:1842–1848

113. Curiel TJ, Cheng P, Mottram P, Alvarez X, Moons L, Evdemon-Hogan M et al (2004)

Dendritic cell subsets differentially regulate angiogenesis in human ovarian cancer. Cancer Res 64:5535–5538

114. Curiel TJ, Coukos G, Zou L, Alvarez X, Cheng P, Mottram P et al (2004) Specific recruitment of regulatory T cells in ovarian carcinoma fosters immune privilege and predicts reduced survival. Nat Med 10:942–949

115. Pittet MJ, Zippelius A, Valmori D, Speiser DE, Cerottini JC, Romero P (2002) Melan-A/MART-1-specific CD8 T cells: from thymus to tumor. Trends Immunol 23:325–328

116. Hamann D, Baars PA, Rep MH, Hooibrink B, Kerkhof-Garde SR, Klein MR et al (1997) Phenotypic and functional separation of memory and effector human CD8 T cells. J Exp Med 186:1407–1418

117. Nagorsen D, Scheibenbogen C, Marincola FM, Letsch A, Keilholz U (2003) Natural T cell immunity against cancer. Clin Cancer Res 9:4296–4303

118. Lee PP, Yee C, Savage PA, Fong L, Brockstedt D, Weber JS et al (1999) Characterization of circulating T cells specific for tumor-associated antigens in melanoma patients. Nat Med 5:677–685

119. Hamanishi J, Mandai M, Iwasaki M, Okazaki T, Tanaka Y, Yamaguchi K et al (2007) Programmed cell death 1 ligand 1 and tumor-infiltrating CD8+ T lymphocytes are prognostic factors of human ovarian cancer. Proc Natl Acad Sci USA 104:3360–3365

120. Bamias A, Koutsoukou V, Terpos E, Tsiatas ML, Liakos C, Tsitsilonis O et al (2008) Correlation of NKT-like CD3+CD56+ cells and CD4+CD25+(hi) regulatory T cells with VEGF and TNF alpha in ascites from advanced ovarian cancer: association with platinum resistance and prognosis in patients receiving first-line platinum based chemotherapy. Gynecol Oncol 108:421–427

121. Lockhart DC, Chan AK, Mak S, Joo HG, Daust HA, Carritte A et al (2001) Loss of T-cell receptor-CD3zeta and T-cell function in tumor-infiltrating lymphocytes but not in tumor-associated lymphocytes in ovarian carcinoma. Surgery 129:749–756

122. Chen CK, Wu MY, Chao KH, Ho HN, Sheu BC, Huang SC (1999) T lymphocytes and cytokine production in ascitic fluid in ovarian malignancies. J Formos Med Assoc 98:24–30

123. Chen Z, Naito M, Hori S, Mashima T, Yamori T, Tsuruo T (1999) A human IAP family gene, apollon, expressed in human brain cancer cells. Biochem Biophys Res Commun 264:847–854

124. Santin AD, Bellone S, Ravaggi A, Roman J, Smith CV, Pecorelli S et al (2001) Increased levels of interleukin-10 and transforming growth factor-β in the plasma and ascitic fluid of patients with advanced ovarian cancer. BJOG 108:804–808

125. Santin AD, Hermonat PL, Ravaggi A, Bellone S, Roman JJ, Smith CV et al (2001) Phenotypic and functional analysis of tumor-infiltrating lymphocytes compared with tumor-associated lymphocytes from ascitic fluid and peripheral blood lymphocytes in patients with advanced ovarian cancer. Gynecol Obstet Invest 51:254–261

126. Frey AB, Monu N (2006) Effector-phase tolerance: another mechanism of how cancer escapes antitumor immune response. J Leukoc Biol 79:652–662

127. Piver MS, Mettlin CJ, Tsukada Y, Nasca P, Greenwald P, McPhee ME (1984) Familial Ovarian Cancer Registry. Obstet Gynecol 64:195–199

128. Kryczek I, Wei S, Zhu G, Myers L, Mottram P, Cheng P et al (2007) Relationship between B7-H4 regulatory cells and patients outcome in human ovarian carcinoma. Cancer Res 67:8900–8905

129. Serafini P, De Santo C, Marigo I, Cingarlini S, Dolcetti L, Gallina G et al (2004) Derangement of immune responses by myeloid suppressor cells. Cancer Immunol Immunother 53:64–72

130. Zubieta MR, Furman D, Barrio M, Bravo AI, Domenichini E, Mordoh J (2006) Galectin-3 expression correlates with apoptosis of tumor-associated lymphocytes in human melanoma biopsies. Am J Pathol 168:1666–1675

131. Camby I, Le Mercier M, Lefranc F, Kiss R (2006) Galectin-1: a small protein with major functions. Glycobiology 16:137R–157R

132. Godin-Ethier J, Hanafi LA, Piccirillo CA, Lapointe R (2011) Indoleamine 2,3-dioxygenase expression in human cancers: clinical and immunologic perspectives. Clin Cancer Res 17:6985–6991

133. Negus RP, Stamp GW, Hadley J, Balkwill FR (1997) Quantitative assessment of the leukocyte infiltrate in ovarian cancer and its relationship to the expression of C-C chemokines. Am J Pathol 150:1723–1734

134. Kooi S, Freedman RS, Rodriquez-Villanueva J, Platsoucas CD (1993) Cytokine production by T-cell lines derived from tumor-infiltrating lymphocytes from patients with ovarian carcinoma: tumor-specific immune responses and inhibition of antigen-independent cytokine

production by ovarian tumor cells. Lymphokine Cytokine Res 12:429–437

135. Melichar B, Nash MA, Lenzi R, Platsoucas CD, Freedman RS (2000) Expression of costimulatory molecules CD80 and CD86 and their receptors CD28 and CTLA-4 on malignant ascites CD3+ tumor-infiltrating lymphocytes (TIL) from patients with ovarian and other types of peritoneal carcinomatosis. Clin Exp Immunol 119:19–27

136. Santin AD, Bellone S, Palmieri M, Bossini B, Cane' S, Bignotti E et al (2004) Restoration of tumor specific human leukocyte antigens class I-restricted cytotoxicity by dendritic cell stimulation of tumor infiltrating lymphocytes in patients with advanced ovarian cancer. Int J Gynecol Cancer 14:64–75

137. Freedman RS, Deavers M, Liu J, Wang E (2004) Peritoneal inflammation — a microenvironment for epithelial ovarian cancer (EOC). J Transl Med 2:23–33

138. Klink M, Kielbik M, Nowak M, Bednarska K, Sulowska Z (2012) JAK3, STAT3 and CD3-zeta signaling proteins status in regard to the lymphocytes function in patients with ovarian cancer. Immunol Invest 41(4):382–398

139. Klink M, Nowak M, Kielbik M, Bednarska K, Blus E, Szpakowski M et al (2012) The interaction of HspA1A with TLR2 and TLR4 in the response of neutrophils induced by ovarian cancer cells in vitro. Cell Stress Chaperones 17(6):661–674

140. Wilczynski JR, Kalinka J, Radwan M (2008) The role of T-regulatory cells in pregnancy and cancer. Front Biosci 13:2275–2289

141. Mizukami Y, Kono K, Kawaguchi Y, Akaike H, Kamimura K, Sugai H et al (2008) CCL17 and CCL22 chemokines within tumor microenvironment are related to accumulation of Foxp3+ regulatory T cells in gastric cancer. Int J Cancer 122:2286–2293

142. Janikashvili N, Bonnotte B, Katsanis E, Larmonier N (2011) The dendritic cell-regulatory T lymphocyte crosstalk contributes to tumor-induced tolerance. Clin Dev Immunol. doi:10.1155/2011/430394

143. Yuan XL, Chen L, Zhang TT, Ma YH, Zhou YL, Zhao Y et al (2011) Gastric cancer cells induce human CD4+Foxp3+ regulatory T cells through the production of TGF-β1. World J Gastroenterol 17:2019–2027

144. Amedei A, Della Bella C, Silvestri E, Prisco D, D'Elios MM (2012) T cells in gastric cancer: friends or foes? Clin Dev Immunol. doi:10.1155/2012/690571

145. Cannon MJ, Goyne H, Stone PJB, Chiriva-Internati M (2011) Dendritic cell vaccination against ovarian cancer — tipping the Treg/Th17 balance to therapeutic advantage? Expert Opin Biol Ther 11:441–445

146. Sharma MD, Hou DY, Liu Y, Koni PA, Metz R, Chandler P et al (2009) Indoleamine 2,3 dioxygenase controls conversion of Foxp3+ Tregs to TH17-like cells in tumor-draining lymph nodes. Blood 113:6102–6111

147. Chung DJ, Rossi M, Romano E, Ghith J, Yuan J, Munn DH et al (2009) Indoleamine 2,3-dioxygenase-expressing mature human monocyte-derived dendritic cells expand potent autologous regulatory T cells. Blood 11:555–563

148. Okamoto A, Nikaido T, Ochiai K, Takakura S, Saito M, Aoki Y et al (2005) Indoleamine 2,3-dioxygenase serves as a marker of poor prognosis in gene expression profiles of serous ovarian cancer cells. Clin Cancer Res 11:6030–6039

149. Inaba T, Ino K, Kajiyama H, Yamamoto E, Shibata K, Nawa A et al (2009) Role of the immunosuppressive enzyme indoleamine 2,3-dioxygenase in the progression of ovarian carcinoma. Gynecol Oncol 115:185–192

150. Woo EY, Chu CS, Goletz TJ, Schlienger K, Yeh H, Coukos G et al (2001) Regulatory CD4 (+)CD25(+) T cells in tumors from patients with early-stage non-small cell lung cancer and late-stage ovarian cancer. Cancer Res 61:4766–4772

151. Hiura T, Kagamu H, Miura S, Ishida A, Tanaka H, Tanaka J et al (2005) Both regulatory T cells and antitumor effector T cells are primed in the same draining lymph nodes during tumor progression. J Immunol 175:5058–5066

152. Nishikawa H, Kato T, Tawara I, Ikeda H, Kuribayashi K, Allen PM et al (2005) IFN-γ controls the generation/activation of CD4+CD25+ regulatory T cells in antitumor immune response. J Immunol 175:4433–4440

153. Ghiringhelli F, Menard C, Terme M, Flament C, Taieb J, Chaput N et al (2005) CD4+CD25+ regulatory T cells inhibit natural killer cell functions in a transforming growth factor-ß-dependent manner. J Exp Med 202:1075–1085

154. Ghiringhelli F, Puig PE, Roux S, Parcellier A, Schmitt E, Solary E et al (2005) Tumor cells convert immature myeloid dendritic cells into TGF-beta-secreting cells inducing CD4+CD25 + regulatory T cell proliferation. J Exp Med 202:919–929

155. Olkhnud PB, Baatar D, Bodogai M, Hakim F, Gress R, Anderson RL et al (2009) Breast cancer lung metastasis requires expression of chemokine receptor CCR4 and regulatory T

cells. Cancer Res 69:5996–6004

156. Larmonier N, Marron M, Zeng Y, Cantrell J, Romanoski A, Sepassi M et al (2007) Tumor-derived CD4+CD25+ regulatory T cell suppression of dendritic cell function involves TGF-β and IL-10. Cancer Immunol Immunother 56:48–59

157. Biragyn A, Longo DL (2012) Neoplastic "black ops": cancer's subversive tactics in overcoming host defenses. Semin Cancer Biol 22:50–59

158. Baltz KM, Krusch M, Bringmann A, Brossart P, Mayer F, Kloss M et al (2007) Cancer immunoediting by GITR (glucocorticoid induced TNF-related protein) ligand in humans: NK cell/tumor cell interactions. FASEB J 21:2442–2454

159. Erdman SE, Rao VP, Olipitz W, Taylor CL, Jackson EA, Levkovich T et al (2010) Unifying roles for regulatory T cells and inflammation in cancer. Int J Cancer 126:1651–1665

160. Mhawech-Fauceglia P, Wang D, Ali L, Lele S, Huba MA, Liu S et al (2013) Intraepithelial T cells and tumor-associated macrophages in ovarian cancer patients. Cancer Immun 13:1–6

161. Fiore F, Nuschak B, Peola S, Mariani S, Muraro M, Foglietta M et al (2005) Exposure to myeloma cell lysates affects the immune competence of dendritic cells and favors the induction of Tr1-like regulatory T cells. Eur J Immunol 35:1155–1163

162. Groux H, O'Garra A, Bigler M, Rouleau M, Antonenko S, de Vries JE et al (1997) CD4+ T-cell subset inhibits antigen-specific T-cell responses and prevents colitis. Nature 389:737–742

163. Loskog A, Ninalga C, Paul-Wetterberg G, de la Torre M, Malmström PU, Tötterman TH (2007) Human bladder carcinoma is dominated by T-regulatory cells and Th1 inhibitory cytokines. J Urol 177:353–358

164. Moore KW, de Waal Malefyt R, Coffman RL, O'Garra A (2001) Interleukin-10 and the interleukin-10 receptor. Annu Rev Immunol 19:683–765

165. Bergmann C, Strauss L, Zeidler R, Lang S, Whiteside TL (2007) Expansion of human T regulatory type 1 cells in the microenvironment of cyclooxygenase 2 overexpressing head and neck squamous cell carcinoma. Cancer Res 67:8865–8873

166. Zhang X, Huang H, Yuan J, Sun D, Hou WS, Gordon J et al (2005) CD4-8-dendritic cells prime CD4+ T regulatory 1 cells to suppress antitumor immunity. J Immunol 175:2931–2937

167. MacDonald TT (1998) T cell immunity to oral allergens. Curr Opin Immunol 10:620–627

168. Seo N, Hayakawa S, Tokura Y (2002) Mechanisms of immune privilege for tumor cells by regulatory cytokines produced by innate and acquired immune cells. Semin Cancer Biol 12:291–300

169. Castellino F, Germain RN (2006) Cooperation between CD4+ and CD8+ T cells: when, where, and how. Annu Rev Immunol 24:519–540

170. Steinman L (2007) A brief history of T(H)17, the first major revision in the T(H)1/T(H)2 hypothesis of T cell-mediated tissue damage. Nat Med 13:139–145

171. Bi Y, Liu G, Yang R (2007) Th17 cell induction and immune regulatory effects. J Cell Physiol 211:273–278

172. Su X, Ye J, Hsueh EC, Zhang Y, Hoft DF, Peng G (2010) Tumor microenvironments direct the recruitment and expansion of human Th17 cells. J Immunol 184:1630–1641

173. Miyahara Y, Odunsi K, Chen W, Peng G, Matsuzaki J, Wang RF (2008) Generation and regulation of human CD4+ IL-17-producing T cells in ovarian cancer. Proc Natl Acad Sci USA 105:15505–15510

174. Charles KA, Kulbe H, Soper R, Escorcio-Correia M, Lawrence T, Schultheis A et al (2009) The tumor-promoting actions of TNF-a involve TNFR1 and IL-17 in ovarian cancer in mice and humans. J Clin Invest 119:3011–3023

175. Numasaki M, Fukushi JI, Ono M, Narula SK, Zavodny PJ, Kudo T et al (2003) Interleukin-17 promotes angiogenesis and tumor growth. Blood 101:2620–2627

176. Langowski JL, Zhang X, Wu L, Mattson JD, Chen T, Smith K et al (2006) IL-23 promotes tumour incidence and growth. Nature 442:461–465

177. Benchetrit F, Ciree A, Vives V, Warnier G, Gey A, Sautès-Fridman C et al (2002) Interleukin-17 inhibits tumor cell growth by means of a T-cell dependent mechanism. Blood 99:2114–2121

178. Bettelli E, Carrier Y, Gao W, Korn T, Strom TB, Oukka M et al (2006) Reciprocal developmental pathways for the generation of pathogenic effector TH17 and regulatory T cells. Nature 441:235–238

179. Kryczek I, Banerjee M, Cheng P, Vatan L, Szeliga W, Wei S et al (2009) Phenotype, distribution, generation, and functional and clinical relevance of Th17 cells in the human tumor environments. Blood 114:1141–1149

180. Terabe M, Berzofsky JA (2008) The role of NKT cells in tumor immunity. Adv Cancer Res 101:277–348

181. Molling JW, Langius JA, Langendijk JA, Leemans CR, Bontkes HJ, van der Vliet HJ

et al (2007) Low levels of circulating invariant natural killer T cells predict poor clinical outcome in patients with head and neck squamous cell carcinoma. J Clin Oncol 25:862–868

182. Tachibana T, Onodera H, Tsuruyama T, Mori A, Nagayama S, Hiai H et al (2005) Increased intratumor Valpha24-positive natural killer T cells: a prognostic factor for primary colorectal carcinomas. Clin Cancer Res 11:7322–7327

183. Subleski JJ, Hall VL, Back TC, Ortaldo JR, Wiltrout RH (2006) Enhanced antitumor response by divergent modulation of natural killer and natural killer T cells in the liver. Cancer Res 66:11005–11012

184. Crowe NY, Smyth MJ, Godfrey DI (2002) A critical role for natural killer T cells in immunosurveillance of methylcholanthrene-induced sarcomas. J Exp Med 196:119–127

185. Halder RC, Aguilera C, Maricic I, Kumar V (2007) Type II NK T cell-mediated anergy induction in type I NK T cells prevents inflammatory liver disease. J Clin Invest 117:2302–2312

186. Azuma T, Takahashi T, Kunisato A, Kitamura T, Hirai H (2003) Human CD4+ CD25+ regulatory T cells suppress NKT cell functions. Cancer Res 63:4516–4520

187. Eberl G, MacDonald HR (2000) Selective induction of NK cell proliferation and cytotoxicity by activated NKT cells. Eur J Immunol 30:985–992

188. Ishikawa E, Motohashi S, Ishikawa A, Ito T, Uchida T, Kaneko T et al (2005) Dendritic cell maturation by CD11c-T cells and Valpha24+ natural killer T-cell activation by alpha-galactosylceramide. Int J Cancer 117:265–273

189. van der Vliet HJ, Wang R, Yue SC, Koon HB, Balk SP, Exley MA (2008) Circulating myeloid dendritic cells of advanced cancer patients result in reduced activation and a biased cytokine profile in invariant NKT cells. J Immunol 180:7287–7293

190. Terabe M, Matsui S, Park JM, Mamura M, Noben-Trauth N, Donaldson DD et al (2003) Transforming growth factor-beta production and myeloid cells are an effector mechanism through which CD1d-restricted T cells block cytotoxic T lymphocyte-mediated tumor immunosurveillance: abrogation prevents tumor recurrence. J Exp Med 198:1741–1752

191. Sinha P, Clements VK, Ostrand-Rosenberg S (2005) Interleukin-13-regulated M2 macrophages in combination with myeloid suppressor cells block immune surveillance against metastasis. Cancer Res 65:11743–11751

192. Zusman T, Lisansky E, Arons E, Anavi R, Bonnerot C, Sautes C et al (1996) Contribution of the intracellular domain of murine Fc-gamma receptor type IIB1 to its tumor-enhancing potential. Int J Cancer 68:219–227

193. de Visser KE, Korets LV, Coussens LM (2005) De novo carcinogenesis promoted by chronic inflammation is B lymphocyte dependent. Cancer Cell 7:411–423

194. Rowley DA, Stach RM (1998) B lymphocytes secreting IgG linked to latent transforming growth factor beta prevent primary cytolytic T lymphocyte responses. Int Immunol 10:355–363

195. Ammirante M, Luo JL, Grivennikov S, Nedospasov S, Karin M (2010) B-cell-derived lymphotoxin promotes castration-resistant prostate cancer. Nature 464:302–305

196. DeNardo DG, Andreu P, Coussens LM (2010) Interactions between lymphocytes and myeloid cells regulate pro- versus anti-tumor immunity. Cancer Metastasis Rev 29:309–316

197. Schreiber H, Wu TH, Nachman J, Rowley DA (2000) Immunological enhancement of primary tumor development and its prevention. Semin Cancer Biol 10:351–357

198. Olkhanud PB, Damdinsuren B, Bodogai M, Gress RE, Sen R, Wejksza K et al (2011) Tumor-evoked regulatory B cells promote breast cancer metastasis by converting resting CD4+ T cells to T regulatory cells. Cancer Res 71:3505–3515

199. Sica A, Porta C, Morlacchi S, Banfi S, Strauss L, Rimoldi M et al (2012) Origin and functions of tumor-associated myeloid cells (TAMCs). Cancer Microenviron 5:133–149

200. Bennaceur K, Chapman JA, Touraine JL, Portoukalian J (2009) Immunosuppressive networks in the tumour environment and their effect in dendritic cells. Biochim Biophys Acta 1795:16–24

201. Serafini P, Borrello I, Bronte V (2006) Myeloid suppressor cells in cancer: recruitment, phenotype, properties, and mechanisms of immune suppression. Semin Cancer Biol 16:53–65

202. Nagaraj S, Gabrilovich DI (2008) Tumor escape mechanism governed by myeloid-derived suppressor cells. Cancer Res 68:2561–2563

203. Bunt SK, Yang L, Sinha P, Clements VK, Leips J, Ostrand-Rosenberg S (2007) Reduced inflammation in the tumor microenvironment delays the accumulation of myeloid derived suppressor cells and limits tumor progression. Cancer Res 67:10019–10026

204. Yanagisawa K, Exley MA, Jiang X, Ohkochi N, Taniguchi M, Seino K (2006) Hyporesponsiveness to natural killer T-cell ligand alpha-galactosylceramide in cancer-bearing state mediated by CD11b+ Gr-1+ cells producing nitric oxide. Cancer Res 66:11441–11446

205. Rodriguez PC, Ochoa AC (2006) T cell dysfunction in cancer: role of myeloid cells and

tumor cells regulating amino acid availability and oxidative stress. Semin Cancer Biol 16:66–72

206. Kusmartsev S, Gabrilovich DI (2006) Role of immature myeloid cells in mechanisms of immune evasion in cancer. Cancer Immunol Immunother 55:237–245

207. Huang B, Pan PY, Li Q, Sato AI, Levy DE, Bromberg J et al (2006) Gr-1+CD115+ immature myeloid suppressor cells mediate the development of tumor-induced T regulatory cells and T-cell anergy in tumor-bearing host. Cancer Res 66:1123–1131

208. Sinha P, Clements VK, Bunt SK, Albelda SM, Ostrand-Rosenberg S (2007) Cross-talk between myeloid-derived suppressor cells and macrophages subverts tumor immunity toward a type 2 response. J Immunol 179:977–983

209. Gabrilovich DI, Nagaraj S (2009) Myeloid-derived suppressory cells as regulators of the immune system. Nat Rev Immunol 9:162–174

210. Bunt SK, Sinha P, Clements VK, Leips J, Ostrand-Rosenberg S (2006) Inflammation induces myeloid-derived suppressor cells that facilitate tumor progression. J Immunol 176:284–290

211. Song X, Krelin Y, Dvorkin T, Bjorkdahl O, Segal S, Dinarello CA et al (2005) CD11b+/Gr-1+ immature myeloid cells mediate suppression of T cells in mice bearing tumors of IL-1beta-secreting cells. J Immunol 175:8200–8208

212. Sinha P, Clements VK, Fulton AM, Ostrand-Rosenberg S (2007) Prostaglandin E2 promotes tumor progression by inducing myeloid-derived suppressor cells. Cancer Res 67:4507–4513

213. Nagaraj S, Gupta K, Pisarev V, Kinarsky L, Sherman S, Kang L et al (2007) Altered recognition of antigen is a mechanism of CD8+ T cell tolerance in cancer. Nat Med 13:828–835

214. Kusmartsev S, Nagaraj S, Gabrilovich DI (2005) Tumor associated CD8+ T cell tolerance induced by bone marrow-derived immature myeloid cells. J Immunol 175:4583–4592

215. Srivastava MK, Andersson Å, Zhu L, Harris-White M, Lee JM, Dubinett S et al (2012) Myeloid suppressor cells and immune modulation in lung cancer. Immunotherapy 4:291–304

216. Murdoch C, Muthana M, Coffelt SB, Lewis CE (2008) The role of myeloid cells in the promotion of tumour angiogenesis. Nat Rev Cancer 8:618–631

217. Yang L, DeBusk LM, Fukuda K, Fingleton B, Green-Jarvis B, Shyr Y et al (2004) Expansion of myeloid immune suppressor Gr + CD11b + cells in tumor bearing host directly promotes tumor angiogenesis. Cancer Cell 6:409–421

218. Kusmartsev S, Gabrilovich DI (2005) STAT1 signaling regulates tumor-associated macrophage-mediated T cell deletion. J Immunol 174:4880–4891

219. Tu S, Bhagat G, Cui G, Takaishi S, Kurt-Jones EA, Rickman B et al (2008) Overexpression of interleukin-1beta induces gastric inflammation and cancer and mobilizes myeloid-derived suppressor cells in mice. Cancer Cell 14:408–419

220. Ostrand-Rosenberg S (2008) Immune surveillance: a balance between protumor and antitumor immunity. Curr Opin Genet Dev 18:11–18

221. Sica A, Allavena P, Mantovani A (2008) Cancer related inflammation: the macrophage connection. Cancer Lett 264:204–215

222. Siveen KS, Kuttan G (2009) Role of macrophages in tumour progression. Immunol Lett 123:97–102

223. Mills CD, Kincaid K, Alt JM, Heilman MJ, Hill AM (2000) M-1/M-2 macrophages and the Th1/Th2 paradigm. J Immunol 164:6166–6173

224. DeNardo DG, Barreto JB, Andreu P, Vasquez L, Tawfik D, Kolhatkar N et al (2009) CD4(+) T cells regulate pulmonary metastasis of mammary carcinomas by enhancing protumor properties of macrophages. Cancer Cell 16:91–102

225. Andreu P, Johansson M, Affara NI, Pucci F, Tan T, Junankar S et al (2010) FcRgamma activation regulates inflammation-associated squamous carcinogenesis. Cancer Cell 17:121–134

226. Mantovani A, Sozzani S, Locati M, Allavena P, Sica A (2002) Macrophage polarization: tumor-associated macrophages as a paradigm for polarized M2 mononuclear phagocytes. Trends Immunol 23:549–555

227. Rauh MJ, Ho V, Pereira C, Sham A, Sly LM, Lam V et al (2005) SHIP represses the generation of alternatively activated macrophages. Immunity 23:361–374

228. Saccani A, Schioppa T, Porta C, Biswas SK, Nebuloni M, Vago L et al (2006) p50 nuclear factor-kappaB overexpression in tumor-associated macrophages inhibits M1 inflammatory responses and antitumor resistance. Cancer Res 66:11432–11440

229. Lin EY, Li JF, Gnatovskiy L, Deng Y, Zhu L, Grzesik DA et al (2006) Macrophages regulate the angiogenic switch in a mouse model of breast cancer. Cancer Res 66:11238–11246

230. Mantovani A, Porta C, Rubino L, Allavena P, Sica A (2006) Tumor-associated macrophages (TAMs) as new target in anticancer therapy. Drug Discov Today Ther Strateg 3:361–366

231. Ben-Baruch A (2006) Inflammation-associated immune suppression in cancer: the roles

played by cytokines, chemokines and additional mediators. Semin Cancer Biol 16:38–52

232. Talks KL, Turley H, Gatter HC, Maxwell PH, Pugh CW, Ratcliffe PJ et al (2000) The expression and distribution of the hypoxia inducible factors HIF-1alpha and HIF-2alpha in normal human tissues, cancers, and tumor-associated macrophages. Am J Pathol 157:411–421

233. Lin EY, Nguyen AV, Russell RG, Pollard JW (2001) Colony-stimulating factor 1 promotes progression of mammary tumors to malignancy. J Exp Med 193:727–740

234. Wojtowicz-Praga S (2003) Reversal of tumor-induced immunosuppression by TGF-beta inhibitors. Invest New Drugs 21:21–32

235. Walker RA, Dearing SJ, Gallacher B (1994) Relationship of transforming growth factor beta 1 to extracellular matrix and stromal infiltrates in invasive breast carcinoma. Br J Cancer 69:1160–1165

236. Sapi E (2004) The role of CSF-1 in normal physiology of mammary gland and breast cancer: an update. Exp Biol Med 229:1–11

237. Luboshits G, Shina S, Kaplan O, Engelberg S, Nass D, Lifshitz-Mercer B et al (1999) Elevated expression of the CC chemokine regulated on activation, normal T cell expressed and secreted (RANTES) in advanced breast carcinoma. Cancer Res 59:4681–4687

238. Ueno T, Toi M, Saji H, Muta M, Bando H, Kuroi K et al (2000) Significance of macrophage chemoattractant protein-1 in macrophage recruitment, angiogenesis, and survival in human breast cancer. Clin Cancer Res 6:3282–3289

239. Saji H, Koike M, Yamori T, Saji S, Seiki M, Matsushima K et al (2001) Significant correlation of monocyte chemoattractant protein-1 expression with neovascularization and progression of breast carcinoma. Cancer 92:1085–1091

240. Valkovic T, Lucin K, Krstulja M, Dobi-Babić R, Jonjić N (1998) Expression of monocyte chemotactic protein-1 in human invasive ductal breast cancer. Pathol Res Pract 194:335–340

241. Negus RP, Stamp GW, Relf MG, Burke F, Malik ST, Bernasconi S et al (1995) The detection and localization of monocyte chemoattractant protein-1 (MCP-1) in human ovarian cancer. J Clin Invest 95:2391–2396

242. Zhou C, Borillo J, Wu J, Torres L, Lou YH (2004) Ovarian expression of chemokines and their receptors. J Reprod Immunol 63:1–9

243. Allavena P, Mantovani A (2012) Immunology in the clinic review series; focus on cancer: tumour-associated macrophages: undisputed stars of the inflammatory tumour microenvironment. Clin Exp Immunol 167:195–205

244. Gordon IO, Freedman RS (2006) Defective antitumor function of monocyte-derived macrophages from epithelial ovarian cancer patients. Clin Cancer Res 12:1515–1524

245. Loercher AE, Nash MA, Kavanagh JJ, Platsoucas CD, Freedman RS (1999) Identification of an IL-10-producing HLA-DR-negative monocyte subset in the malignant ascites of patients with ovarian carcinoma that inhibits cytokine protein expression and proliferation of autologous T cells. J Immunol 163:6251–6260

246. Raghunand N, Gatenby RA, Gillies RJ (2003) Microenvironmental and cellular consequences of altered blood flow in tumours. Br J Radiol 76:S11–S22

247. Grimshaw MJ, Naylor S, Balkwill FR (2002) Endothelin-2 is a hypoxia induced autocrine survival factor for breast tumor cells. Mol Cancer Ther 1:1273–1281

248. Cramer T, Yamanishi Y, Clausen BE, Förster I, Pawlinski R, Mackman N et al (2003) HIF-1alpha is essential for myeloid cell-mediated inflammation. Cell 112:645–657

249. Kim J, Kim C, Kim TS, Bang SI, Yang Y, Park H et al (2006) IL-18 enhances thrombospondin-1 production in human gastric cancer via JNK pathway. Biochem Biophys Res Commun 344:1284–1289

250. Kim KS, Sengupta S, Berk M, Kwak YG, Escobar PF, Belinson J et al (2006) Hypoxia enhances lysophosphatidic acid responsiveness in ovarian cancer cells and lysophospatidic acid induces ovarian tumor metastasis in vivo. Cancer Res 66:7983–7990

251. Sierra JR, Corso S, Caione L, Cepero V, Conrotto P, Cignetti A et al (2008) Tumor angiogenesis and progression are enhanced by Sema4D produced by tumor associated macrophages. J Exp Med 205:1673–1685

252. Loges S, Schmidt T, Tjwa M, van Geyte K, Lievens D, Lutgens E et al (2010) Malignant cells fuel tumor growth by educating infiltrating leukocytes to produce the mitogen Gas6. Blood 115:2264–2273

253. Balkwill F (2002) Tumor necrosis factor or tumor promoting factor? Cytokine Growth Factor Rev 13:135–141

254. Malmberg KJ (2004) Effective immunotherapy against cancer: a question of overcoming immune suppression and immune escape? Cancer Immunol Immunother 53:879–892

255. MacMicking J, Xie QW, Nathan C (1997) Nitric oxide and macrophage function. Annu Rev

Immunol 15:323–350

256. Bogdan C (2001) Nitric oxide and the immune response. Nat Immunol 2:907–916

257. Thomsen LL, Miles DW (1998) Role of nitric oxide in tumour progression: lessons from human tumours. Cancer Metastasis Rev 7:107–118

258. Sica A, Saccani A, Bottazzi B, Polentarutti N, Vecchi A, van Damme J et al (2000) Autocrine production of IL-10 mediates defective IL-12 production and NF-kappa B activation in tumor-associated macrophages. J Immunol 164:762–767

259. Huang C, Li J, Ma WY (1999) NK activation is required for JB6 cell transformation induced by tumor necrosis factor-alpha but not by 12-O-tetradecanoylphorbol-13-acetate. J Biol Chem 274:29672–29676

260. Fridlender ZG, Sun J, Kim S, Kapoor V, Cheng G, Ling L et al (2009) Polarization of tumor associated neutrophil phenotype by TGF-beta: "N1" versus "N2" TAN. Cancer Cell 16:183–194

261. Reiman JM, Kmieciak M, Manjili MH, Knutson KL (2007) Tumor immunoediting and immunosculpting pathways to cancer progression. Semin Cancer Biol 17:275–287

262. Berger-Achituv S, Brinkmann V, Abu Abed U, Kühn LI, Ben-Ezra J, Elhasid R et al (2013) A proposed role for neutrophil extracellular traps in cancer immunoediting. Front Immunol 4:1–5

263. Dong C, Robertson GP (2009) Immunoediting of leukocyte functions within the tumor microenvironment promotes cancer metastasis development. Biorheology 46:265–279

264. Klink M, Jastrzembska K, Nowak M, Bednarska K, Szpakowski M, Szyllo K, Sulowska Z (2008) Ovarian cancer cells modulate human blood neutrophils response to activation in vitro. Scand J Immunol 68(3):328–336

265. De Palma M, Venneri MA, Galli R, Sergi Sergi L, Politi LS, Sampaolesi M et al (2005) Tie2 identifies a hematopoietic lineage of proangiogenic monocytes required for tumor vessel formation and a mesenchymal population of pericyte progenitors. Cancer Cell 8:211–226

266. Welford AF, Biziato D, Coffelt SB, Nucera S, Fisher M, Pucci F et al (2011) TIE2-expressing macrophages limit the therapeutic efficacy of the vascular-disrupting agent combretastatin A4 phosphate in mice. J Clin Invest 121:1969–1973

267. Colonna TGM, Liu YJ (2004) Plasmacytoid dendritic cells in immunity. Nat Immunol 5:1219–1226

268. O'Neill ASDW, Bhardwaj N (2004) Manipulating dendritic cell biology for the active immunotherapy of cancer. Blood 104:2235–2246

269. Fricke I, Gabrilovich DI (2006) Dendritic cells and tumor microenvironment: a dangerous liaison. Immunol Invest 35:459–483

270. Liu Y, Bi X, Xu S, Xiang J (2005) Tumor-infiltrating dendritic cell subsets of progressive or regressive tumors induce suppressive or protective immune responses. Cancer Res 65:4955–4962

271. Bell D, Chomarat P, Broyles D, Netto G, Harb GM, Lebecque S et al (1999) In breast carcinoma tissue, immature dendritic cells reside within the tumor, whereas mature dendritic cells are located in peritumoral areas. J Exp Med 190:1417–1426

272. Zou W, Machelon V, Coulomb-L'Hermin A, Borvak J, Nome F, Isaeva T et al (2001) Stromal-derived factor-1 in human tumors recruits and alters the function of plasmacytoid precursor dendritic cells. Nat Med 7:1339–1346

273. Boissonnas A, Licata F, Poupel L, Jacquelin S, Fetler L, Krumeich S et al (2013) Tumor-infiltrating T cells are trapped in the tumor-dendritic cell network. Neoplasia 15:85–94

274. Gabrilovich DI, Ishida T, Nadaf S, Ohm J, Carbone DP (1999) Antibodies to vascular endothelial growth factor enhance the efficacy of cancer immunotherapy by improving endogenous dendritic cell function. Clin Cancer Res 5:2963–2970

275. Laxmanan S, Robertson SW, Wang E, Lau JS, Briscoe DM, Mukhopadhyay D (2005) Vascular endothelial growth factor impairs the functional ability of dendritic cells through Id pathways. Biochem Biophys Res Commun 334:193–198

276. Scarlett UK, Rutkowski MR, Rauwerdink AM, Fields J, Escovar-Fadul X, Baird J et al (2012) Ovarian cancer progression is controlled by phenotypic changes in dendritic cells. J Exp Med 209:495–506

277. Fan XH, Han BH, Dong QG, Sha HF, Bao GL, Liao ML (2003) [Vascular endothelial growth factor inhibits dendritic cells from patients with non-small cell lung carcinoma]. Zhonghua Jie He He Hu Xi Za Zhi 26:539–543

278. Takahashi A (2004) Vascular endothelial growth factor inhibits maturation of dendritic cells induced by lipopolysaccharide, but not by proinflammatory cytokines. Cancer Immunol Immunother 53:543–550

279. Huarte E, Cubillos-Ruiz JR, Nesbeth JC, Scarlett UK, Martinez DG, Buckanovich RJ et al (2008) Depletion of dendritic cells delays ovarian cancer progression by boosting anti-

tumor immunity. Cancer Res 68:7684–7691

280. Coukos G, Benencia F, Buckanovich RJ, Conejo-Garcia JR (2005) The role of dendritic cell precursors in tumour vasculogenesis. Br J Cancer 92:1182–1187

281. Ratta M, Fagnoni F, Curti A, Vescovini R, Sansoni P, Oliviero B et al (2002) Dendritic cells are functionally defective in multiple myeloma: the role of interleukin-6. Blood 100:230–237

282. Munn DH, Sharma MD, Lee JR, Jhaver KG, Johnson TS, Keskin DB et al (2002) Potential regulatory function of human dendritic cells expressing indoleamine 2,3-dioxygenase. Science 297:1867–1870

283. Munn DH, Sharma MD, Hou D, Baban B, Lee JR, Antonia SJ et al (2004) Expression of indoleamine 2,3-dioxygenase by plasmacytoid dendritic cells in tumor-draining lymph nodes. J Clin Invest 114:280–290

284. von Bergwelt-Baildon MS, Popov A, Saric T, Chemnitz J, Classen S, Stoffel MS et al (2006) CD25 and indoleamine 2,3-dioxygenase are upregulated by prostaglandin E2 and expressed by tumor associated dendritic cells in vivo: additional mechanisms of T-cell inhibition. Blood 108:228–237

285. Dercamp C, Chemin K, Caux C, Trinchieri G, Vicari AP (2005) Distinct and overlapping roles of interleukin-10 and CD25+ regulatory T cells in the inhibition of antitumor CD8 T-cell responses. Cancer Res 65:8479–8486

286. Chen YQ, Shi HZ, Qin XJ, Mo WN, Liang XD, Huang ZX et al (2005) CD4+CD25+ regulatory T lymphocytes in malignant pleural effusion. Am J Respir Crit Care Med 172:1434–1439

287. Gorczynski RM, Chen Z, Hu J, Kai Y, Lei J (2001) Evidence of a role for CD200 in regulation of immune rejection of leukaemic tumour cells in C57BL/6 mice. Clin Exp Immunol 126:220–229

288. McWhirter JR, Kretz-Rommel A, Saven A, Maruyama T, Potter KN, Mockridge CI et al (2006) Antibodies selected from combinatorial libraries block a tumor antigen that plays a key role in immunomodulation. Proc Natl Acad Sci USA 103:1041–1046

289. Krempski J, Karyampudi L, Behrens MD, Erskine CL, Hartmann L, Dong H et al (2011) Tumor infiltrating PD-1+ dendritic cells mediate immune suppression in ovarian cancer. J Immunol 186:6905–6913

290. Wei S, Kryczek I, Zou L, Daniel B, Cheng P, Mottram P et al (2005) Plasmacytoid dendritic cells induce CD8+ regulatory T cells in human ovarian carcinoma. Cancer Res 65:5020–5026

291. Labidi-Galy SI, Sisirak V, Meeus P, Gobert M, Treilleux I, Bajard A et al (2011) Quantitative and functional alterations of plasmacytoid dendritic cells contribute to immune tolerance in ovarian cancer. Cancer Res 71:5423–5434

292. Balkwill F, Mantovani A (2001) Inflammation and cancer: back to Virchow? Lancet 357:539–545

293. Li WW, Karin M (2007) A cytokine-mediated link between innate immunity, inflammation and cancer. J Clin Invest 115:1175–1183

294. Hussain SP, Hofseth LJ, Harris CC (2003) Radical causes of cancer. Nat Rev Cancer 3:276–285

295. Smyth GP, Stapleton PP, Barden CB, Mestre JR, Freeman TA, Duff MD et al (2003) Renal cell carcinoma induces prostaglandin E2 and T-helper type 2 cytokine production in peripheral blood mononuclear cells. Ann Surg Oncol 10:455–462

296. Reuter S, Gupta SC, Chaturvedi MM, Aggarwal BB (2010) Oxidative stress, inflammation, and cancer: how are they linked? Free Radic Biol Med 49:1603–1616

297. Shan W, Yang G, Liu J (2009) The inflammatory network: bridging senescent stroma and epithelial tumorigenesis. Front Biosci 14:4044–4057

298. Coppe JP, Patil CK, Rodier F, Sun Y, Muñoz DP, Goldstein J et al (2008) Senescence-associated secretory phenotypes reveal cell-nonautonomous functions of oncogenic RAS and the p53 tumor suppressor. PLoS Biol 6:2853–2868

299. Yang G, Rosen DG, Zhang Z, Bast RC Jr, Mills GB, Colacino JA et al (2006) The chemokine growth-regulated oncogene 1 (Gro-1) links RAS signaling to the senescence of stromal fibroblasts and ovarian tumorigenesis. Proc Natl Acad Sci USA 103:16472–16477

300. Goldstein MG, Li Z (2009) Heat-shock proteins in infection-mediated inflammation-induced tumorigenesis. J Hematol Oncol 2:5–15

301. Sun J, Wiklund F, Hsu FC, Bälter K, Zheng SL, Johansson JE et al (2006) Interactions of sequence variants in interleukin-1 receptor-associated kinase 4 and the toll-cell receptor 6-1-10 gene cluster increase prostate cancer risk. Cancer Epidemiol Biomarkers Prev 15:480–485

302. Medzhitov R (2001) Toll-like receptors and innate immunity. Nat Rev Immunol 1:135–145

303. Luo JL, Maeda S, Hsu LC, Yagita H, Karin M (2004) Inhibition of NF-κB in cancer cells converts inflammation-induced tumor growth mediated by TNF-α to TRAIL-mediated tumor regression. Cancer Cell 6:297–305

304. Jego G, Bataille R, Geffroy-Luseau A, Descamps G, Pellat-Deceunynck C (2006) Pathogen-associated molecular patterns are growth and survival factors for human myeloma cells through Toll-like receptors. Leukemia 20:1130–1137

305. Mor G, Yin G, Chefetz I, Yang Y, Alvero A (2011) Ovarian cancer stem cells and inflammation. Cancer Biol Ther 11:708–713

306. Berger R, Fiegl H, Goebel G, Obexer P, Ausserlechner M, Doppler W et al (2010) Toll-like receptor 9 expression in breast and ovarian cancer is associated with poorly differentiated tumors. Cancer Sci 101:1059–1066

307. Harmey JH, Bucana CD, Lu W, Byrne AM, McDonnell S, Lynch C et al (2002) Lipopolysaccharide-induced metastatic growth is associated with increased angiogenesis, vascular permeability and tumor cell invasion. Int J Cancer 101:415–422

308. Elgert KD, Alleva DG, Mullins DW (1998) Tumor-induced immune dysfunction: the macrophage connection. J Leukoc Biol 64:275–290

309. Mocellin S, Rossi CR, Pilati P, Nitti D (2005) Tumor necrosis factor, cancer and anticancer therapy. Cytokine Growth Factor Rev 16:35–53

310. Takeyama H, Wakamiya N, O'Hara C, Arthur K, Niloff J, Kufe D et al (1991) Tumor necrosis factor expression by human ovarian carcinoma in vivo. Cancer Res 51:4476–4480

311. Daraï E, Detchev R, Hugol D, Quang NT (2003) Serum and cyst fluid levels of interleukin (IL)-6, IL-8 and tumour necrosis factor-alpha in women with endometriomas and benign and malignant cystic ovarian tumours. Hum Reprod 18:1681–1685

312. Dobrzycka B, Terlikowski SJ, Garbowicz M, Niklińska W, Bernaczyk PS, Nikliński J et al (2009) Tumor necrosis factor-$\alpha$ and its receptors in epithelial ovarian cancer. Folia Histochem Cytobiol 47:609–613

313. Kulbe H, Chakravarty P, Leinster DA, Charles KA, Kwong J, Thompson RG et al (2012) A dynamic inflammatory cytokine network in the human ovarian cancer microenvironment. Cancer Res 72:66–75

314. Kim SW, Kim JS, Papadopoulos J, Choi HJ, He J, Maya M et al (2011) Consistent interactions between tumor cell IL-6 and macrophage TNF-$\alpha$ enhance the growth of human prostate cancer cells in the bone of nude mouse. Int Immunopharmacol 11:859–869

315. Tse BWC, Scott KF, Russell PJ (2012) Paradoxical roles of tumour necrosis factor-alpha in prostate cancer biology. Prostate Cancer 2012:128965. doi:10.1155/2012/128965

316. Hodge DR, Hurt EM, Farrar WL (2005) The role of IL-6 and STAT3 in inflammation and cancer. Eur J Cancer 41:2502–2512

317. Haura EB, Turkson J, Jove R (2005) Mechanisms of disease: insights into the emerging role of signal transducers and activators of transcription in cancer. Nat Clin Pract Oncol 2:315–324

318. Min H, Wei-Hong Z (2009) Constitutive activation of signal transducer and activator of transcription 3 in epithelial ovarian carcinoma. J Obstet Gynaecol Res 35:918–925

319. Zhang X, Liu P, Zhang B, Wang A, Yang M (2010) Role of STAT3 decoy oligodeoxynucleotides on cell invasion and chemosensitivity in human epithelial ovarian cancer cells. Cancer Genet Cytogenet 197:46–53

320. Zhang Z, Zhou B, Zhang J, Chen Y, Lai T, Yan L et al (2010) Association of interleukin-23 receptor gene polymorphisms with risk of ovarian cancer. Cancer Genet Cytogenet 196:146–152

321. Berger FG (2004) The interleukin-6 gene: a susceptibility factor that may contribute to racial and ethnic disparities in breast cancer mortality. Breast Cancer Res Treat 88:281–285

322. Nash MA, Ferrandina G, Gordinier M, Loercher A, Freedman RS (1999) The role of cytokines in both the normal and malignant ovary. Endocrine Relat Cancer 6:93–107

323. Lane D, Matte I, Rancourt C, Piche A (2011) Prognostic significance of IL-6 and IL-8 ascites levels in ovarian cancer patients. BMC Cancer 11:210–216

324. Macciò A, Lai P, Santona MC, Pagliara L, Melis GB, Mantovani G (1998) High serum levels of soluble IL-2 receptor, cytokines, and C reactive protein correlate with impairment of T cell response in patients with advanced epithelial ovarian cancer. Gynecol Oncol 69:248–252

325. Jeannin P, Duluc D, Delneste Y (2011) IL-6 and leukemia-inhibitory factor are involved in the generation of tumor-associated macrophage: regulation by IFN-c. Immunotherapy 3:23–26

326. Schneider MR, Hoeflich A, Fischer JR, Wolf E, Sordat B, Lahm H (2000) Interleukin-6 stimulates colonogenic growth of primary and metastatic human colon carcinoma cells. Cancer Lett 151:31–38

327. Chung YC, Chang YF (2003) Serum interleukin-6 levels reflect the disease status of colorectal cancer. J Surg Oncol 83:222–226

328. Waldner MJ, Foersch S, Neurath MF (2012) Interleukin-6 — a key regulator of colorectal cancer development. Int J Biol Sci 8:1248–1253

329. Clendenen TV, Lundin E, Zeleniuch-Jacquotte A, Koenig KL, Berrino F, Lukanova A et al (2011) Circulating inflammation markers and risk of epithelial ovarian cancer. Cancer Epidemiol Biomarkers Prev 20:799–810

330. Nowak M, Glowacka E, Szpakowski M, Szyllo K, Malinowski A, Kulig A et al (2010) Proinflammatory and immunosuppressive serum, ascites and cyst fluid cytokines in patients with early and advanced ovarian cancer and benign ovarian tumors. Neuroendocrinol Lett 31:101–109

331. Nowak M, Klink M, Glowacka E, Sulowska Z, Kulig A, Szpakowski M et al (2010) Production of cytokines during interaction of peripheral blood mononuclear cells with autologous ovarian cancer cells or benign ovarian tumour cells. Scand J Immunol 71:91–98

332. Gorelik E, Landsittel DP, Marrangoni AM, Modugno F, Velikokhatnaya L, Winans MT et al (2005) Multiplexed immunobead-based cytokine profiling for early detection of ovarian cancer. Cancer Epidemiol Biomarkers Prev 14:981–987

333. Lo CW, Chen MW, Hsiao M, Wang S, Chen CA, Hsiao SM (2011) IL-6 trans-signaling in formation and progression of malignant ascites in ovarian cancer. Cancer Res 71:424–434

334. Culig Z, Puhr M (2012) Interleukin-6: a multifunctional targetable cytokine in human prostate cancer. Mol Cell Endocrinol 360:52–58

335. Yin J, Lu K, Lin J, Wu L, Hildebrandt MA, Chang DW et al (2011) Genetic variants in TGF-β pathway are associated with ovarian cancer risk. PLoS One. doi:10.1371/journal.pone.0025559

336. Wang D, Kanuma T, Mizunuma H, Takama F, Ibuki Y, Wake N et al (2000) Analysis of specific gene mutations in the transforming growth factor-β signal transduction pathway in human ovarian cancer. Cancer Res 60:4507–4512

337. Wang N, Zhang H, Yao Q, Wang Y, Dai S, Yang X (2012) TGFBI promoter hypermethylation correlating with paclitaxel chemoresistance in ovarian cancer. J Exp Clin Cancer Res 31:6–12

338. Jadus MR, Natividad J, Mai A, Ouyang Y, Lambrecht N, Szabo S et al (2012) Lung cancer: a classic example of tumor escape and progression while providing opportunities for immunological intervention. Clin Dev Immunol. doi:10.1155/2012/160724

339. Moutsopoulos NM, Wen J, Wahl SM (2008) TGF-β and tumors—an ill-fated alliance. Curr Opin Immunol 20:234–240

340. Yu P, Rowley DA, Fu YX, Schreiber H (2006) The role of stroma in immune recognition and destruction of well-established solid tumors. Curr Opin Immunol 18:226–231

341. Do TV, Kubba LA, Du H, Sturgis CD, Woodruff TK (2008) Transforming growth factor-β1, transforming growth factor β2, and transforming growth factor-β3 enhance ovarian cancer metastatic potential by inducing a Smad3-dependent epithelial-to-mesenchymal transition. Mol Cancer Res 6:695–705

342. Gavalas NG, Karadimou A, Dimopoulos MA, Bamias A (2010) Immune response in ovarian cancer: how is the immune system involved in prognosis and therapy: potential for treatment utilization. Clin Dev Immunol. doi:10.1155/2010/791603

343. Bhola NE, Balko JM, Dugger TC, Kuba MG, Sánchez V, Sanders M et al (2013) TGF-β inhibition enhances chemotherapy action against triple-negative breast cancer. J Clin Invest 123:1348–1358

344. Lamouille S, Connolly E, Smyth JW, Akhurst RJ, Derynck R (2012) TGF-β-induced activation of mTOR complex 2 drives epithelial–mesenchymal transition and cell invasion. J Cell Sci 125:1259–1273

345. Rabinovich A, Medina L, Piura B, Huleihel M (2010) Expression of IL-10 in human normal and cancerous ovarian tissues and cells. Eur Cytokine Netw 21:122–128

346. Spaner DE (2004) Amplifying cancer vaccine responses by modifying pathogenic gene programs in tumor cells. J Leukoc Biol 76:338–351

347. Sredni B, Weil M, Khomenok G, Lebenthal I, Teitz S, Mardor Y et al (2004) Ammonium trichloro (dioxoethylene-O, O′) tellurate (AS101) sensitizes tumors to chemotherapy by inhibiting the tumor interleukin-10 autocrine loop. Cancer Res 64:1843–1852

348. Mustea A, Braicu EI, Koensgen D, Yuan S, Sun PM, Stamatian F et al (2009) Monitoring of IL-10 in the serum of patients with advanced ovarian cancer: results from a prospective pilot-study. Cytokine 45:8–11

349. Matte I, Lane D, Laplante C, Rancourt C, Piché A (2012) Profiling of cytokines in human epithelial ovarian cancer ascites. Am J Cancer Res 2:566–580

350. Liu CZ, Zhang L, Chang XH, Cheng YX, Cheng HY, Ye X et al (2012) Overexpression and immunosuppressive functions of transforming growth factor 1, vascular endothelial growth factor and interleukin-10 in epithelial ovarian cancer. Chin J Cancer Res 24:130–137

351. Wang R, Lu M, Zhang J, Chen S, Luo X, Qin Y et al (2011) Increased IL-10 mRNA expression in tumor-associated macrophage correlated with late stage of lung cancer. J Exp

Clin Cancer Res 30:62. doi:10.1186/1756-9966-30-62

352. Itakura E, Huang RR, Wen DR, Paul E, Wünsch PH, Cochran AJ (2011) IL-10 expression by primary tumor cells correlates with melanoma progression from radial to vertical growth phase and development of metastatic competence. Mod Pathol 24:801–809

353. Wang D, DuBois RN (2006) Prostaglandins and cancer. Gut 55:115–122

354. Greenhough A, Smartt HJM, Moore AE, Roberts HR, Williams AC, Paraskeva C et al (2009) The COX-2/PGE2 pathway: key roles in the hallmarks of cancer and adaptation to the tumour microenvironment. Carcinogenesis 30:377–386

355. Rask K, Zhu Y, Wang W, Hedin L, Sundfeldt K (2006) Ovarian epithelial cancer: a role for PGE 2 -synthesis and signalling in malignant transformation and progression. Mol Cancer 5:62–74

356. Roland IH, Yang WL, Yang DH, Daly MB, Ozols RF, Hamilton TC et al (2003) Loss of surface and cyst epithelial basement membranes and preneoplastic morphologic changes in prophylactic oophorectomies. Cancer 98:2607–2623

357. Fujiwaki R, Kohji IK, Kanasaki H, Ozaki T, Hata K, Miyazaki K (2002) Cyclooxygenase-2 expression in endometrial cancer: correlation with microvessel count and expression of vascular endothelial growth factor and thymidine phosphorylase. Hum Pathol 33:213–219

358. Gallo O, Masini E, Bianchi B, Bruschini L, Paglierani M, Franchi A (2002) Prognostic significance of cyclooxygenase-2 pathway and angiogenesis in head and neck squamous cell carcinoma. Hum Pathol 33:708–714

359. Zhang H, Sun XF (2002) Overexpression of cyclooxygenase-2 correlates with advanced stages of colorectal cancer. Am J Gastroenterol 97:1037–1041

360. Li W, Liu ML, Cai JH, Tang YX, Zhai LY, Zhang J (2012) Effect of the combination of a cyclooxygenase-1 selective inhibitor and taxol on proliferation, apoptosis and angiogenesis of ovarian cancer in vivo. Oncol Lett 4:168–174

361. Ferrandina G, Ranelletti FO, Martinelli E, Paglia A, Zannoni GF, Scambia G (2006) Cyclo-oxygenase-2 (Cox-2) expression and resistance to platinum versus platinum/paclitaxel containing chemotherapy in advanced ovarian cancer. BMC Cancer 6:182–189

362. Xin B, Yokoyama Y, Shigeto T, Futagami M, Mizunuma H (2007) Inhibitory effect of meloxicam, a selective cyclooxygenase-2 inhibitor, and ciglitazone, a peroxisome proliferator-activated receptor gamma ligand, on the growth of human ovarian cancers. Cancer 110:791–800

363. Langowski JL, Kastelein RA, Oft M (2007) Swords into plowshares: IL-23 repurposes tumor immune surveillance. Trends Immunol 28:207–212

364. Park S, Cheon S, Cho D (2007) The dual effects of interleukin-18 in tumor progression. Cell Mol Immunol 4:329–335

365. Ye ZB, Ma T, Li H, Jin XL, Xu HM (2007) Expression and significance of intratumoral interleukin-12 and interleukin-18 in human gastric carcinoma. World J Gastroenterol 13:1747–1751

366. Eissa SA, Zaki SA, El-Maghraby SM, Kadry DY (2005) Importance of serum IL-18 and RANTES as markers for breast carcinoma progression. J Egypt Natl Cancer Inst 17:51–55

367. Jiang DF, Liu WL, Lu YL, Qiu ZY, He FC (2003) [Function of IL-18 in promoting metastasis of lung cancer]. Zhonghua Zhong Liu Za Zhi 25:348–352

368. Carrascal MT, Mendoza L, Valcarcel M, Salado C, Egilegor E, Tellería N et al (2003) Interleukin-18 binding protein reduces B16 melanoma hepatic metastasis by neutralizing adhesiveness and growth factors of sinusoidal endothelium. Cancer Res 63:491–497

369. Walz A, Peveri P, Aschauer H, Baggiolini M (1987) Purification and amino acid sequencing of NAF, a novel neutrophil-activating factor produced by monocytes. Biochem Biophys Res Commun 149:755–761

370. Murdoch C, Monk PN, Finn A (1999) Cxc chemokine receptor expression on human endothelial cells. Cytokine 11:704–712

371. Xu L, Fidler IJ (2000) Interleukin 8: an autocrine growth factor for human ovarian cancer. Oncol Res 12:97–106

372. Xu L, Pathak PS, Fukumura D (2004) Hypoxia-induced activation of p38 mitogen-activated protein kinase and phosphatidylinositol 3′-kinase signaling pathways contributes to expression of interleukin 8 in human ovarian carcinoma cells. Clin Cancer Res 10:701–707

373. Xue H, Liu J, Lin B, Wang Z, Sun J, Huang G (2012) A meta-analysis of interleukin-8-251 promoter polymorphism associated with gastric cancer risk. PLoS One 7:e28083

374. Uslu R, Sanli UA, Dikmen Y, Karabulut B, Ozsaran A, Sezgin C et al (2005) Predictive value of serum interleukin-8 levels in ovarian cancer patients treated with paclitaxel-containing regimens. Int J Gynecol Cancer 15:240–245

375. Merritt WM, Lin YG, Spannuth WA, Fletcher MS, Kamat AA, Han LY et al (2008) Effect of interleukin-8 gene silencing with liposome-encapsulated small interfering RNA on ovarian

cancer cell growth. J Natl Cancer Inst 100:359–372

376. Wang X, Deavers M, Patenia R, Bassett RL Jr, Mueller P, Ma Q et al (2006) Monocyte/macrophage and T-cell infiltrates in peritoneum of patients with ovarian cancer or benign pelvic disease. J Transl Med 4:30–41

377. Abdollahi T, Robertson NM, Abdollahi A, Litwack G (2003) Identification of interleukin 8 as an inhibitor of tumor necrosis factor-related apoptosis-inducing ligand-induced apoptosis in the ovarian carcinoma cell line OVCAR3. Cancer Res 63:4521–4526

378. Duan Z, Feller AJ, Penson RT, Chabner BA, Seiden MV (1999) Discovery of differentially expressed genes associated with paclitaxel resistance using cDNA array technology: analysis of interleukin (IL) 6, IL-8, and monocyte chemotactic protein 1 in the paclitaxel resistant phenotype. Clin Cancer Res 5:3445–3453

379. Chen Y, Shi M, Yu GZ, Qin XR, Jin G, Chen P et al (2012) Interleukin-8, a promising predictor for prognosis of pancreatic cancer. World J Gastroenterol 18:1123–1129

380. Kuai WX, Wang Q, Yang XZ, Zhao Y, Yu R, Tang XJ (2012) Interleukin-8 associates with adhesion, migration, invasion and chemosensitivity of human gastric cancer cells. World J Gastroenterol 18:979–985

381. Ning Y, Manegold PC, Kwon Hong Y, Zhang W, Pohl A, Lurje G et al (2011) Interleukin-8 is associated with proliferation, migration, angiogenesis and chemosensitivity *in vitro* and *in vivo* in colon cancer cell line models. Int J Cancer 128:2038–2049

382. Yang G, Rosen DG, Liu G, Yang F, Guo X, Xiao X et al (2010) CXCR2 promotes ovarian cancer growth through dysregulated cell cycle, diminished apoptosis, and enhanced angiogenesis. Clin Cancer Res 16:3875–3886

383. Bijlsma MF, Groot AP, Oduro JP, Franken RJ, Schoenmakers SH, Peppelenbosch MP et al (2009) Hypoxia induces a hedgehog response mediated by HIF-1alpha. J Cell Mol Med 13:2053–2060

384. Pratap A, Panakanti R, Yang N, Eason JD, Mahato RI (2010) Inhibition of endogenous hedgehog signaling protects against acute liver injury after ischemia reperfusion. Pharm Res 27:2492–2504

385. Harris LG, Samant RS, Shevde LA (2011) Hedgehog signaling: networking to nurture a pro-malignant tumor microenvironment. Mol Cancer Res 9:1165–1174

386. Berman DM, Karhadkar SS, Hallahan AR, Pritchard JI, Eberhart CG, Watkins DN et al (2002) Medulloblastoma growth inhibition by hedgehog pathway blockade. Science 297:1559–1561

387. Stecca B, Mas C, Clement V, Zbinden M, Correa R, Piguet V et al (2007) Melanomas require HEDGEHOG-GLI signaling regulated by interactions between GLI1 and the RAS-MEK/AKT pathways. Proc Nat Acad Sci USA 104:5895–5900

388. Yoon JW, Kita Y, Frank DJ, Majewski RR, Konicek BA, Nobrega MA et al (2002) Gene expression profiling leads to identification of GLI1-binding elements in target genes and a role for multiple downstream pathways in GLI1-induced cell transformation. J Biol Chem 277:5548–5555

389. Wang K, Pan L, Che X, Cui D, Li C (2010) Gli1 inhibition induces cell-cycle arrest and enhanced apoptosis in brain glioma cell lines. J Neurooncol 98:319–327

390. Das S, Harris LG, Metge BJ, Liu S, Riker AI, Samant R et al (2009) The hedgehog pathway transcription factor GLI1 promotes malignant behavior of cancer cells by up-regulating osteopontin. J Biol Chem 284:22888–22897

391. Han ME, Lee YS, Baek SY, Kim BS, Kim JB, Oh SO (2009) Hedgehog signaling regulates the survival of gastric cancer cells by regulating the expression of Bcl-2. Int J Mol Sci 10:3033–3043

392. Abe Y, Oda-Sato E, Tobiume K, Kawauchi K, Taya Y, Okamoto K et al (2008) Hedgehog signaling overrides p53-mediated tumor suppression by activating Mdm2. Proc Natl Acad Sci USA 105:4838–4843

393. Feng YZ, Shiozawa T, Miyamoto T, Kashima H, Kurai M, Suzuki A et al (2007) Overexpression of hedgehog signaling molecules and its involvement in the proliferation of endometrial carcinoma cells. Clin Cancer Res 13:1389–1398

394. Liao X, Siu MKY, Au CWH, Chan QK, Chan HY, Wong ES et al (2009) Aberrant activation of hedgehog signaling pathway in ovarian cancers: effect on prognosis, cell invasion and differentiation. Carcinogenesis 30:131–140

395. Li C, Heidt DG, Dalerba P, Burant CF, Zhang L, Adsay V et al (2007) Identification of pancreatic cancer stem cells. Cancer Res 67:1030–1037

396. Li X, Deng W, Lobo-Ruppert SM, Ruppert JM (2007) Gli1 acts through Snail and E-cadherin to promote nuclear signaling by beta-catenin. Oncogene 26:4489–4498

397. Yoo YA, Kang MH, Kim JS, Oh SC (2008) Sonic hedgehog signaling promotes motility and invasiveness of gastric cancer cells through TGF-{beta}-mediated activation of the ALK5-

Smad 3 pathway. Carcinogenesis 29:480–490

398. Dunér S, Lopatko Lindman J, Ansari D, Gundewar C, Andersson R (2011) Pancreatic cancer: the role of pancreatic stellate cells in tumor progression. Pancreatology 10:673–681

399. Kerr JF, Harmon BV (1991) Definition and incidence of apoptosis: an historical perspective. In: Tomei LD, Cope FO (eds) Apoptosis: the molecular basis of cell death. Cold Spring Harbor Laboratory Press, New York, pp 5–29

400. Wong RSY (2011) Apoptosis in cancer: from pathogenesis to treatment. J Exp Clin Cancer Res 30:87–100

401. Lai HC, Sytwu HK, Sun CA, Yu MH, Yu CP, Liu HS et al (2003) Single nucleotide polymorphism at Fas promoter is associated with cervical carcinogenesis. Int J Cancer 103:221–225

402. Sun T, Miao X, Zhang X, Tan W, Xiong P, Lin D (2004) Polymorphisms of death pathway genes FAS and FASL in esophageal squamous-cell carcinoma. J Natl Cancer Inst 96:1030–1036

403. Hazra A, Chamberlain RM, Grossman HB, Zhu Y, Spitz MR, Wu X (2003) Death receptor 4 and bladder cancer risk. Cancer Res 63:1157–1159

404. MacPherson G, Healey CS, Teare MD, Balasubramanian SP, Reed MW, Pharoah PD et al (2004) Association of a common variant of the CASP8 gene with reduced risk of breast cancer. J Natl Cancer Inst 96:1866–1869

405. Gross A, McDonnell JM, Korsmeyer SJ (1999) BCL-2 family members and the mitochondria in apoptosis. Genes Dev 13:1899–1911

406. Cory S, Huang DC, Adams JM (2003) The Bcl-2 family: roles in cell survival and oncogenesis. Oncogene 22:8590–8607

407. Zhivotovsky B, Orrenius S (2006) Carcinogenesis and apoptosis: paradigms and paradoxes. Carcinogenesis 27:1939–1945

408. Jager R, Herzer U, Schenkel J, Weiher H (1997) Overexpression of Bcl-2 inhibits alveolar cell apoptosis during involution and accelerates cmyc-induced tumorigenesis of the mammary gland in transgenic mice. Oncogene 15:1787–1795

409. Raffo AJ, Perlman H, Chen MW, Day ML, Streitman JS, Buttyan R (1995) Overexpression of bcl-2 protects prostate cancer cells from apoptosis in vitro and confers resistance to androgen depletion in vivo. Cancer Res 55:4438–4445

410. Fulda S, Meyer E, Debatin KM (2000) Inhibition of TRAIL-induced apoptosis by Bcl-2 overexpression. Oncogene 21:2283–2294

411. O'Reilly LA, Print C, Hausmann G, Moriishi K, Cory S, Huang DC et al (2001) Tissue expression and subcellular localization of the pro-survival molecule Bcl-w. Cell Death Differ 8:486–494

412. Lee HW, Lee SS, Lee SJ, Um HD (2003) Bcl-w is expressed in a majority of infiltrative gastric adenocarcinomas and suppresses the cancer cell death by blocking stress-activated protein kinase/c-Jun NH2-terminal kinase activation. Cancer Res 63:1093–1100

413. Miquel C, Borrini F, Grandjouan S, Aupérin A, Viguier J, Velasco V et al (2005) Role of bax mutations in apoptosis in colorectal cancers with microsatellite instability. Am J Clin Pathol 23:562–570

414. Minn AJ, Rudin CM, Boise LH, Thompson CB (1995) Expression of Bcl-XL can confer a multidrug resistance phenotype. Blood 86:1903–1910

415. Lopes RB, Gangeswaran R, McNeish IA, Wang Y, Lemoine NR (2007) Expression of the IAP protein family is dysregulated in pancreatic cancer cells and is important for resistance to chemotherapy. Int J Cancer 120:2344–2352

416. Krepela E, Dankova P, Moravcikova E, Krepelova A, Prochazka J, Cermak J et al (2009) Increased expression of inhibitor of apoptosis proteins, Survivin and XIAP, in non-small cell lung carcinoma. Int J Oncol 35:1449–1462

417. Adida C, Berrebi D, Peuchmaur M, Reyes-Mugica M, Altieri DC (1998) Anti-apoptosis gene, survivin, and prognosis of neuroblastoma. Lancet 351:882–883

418. Lane DP (1992) p53, guardian of the genome. Nature 358:15–16

419. Avery-Kiejda KA, Bowden NA, Croft AJ, Scurr LL, Kairupan CF, Ashton KA et al (2011) p53 in human melanoma fails to regulate target genes associated with apoptosis and the cell cycle and may contribute to proliferation. BMC Cancer 11:203. doi:10.1186/1471-2407-11-203

420. Vikhanskaya F, Lee MK, Mazzoletti M, Broggini M, Sabapathy K (2007) Cancer derived p53 mutants suppress p53-target gene expression—potential mechanism for gain of function of mutant p53. Nucleic Acids Res 35:2093–2104

421. Mandruzzato S, Brasseur F, Andry G, Boon T, van der Bruggen P (1997) A CASP-8 mutation recognized by cytolytic T lymphocytes on a human head and neck carcinoma. J Exp Med 186:785–793

422. Takita J, Yang HW, Chen YY, Hanada R, Yamamoto K, Teitz T et al (2001) Allelic

imbalance on chromosome 2q and alterations of the caspase 8 gene in neuroblastoma. Oncogene 20:4424–4432

423. Catchpoole DR, Lock RB (2001) The potential tumour suppressor role for caspase-9 (CASP9) in the childhood malignancy, neuroblastoma. Eur J Cancer 37:2217–2221

424. Jee CD, Lee HS, Bae SI, Yang HK, Lee YM, Rho MS et al (2005) Loss of caspase-1 gene expression in human gastric carcinomas and cell lines. Int J Oncol 26:1265–1271

425. Mouawad R, Antoine EC, Gil-Delgado M, Khayat D, Soubrane C (2002) Serum caspase-1 levels in metastatic melanoma patients: relationship with tumour burden and non-response to biochemotherapy. Melanoma Res 12:343–348

426. Shen XG, Wang C, Li Y, Wang L, Zhou B, Xu B et al (2010) Downregulation of caspase-9 is a frequent event in patients with stage II colorectal cancer and correlates with poor clinical outcome. Colorectal Dis 12:1213–1218

427. Devarajan E, Sahin AA, Chen JS, Krishnamurthy RR, Aggarwal N, Brun AM et al (2002) Downregulation of caspase 3 in breast cancer: a possible mechanism for chemoresistance. Oncogene 21:8843–8851

428. Joseph B, Ekedahl J, Sirzen F, Lewensohn R, Zhivotovsky B (1999) Differences in expression of pro-caspases in small cell and non-small cell lung carcinoma. Biochem Biophys Res Commun 262:381–387

429. Fulda S, Kufer MU, Meyer E, van Valen F, Dockhorn-Dworniczak B, Debatin KM (2001) Sensitization for death receptor- or drug-induced apoptosis by re-expression of caspase-8 through demethylation or gene transfer. Oncogene 20:5865–5877

430. Volm M, Koomagi R (2000) Prognostic relevance of c-Myc and caspase-3 for patients with non-small cell lung cancer. Oncol Rep 7:95–98

431. Koomagi R, Volm M (2000) Relationship between the expression of caspase-3 and the clinical outcome of patients with non-small cell lung cancer. Anticancer Res 20:493–496

432. Grigoriev MY, Pozharissky KM, Hanson KP, Imyanitov EN, Zhivotovsky B (2002) Expression of caspase-3 and -7 does not correlate with the extent of apoptosis in primary breast carcinomas. Cell Cycle 1:337–342

433. Woenckhaus C, Giebel J, Failing K, Fenic I, Dittberner T, Poetsch M (2003) Expression of AP-2alpha, c-kit, and cleaved caspase-6 and -3 in naevi and malignant melanomas of the skin. A possible role for caspases in melanoma progression? J Pathol 201:278–287

434. Peli J, Schröter M, Rudaz C, Hahne M, Meyer C, Reichmann E et al (1999) Oncogenic Ras inhibits Fas ligand-mediated apoptosis by downregulating the expression of Fas. EMBO J 18:1824–1831

435. Volkmann M, Schiff JH, Hajjar Y, Otto G, Stilgenbauer F, Fiehn W et al (2001) Loss of CD95 expression is linked to most but not all p53 mutants in European hepatocellular carcinoma. J Mol Med 79:594–600

436. Khong HT, Restifo NP (2002) Natural selection of tumor variants in the generation of "tumor escape" phenotypes. Nat Immunol 3:999–1005

437. Igney FH, Krammer PH (2002) Immune escape of tumors: apoptosis resistance and tumor counterattack. J Leukoc Biol 71:907–920

438. Shin MS, Kim HS, Lee SH, Lee JW, Song YH, Kim YS et al (2002) Alterations of Fas-pathway genes associated with nodal metastasis in non-small cell lung cancer. Oncogene 21:4129–4136

439. Fulda S, Los M, Friesen C, Debatin KM (1998) Chemosensitivity of solid tumour cells in vitro is related to activation of the CD95 system. Int J Cancer 76:105–114

440. Reesink-Peters N, Hougardy BM, van den Heuvel FA, Ten Hoor KA, Hollema H, Boezen HM et al (2005) Death receptors and ligands in cervical carcinogenesis: an immunohisto-chemical study. Gynaecol Oncol 96:705–713

441. Griffith TS, Chin WA, Jackson GC, Lynch DH, Kubin MZ (1998) Intracellular regulation of TRAIL-induced apoptosis in human melanoma cells. J Immunol 161:2833–2840

442. Kim R, Emi M, Tanabe K, Uchida Y, Toge T (2004) The role of Fas ligand and transforming growth factor β in tumor progression. Cancer 100:2281–2291

443. Ryan AE, Shanahan F, O'Connel J, Houston AM (2005) Addressing the "Fas counterattack" controversy: blocking Fas ligand expression suppresses tumor immune evasion of colon cancer in vivo. Cancer Res 65:9817–9823

444. Andreola G, Rivoltini L, Castelli C, Huber V, Perego P, Deho P et al (2002) Induction of lymphocyte apoptosis by tumor cell secretion of FasL bearing microvesicles. J Exp Med 195:1303–1316

445. Dworacki G, Meidenbauer N, Kuss I, Kuss I, Hoffmann TK, Gooding W et al (2001) Decreased zeta chain expression and apoptosis in CD3+ peripheral blood T lymphocytes of patients with melanoma. Clin Cancer Res 7(3 Suppl):947s–957s

446. Hoffmann TK, Dworacki G, Tsukihiro T, Meidenbauer N, Gooding W, Johnson JT

et al (2002) Spontaneous apoptosis of circulating T lymphocytes in patients with head and neck cancer and its clinical importance. Clin Cancer Res 8:2553–2562

447. Hahne M, Rimoldi D, Schröter M, Romero P, Schreier M, French LE et al (1996) Melanoma cell expression of Fas(Apo-1/CD95) ligand: implications for tumor immune escape. Science 274:1363–1366

448. Rabinovich GA, Gabrilovich D, Sotomayor EM (2007) Immunosuppressive strategies that are mediated by tumor cells. Annu Rev Immunol 25:267–296

449. Lugini L, Matarrese P, Tinari A, Lozupone F, Federici C, Iessi E et al (2006) Cannibalism of live lymphocytes by human metastatic but not primary melanoma cells. Cancer Res 66:3629–3638

450. Arai H, Gordon D, Nabel EG, Nabel GJ (1997) Gene transfer of Fas ligand induces tumor regression in vivo. Proc Natl Acad Sci USA 94:13862–13867

451. Chappell DB, Zaks TZ, Rosenberg SA, Restifo NP (1999) Human melanoma cells do not express Fas (Apo-1/CD95) ligand. Cancer Res 59:59–62

452. Medema JP, de Jong J, Peltenburg LTC, Verdegaal EM, Gorter A, Bres SA et al (2001) Blockade of the granzyme B/perforin pathway through overexpression of the serine protease inhibitor PI-9/SPI-6 constitutes a mechanism for immune escape by tumors. Proc Natl Acad Sci USA 98:11515–11520

453. van Houdt IS, Oudejans JJ, van den Eertwegh AJM, Baars A, Vos W, Bladergroen BA et al (2005) Expression of the apoptosis inhibitor protease inhibitor 9 predicts clinical outcome in vaccinated patients with stage III and IV melanoma. Clin Cancer Res 11:6400–6407

454. Keir ME, Butte MJ, Freeman GJ, Sharpe AH (2008) PD-1 and its ligands in tolerance and immunity. Annu Rev Immunol 26:677–704

455. Chemnitz JM, Eggle D, Driesen J, Classen S, Riley JL, Debey-Pascher S et al (2007) RNA fingerprints provide direct evidence for the inhibitory role of TGFbeta and PD-1 on CD4+ T cells in Hodgkin lymphoma. Blood 110:3226–3233

456. Xiao G, Deng A, Liu H, Ge G, Liu X (2012) Activator protein 1 suppresses antitumor T-cell function via the induction of programmed death 1. Proc Natl Acad Sci USA 109:15419–15424

457. D'Souza-Schorey C, Clancy JW (2012) Tumor-derived microvesicles: shedding light on novel microenvironment modulators and prospective cancer biomarkers. Genes Dev 26:1287–1299

458. Östman A, Augsten M (2009) Cancer-associated fibroblasts and tumor growth — bystanders turning into key players. Curr Opin Genet Dev 19:67–73

459. Franco OE, Shaw AK, Strand DW, Hayward SW (2010) Cancer associated fibroblasts in cancer pathogenesis. Semin Cell Dev Biol 21:33–39

460. Kalluri R, Zeisberg M (2006) Fibroblasts in cancer. Nat Rev Cancer 6:392–401

461. Östman A, Heldin CH (2007) PDGF receptors as targets in tumor treatment. Adv Cancer Res 97:247–274

462. Karnoub AE, Dash AB, Vo AP, Sullivan A, Brooks MW, Bell GW et al (2007) Mesenchymal stem cells within tumour stroma promote breast cancer metastasis. Nature 449:557–563

463. Augsten M, Hägglöf C, Olsson E, Stolz C, Tsagozis P, Levchenko T et al (2009) CXCL14 is an autocrine growth factor for fibroblasts and acts as a multimodal stimulator of prostate tumor growth. Proc Natl Acad Sci USA 106:3414–3419

464. Ferrara N (2010) Pathways mediating VEGF-independent tumor angiogenesis. Cytokine Growth Factor Rev 21:21–26

465. Kammertoens T, Schüler T, Blankenstein T (2005) Immunotherapy: target the stroma to hit the tumor. Trends Mol Med 11:225–231

466. Akashi T, Koizumi K, Tsuneyama K, Saiki I, Takano Y, Fuse H (2008) Chemokine receptor CXCR4 expression and prognosis in patients with metastatic prostate cancer. Cancer Sci 99:539–542

467. Saikali Z, Setya H, Singh G, Persad S (2008) Role of IGF-1/IGF-1R in regulation of invasion in DU145 prostate cancer cells. Cancer Cell Int 8:10. doi:10.1186/1475-2867-8-10

468. Hayward SW, Wang Y, Cao M, Hom YK, Zhang B, Grossfeld GD et al (2001) Malignant transformation in a nontumorigenic human prostatic epithelial cell line. Cancer Res 61:8135–8142

469. Macintosh CA, Stower M, Reid N, Maitland NJ (1998) Precise microdissection of human prostate cancers reveals genotypic heterogeneity. Cancer Res 58:23–28

470. Cheng N, Bhowmick NA, Chytil A, Gorksa AE, Brown KA, Muraoka R et al (2005) Loss of TGF-beta type II receptor in fibroblasts promotes mammary carcinoma growth and invasion through upregulation of TGF-alpha-, MSP- and HGF-mediated signaling networks. Oncogene 24:5053–5068

471. Aoki H, Ohnishi H, Hama K, Shinozaki S, Kita H, Yamamoto H et al (2006) Existence of autocrine loop between interleukin-6 and transforming growth factor-beta1 in activated rat pancreatic stellate cells. J Cell Biochem 99:221–228

472. Bates RC, Mercurio AM (2005) The epithelial–mesenchymal transition (EMT) and colorectal cancer progression. Cancer Biol Ther 4:365–370

473. Becker KF, Atkinson MJ, Reich U, Becker I, Nekarda H, Siewert JR, Hofler H (1994) E-cadherin gene mutations provide clues to diffuse type gastric carcinomas. Cancer Res 54:3845–3852

474. Hirohashi S (1998) Inactivation of the E-cadherin-mediated cell adhesion system in human cancers. Am J Pathol 153:333–339

475. Bhowmick NA, Ghiassi M, Bakin A, Aakre M, Lundquist CA, Engel ME et al (2001) Transforming growth factor-b1 mediates epithelial to mesenchymal transdifferentiation through a Rho-A-dependent mechanism. Mol Biol Cell 12:27–36

476. Fujimoto K, Sheng H, Shao J, Beauchamp RD (2001) Transforming growth factor-b1 promotes invasiveness after cellular transformation with activated ras in intestinal epithelial cells. Exp Cell Res 266:239–249

477. Busk M, Pytela R, Sheppard D (1992) Characterization of the integrin avb6 as a fibronectin-binding protein. J Biol Chem 267:5790–5796

478. Kemperman H, Driessens MH, LaRiviere G, Meijne AM, Roos E (1995) Adhesion mechanisms in liver metastasis formation. Cancer Surv 24:67–79

479. Bates RC, Goldsmith JD, Bachelder RE, Brown C, Shibuya M, Oettgen P et al (2003) Flt-1-dependent survival characterizes the epithelial–mesenchymal transition of colonic organoids. Curr Biol 13:1721–1727

480. Yanagawa J, Walser TC, Zhu LX, Hong L, Fishbein MC, Mah V et al (2009) Snail promotes CXCR2 ligand-dependent tumor progression in non-small cell lung carcinoma. Clin Cancer Res 15:6820–6829

481. Kudo-Saito C, Shirako H, Takeuchi T, Kawakami Y (2009) Cancer metastasis is accelerated through immunosuppression during Snail-induced EMT of cancer cells. Cancer Cell 15:195–206

482. Muralidharan-Chari V, Clancy JW, Sedgwick A, D'Souza-Schorey C (2010) Microvesicles: mediators of extracellular communication during cancer progression. J Cell Sci 123:1603–1611

483. Dainiak N, Sorba S (1991) Intracellular regulation of the production and release of human erythroid-directed lymphokines. J Clin Invest 87:213–220

484. Giusti I, D'Ascenzo S, Dolo D (2013) Microvesicles as potential ovarian cancer biomarkers. Biomed Res Int. doi:10.1155/2013/703048

485. Piccin A, Murphy WG, Smith OP (2007) Circulating microparticles: pathophysiology and clinical implications. Blood Rev 21:157–171

486. Valenti R, Huber V, Iero M, Filipazzi P, Parmiani G, Rivoltini L (2007) Tumor-released microvesicles as vehicles of immunosuppression. Cancer Res 67:2912–2915

487. Poste G, Nicolson GL (1980) Arrest and metastasis of blood-borne tumor cells are modified by fusion of plasma membrane vesicles from highly metastatic cells. Proc Natl Acad Sci USA 77:399–403

488. Al-Nedawi K, Meehan B, Micallef J, Lhotak V, May L, Guha A et al (2008) Intercellular transfer of the oncogenic receptor EGFRvIII by microvesicles derived from tumour cells. Nat Cell Biol 10:619–624

489. Ginestra A, Miceli D, Dolo V, Romano FM, Vittorelli ML (1999) Membrane vesicles in ovarian cancer fluids: a new potential marker. Anticancer Res 19:3439–3445

490. Graves LE, Ariztia EV, Navari JR, Matzel HJ, Stack MS, Fishman DA (2004) Proinvasive properties of ovarian cancer ascites-derived membrane vesicles. Cancer Res 64:7045–7049

491. Castellana D, Zobairi F, Martinez MC, Panaro MA, Mitolo V, Freyssinet JM et al (2009) Membrane microvesicles as actors in the establishment of a favorable prostatic tumoral niche: a role for activated fibroblasts and CX3CL1-CX3CR1 axis. Cancer Res 69:785–793

492. Wysoczynski M, Ratajczak MZ (2009) Lung cancer secreted microvesicles: underappreciated modulators of microenvironment in expanding tumors. Int J Cancer 125:1595–1603

493. Valenti R, Huber V, Filipazzi P, Pilla L, Sovena G, Villa A et al (2006) Human tumor-released microvesicles promote the differentiation of myeloid cells with transforming growth factor-beta mediated suppressive activity on T lymphocytes. Cancer Res 66:9290–9298

494. Zwicker JI, Liebman HA, Neuberg D, Lacroix R, Bauer KA, Furie BC et al (2009) Tumor-derived tissue factor-bearing microparticles are associated with venous thromboembolic events in malignancy. Clin Cancer Res 15:6830–6840

495. Shedden K, Xie XT, Chandaroy P, Chang YT, Rosania GR (2003) Expulsion of small molecules in vesicles shed by cancer cells: association with gene expression and chemosensitivity profiles. Cancer Res 63:4331–4337

496. Safaei R, Larson BJ, Cheng TC, Gibson MA, Otani S, Naerdemann W et al (2005) Abnormal lysosomal trafficking and enhanced exosomal export of cisplatin in drug-resistant human ovarian carcinoma cells. Mol Cancer Ther 4:1595–1604

497. Zhang HG, Zhuang X, Sun D, Liu Y, Xiang X, Grizzle WE (2012) Exosomes and immune surveillance of neoplastic lesions: a review. Biotech Histochem 87:161–168

498. Clayton A, Court J, Navabi H, Adams M, Mason MD, Hobot JA et al (2001) Analysis of antigen presenting cell derived exosomes, based on immuno-magnetic isolation and flow cytometry. J Immunol Methods 247:163–174

499. Yu X, Riley T, Levine AJ (2009) The regulation of the endosomal compartment by p53 the tumor suppressor gene. FEBS J 276:2201–2212

500. Thery C, Zitvogel L, Amigorena S (2002) Exosomes: composition, biogenesis and function. Nat Rev Immunol 2:569–579

501. Escrevente C, Keller S, Altevogt P, Costa J (2011) Interaction and uptake of exosomes by ovarian cancer cells. BMC Cancer 11:108–118

502. Liu C, Yu S, Zinn K, Wang J, Zhang L, Jia Y et al (2006) Murine mammary carcinoma exosomes promote tumor growth by suppression of NK cell function. J Immunol 176:1375–1385

503. Abusamra AJ, Zhong Z, Zheng X, Li M, Ichim TE, Chin JL et al (2005) Tumor exosomes expressing Fas ligand mediate CD8+ T-cell apoptosis. Blood Cells Mol Dis 35:169–173

504. Xiang X, Poliakov A, Liu C, Liu Y, Deng ZB, Wang J et al (2009) Induction of myeloid-derived suppressor cells by tumor exosomes. Int J Cancer 124:2621–2633

505. Whiteside TL, Mandapathil M, Szczepanski M, Szajnik M (2011) Mechanisms of tumor escape from the immune system: adenosine-producing Treg, exosomes and tumor-associated TLRs. Bull Cancer 98:E25–E31

506. Bamias A, Tsiatas ML, Kafantari E, Liakou C, Rodolakis A, Voulgaris Z et al (2007) Significant differences of lymphocytes isolated fromascites of patients with ovarian cancer compared to blood and tumor lymphocytes. Association of CD3+CD56+ cells with platinum resistance. Gynecol Oncol 106:75–81

507. Bates RC, Mercurio AM (2003) Tumor necrosis factor-a stimulates the epithelial to mesenchymal transition of human colonic organoids. Mol Biol Cell 14:1790–1800

508. Cho D, Song H, Kim YM, Houh D, Hur DY, Park H et al (2000) Endogenous interleukin-18 modulates immune escape of murine melanoma cells by regulating the expression of Fas ligand and reactive oxygen intermediates. Cancer Res 60:2703–2709

# 第 9 章

# 过继性 T 细胞免疫治疗: 完善自我防御

**Katrina Shamalov，Yair Tal，Chen Ankri，Cyrille J. Cohen**

▶ 摘要： T 细胞在靶向免疫功能方面无与伦比的潜力是根除癌症方法的核心。虽然它们的天然抗肿瘤反应有些时候可能仍然存在不足之处，但是一些研究，以及更重要的、在癌症晚期患者中进行的多项临床试验已经证明，在自体肿瘤特异性 T 淋巴细胞的过继性转移的基础上，设计出新颖而有效的免疫治疗方法是有可能实现的。在此，我们将详细阐述有关于使用肿瘤浸润性淋巴细胞或者遗传工程 T 细胞方法的发展和应用。这种新兴的个体化医疗有着令人振奋的发展前景，但在制定和实施治疗方案的同时也有一些必要条件和潜在障碍，这些我们都会在下文谈到。

▶ 缩略语表

| | | | |
|---|---|---|---|
| ACT | 过继性细胞转移 | ITAM | 免疫受体酪氨酸活化基序 |
| AICD | 活化诱导的 T 细胞死亡 | MDSC | 髓源性抑制细胞 |
| CAIX | 羧基脱水酶 IX | MHC | 主要组织相容性复合物 |
| CAR | 嵌合抗原受体 | PBL | 外周血淋巴细胞 |
| CEA | 癌胚抗原 | RCC | 肾细胞癌 |
| CT | 肿瘤/睾丸 | scFv | 单链抗体可变区基因片段 |
| EBV | Epstein-Barr 病毒 | TA | 肿瘤抗原 |
| HLA | 人类白细胞抗原 | TCR | T 细胞受体 |
| hTERT | 人端粒酶逆转录酶 | TGF-β | 转化生长因子 β |
| HTLV-1 | 人 T 细胞亲淋巴性病毒 I 型 | TIL | 肿瘤浸润性淋巴细胞 |
| IL | 白细胞介素 | Tregs | 调节性 T 细胞 |

## 9.1 确定肿瘤抗原目标

T 细胞在抗癌症的免疫反应中发挥着核心作用。T 细胞受体（TCR）与靶细胞表面那些与它同源的 MHC-肽复合物发生相互作用而被特异性地激活[1]。T 细胞能否识别内源性组织是几十年来都存在争议的问题，特别是当发现了 T 细胞耐受自身抗原之后。然而，

K. Shamalov • Y. Tal • C. Ankri • C. J. Cohen
Laboratory of Tumor Immunology and Immunotherapy, The Mina and Everard Goodman Faculty of Life Sciences, Bar-Ilan University，Ramat Gan 52900，Israel
e-mail：cohency@mail. biu. ac. il

20世纪90年代分子学及免疫学的进展导致了人们发现了可被T细胞识别的自身产生的蛋白质[2]。因此，由主要组织相容性复合体（MHC）分子呈递肿瘤细胞抗原（TA）的特异性表位[3]与TCR结合，肿瘤特异性T细胞就是通过这种途径激活的。TA表达于一些肿瘤细胞表面，但也同样表达于正常组织中（在此情况下，称为肿瘤相关抗原——TAA），是以T细胞为基础的肿瘤免疫疗法的有效靶标。它们可分为几类，这种分类方式与这些抗原的表达模式（如过度表达、癌胚抗原、…）以及这些抗原是"自身"的还是突变而来的有关[4]。一些资料也提出过不同的分类方式，不过我们通常介绍以下五种已知类型的TA。

肿瘤/睾丸抗原（C/T）——它们表达于多种人类癌细胞，但也在正常睾丸组织中表达。一些证据表明，T细胞可能对这些抗原有一定程度的耐受[5]。

组织特异性分化抗原——这些抗原仅由肿瘤及其起源组织表达。组织特异性分化抗原的已知实例有MART-1/Melan-A和gp100，它们同时表达于黑色素细胞和黑色素瘤细胞。在以T细胞为基础的过继免疫治疗中，这些抗原是前景大好的靶抗原，但其在正常组织细胞表面的表达可能导致自身免疫表型。

突变的自身蛋白——通常当突变发生在原始癌细胞（或者其早期的子代细胞之一）上时，这类肿瘤抗原有可能为基于T细胞的免疫疗法提供靶点，它们表达于大多数肿瘤组织中。

过度表达的抗原——这种类型的抗原也组成了一个重要的TA类别，这与T细胞疗法和基于抗体的治疗都是相关的。基于临床数据，这些抗原在几种肿瘤组织（如Her2/neu）中的过表达，以及另一方面它们在健康细胞中表达水平的下降，可能对自身免疫所造成的有害副作用有所限制[4]。

病毒抗原——人们相信约20％的癌症病例与感染因子相关[6]，致癌病毒衍生出的抗原能够提供一个"非自身"的靶目标，这使它比TAA能够更有效地被识别出来，因为机体缺乏对病毒抗原表位的耐受。

## 9.2 肿瘤浸润性淋巴细胞

### 9.2.1 瘤内T淋巴细胞

几十年来，人们已证实，肿瘤特异性T细胞可大规模地迁移到肿瘤生长的部位。其中一些肿瘤浸润性淋巴细胞（TIL细胞）有能力特异性地识别表达于肿瘤细胞表面的肿瘤抗原，并且可能直接或间接地对多种抗瘤免疫反应和多种实体瘤的进展产生较大的影响[7]。TIL细胞在肿瘤附近存在，它与靶细胞之间的相互作用有助于确认肿瘤是已被破坏，还是在继续生长。它也可能与肿瘤对化疗/放疗的反应和疾病的预后相关。的确，肿瘤位点处高密度的CD3+T细胞、CD8+细胞毒性T细胞和记忆性T细胞可以成为一个可靠的预后因子，用以预测不同类型肿瘤患者的无病状态和总生存率，例如：黑色素瘤、头颈癌、乳腺癌、膀胱癌、尿路上皮癌、卵巢癌、结直肠癌、肾癌、前列腺癌和肺癌[8]。细胞毒性T细胞和记忆T细胞的效应多为积极的临床结果，与此相反，CD4+T细胞浸润对生存和预后的影响尚不清楚；例如，关于调节性T细胞（Tregs）的作用就有着矛盾的数据，它对肿瘤进展的影响在过去的十年中一直是一个争论不休的话题[7,9]。此外，患有同种癌症的不同患者之间，这些浸润T细胞的密度和位置也有着很大的差异[7]。

## 9.2.2　过继性 TIL 免疫疗法

然而，为了利用肿瘤特异 T 细胞在癌症治疗背景下的作用潜力，人们在过去三十年中开发出了很多探索性治疗方法（图 9.1）[10]。采用自体 TIL 的过继免疫治疗对于黑色素瘤和肾癌的治疗是一种吸引人的方法，但这需要相关的技术和系统的进步，以培养大量的抗肿瘤淋巴细胞。这种免疫治疗发展过程中的一个重要里程碑事件发生于 1987 年，人们从转移性恶性黑色素瘤患者体内分离出肿瘤浸润性淋巴细胞，在使用 T 细胞生长因子白细胞介素-2（IL-2）的条件下，成功地培养并增殖了这些细胞[11]。增殖是在体外进行的，在此过程中，被切除的肿瘤上的一些碎片在有利于 T 细胞生长的环境中（例如使用高浓度的 IL-2），在培养容器中生长起来了。肿瘤特异 T 细胞群可通过与相应 MHC 匹配的肿瘤细胞系或自体肿瘤之间的反应而被确定。由此可筛选出反应性培养物，并将其培养增殖，继而回输给癌症患者。此外，为了促进这种自体 T 细胞移植，患者需要静脉注射高剂量的 IL-2[12,13]。正如一些研究中的例证所示，这些细胞回输给患者之后，导致了部分或完全的临床反应以及持久的退行性改变[14,15]。

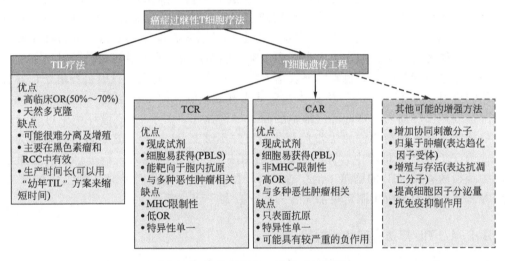

图 9.1　几种过继性 T 细胞疗法总结
（OR—客观疗效；PBL—外周血淋巴细胞）

TIL 的过继性转移是治疗Ⅳ期黑色素瘤患者最有效的方法之一。第一例旨在直接应用自体 TIL 针对人类肿瘤治疗转移性黑色素瘤患者的研究，是在 1988 年由美国国家癌症研究所的 Rosenberg 等人报道的[16]，随后的研究报道了在应答率和应答持久性等方面的明显改善[15]。更重要的是，当对 T 细胞转移前的患者进行非清髓性预处理方案（消耗性化疗或全身放射治疗）的时候，大量培养物（CD8+ 和 CD4+）被移植入人体时也会发生改善[12]。在这一点上，研究报道发现淋巴细胞去除的程度与这些输入体内细胞的抗肿瘤作用有显著相关性[17]。有人认为在 TIL 转移前清除淋巴细胞产生积极影响的部分原因在于清除了抑制性的 CD4+CD25+ 调节性 T 细胞，以及那些可能与转移细胞竞争 IL-7 和 IL-15 等稳态细胞因子的正常内源性淋巴细胞[18,19]。

最近的研究结果表明，在接受过继性转移自体 TIL 细胞治疗的转移性黑色素瘤患者中，临床客观疗效波动于 49％至 72％的范围内[15]。重要的是，临床疗效与转移细胞的存活率高度相关[20]。事实上，在最近报道的临床试验中，过继转移细胞在许多患者中呈现出高水平的存活率，最高可达全部循环 CD8$^+$ T 细胞的 75％。尽管如此，仅存活率一项似乎不足以构成临床疗效的充分条件[20,21]。研究还表明，转移细胞的分化状态与它们在过继性细胞转移疗法（ACT）中的有效性及其增殖和存活的能力呈负相关[12,22]。换句话说，早期的效应性 T 细胞可能比中期及晚期效应性 T 细胞更好地介导抗肿瘤反应。

### 9.2.3 肿瘤微环境和潜在障碍

实体肿瘤含有许多其他细胞类型，包括固有免疫系统和适应性免疫系统、间质细胞和髓源性抑制细胞（MDSC）所衍生而来的细胞[23,24]。后者生来就有强大的免疫抑制能力，它们在瘤内的高频存在使得不同类型的肿瘤患者的预后均较差。最近的研究结果表明，靶向锁定这些细胞及其所存在的环境（对于肿瘤），可能是一种促进肿瘤细胞破坏的有效方法，可以使肿瘤被清除[25]。

尽管已经取得了上述成功（尤其是黑色素瘤），使用自体 TIL 的过继性细胞转移（ACT）疗法仍然有一定的局限性，其中包括需要分离和增殖的具有抗肿瘤活性的 T 细胞等。即使产生了这样的细胞，过继性 T 细胞疗法对某些肿瘤来说也不一定有效，因为这些细胞的抗原性可能很弱。其他肿瘤，如结肠癌和乳腺肿瘤，的确有 T 细胞浸润，但后者的特异性和功能目前尚不清楚[26,27]。在这一点上，黑色素瘤作为 TIL 治疗的目标而被广泛研究，一个可能的解释是它似乎是人类癌症中唯一能够使得具有抗肿瘤活性的淋巴细胞大量增长的癌症。这可能是因为黑色素瘤能表达大量的变异抗原，有助于打破自身耐受，并且已经证明能结合 II 类 MHC 分子[10,28]。人们还认为肾细胞癌（RCC）也是一种免疫原性的肿瘤，这种肿瘤表现出肿瘤内丰富的淋巴细胞浸润。尽管如此，由于 RCC 微环境中可诱导产生许多免疫抑制机制，肿瘤部位的 T 细胞活化似乎并不够充分[29~32]。这也许可以解释为什么在过去使用 TIL 的临床试验中，肾细胞癌总是无法产生真正的益处。不过，目前从黑色素瘤患者中获得的有关 TIL 的增殖、治疗的知识与经验，可以为我们提供线索，为 ACT 在肾细胞癌等恶性肿瘤中的应用制定更加完善的治疗方案[33,34]。

### 9.2.4 TIL 疗法：现状和展望

利用现有的技术，可以在约 80％ 的黑色素瘤患者中检测到肿瘤浸润性淋巴细胞[35]。然而在大多数癌症患者中，天然存在的肿瘤浸润性淋巴细胞寡不敌众，且不断地受到免疫抑制，加之一些其他尚未完全清楚的原因，故并不能摧毁肿瘤。此外，要获得对每名患者的肿瘤都有反应的 TIL 培养物并不总是可行的，且需要花费几个星期的时间。时间上的困难也许可以克服，新的临床研究已经提供了这样的范例，他们使用"幼年 TIL"培养物进行传代，旨在提升 TIL 的抗肿瘤活性、生长和增殖能力[36,37]。在该方法中，培养和增殖肿瘤浸润性淋巴细胞的时间变短（2~3 周，相较之下常规 TIL 实验设计为 4~6 周），向患者体内回输时也不进行筛选实验。因此，"幼年 TIL"的设计利用了大量未进行筛选的 TIL，因为去掉了个体化肿瘤效应筛选这一步骤，故而花费在培养上的时间是最短的[38]。由于无需更多的选择过程，所有的"幼年 TIL"培养物在技术上来说都是适用于治疗的[37]。"幼年 TIL"这一方案减少了操作时间，可以在大多数患者身上实行，更重要的是，最近的研究表明，这种方法的临床客观疗效为 50％，与传统的 TIL 方案十分接近[36]。

免疫调节性单克隆抗体在日前进行的临床试验中看起来前途一片大好，T 细胞转移与阻断 CTLA-4 和 PD-1 功能的抗体相结合，可能有助于解决负性协同刺激信号的问题，从而增强转移性 T 细胞的功能[39,40]。此外，在培养/增殖过程中可以通过使用抑制分化过程（如

GSK-3b[41]）之类的分子，或者向 TIL 培养物中加入各种细胞因子，如 IL-7、IL-15、单用 IL-21 或与 IL-2 联用，以操控 T 细胞的分化状态，从而提高 TIL-ACT 对人类癌症的治疗效果[42~47]。

在终末期的黑色素瘤患者身上，尽管以 TIL 为基础的临床试验已经取得了较好的结果，但我们仍需要专门的设备，以及手术与细胞治疗组的协作，全世界只有几个临床中心才能不受限制地实行这种治疗。但是，与之平行的研究 T 细胞介导肿瘤消退的方法正在开发中，这些方法是以 T 细胞的基因修饰来表达肿瘤特异性受体为基础的。

## 9.3　基于遗传修饰淋巴细胞的过继性免疫疗法

### 9.3.1　TCR 基因转移

#### 9.3.1.1　TCR 基因转移方法的开发与实施

由于 T 细胞的特异性完全取决于其 T 细胞受体，TCR 基因转移治疗是指通过 T 细胞的基因修饰以识别肿瘤抗原，这是一个很有希望的疗法。Steinmetz 和他的同事在 1986 年进行的一项研究中，第一次证明了 TCR 基因转移方法的可行性。在这项研究中，通过遗传工程改造 T 细胞来研究受体的动态变化[48]。从那时起，几项研究已经展示了怎样体外利用黑色素瘤的特异性 TCR，通过 TCR 基因转移改造人类 T 细胞来识别特异性抗原[49]，然后是使用小鼠模型进行体内研究[50]。在 2006 年，由 Morgan 等人报告了第一例涉及 TCR 基因治疗的临床试验，入组的转移性黑色素瘤患者在淋巴细胞删除后接受了自体外周血淋巴细胞（PBL）治疗，这些细胞由逆转录病毒转导具有 MART-1 特异性的 TCR。在此治疗试验的 17 名患者中，有 2 名观察到了临床客观疗效（12％），表现出很明显的肿瘤消退[51]。

三年后，同一组人员报告了第二次临床试验的结果（由 Steven Rosenberg 博士领导，NCI）；在这项试验中，转移性黑色素瘤患者接受了针对黑色素瘤抗原 MART-1 和 gp100 的两个高亲和性 TCR 的处理[52]。TCR 的表达水平和改造后 T 细胞的寿命与第一次试验相比大大增加，且得到了 30％的临床客观疗效（20 例患者中的 6 例）。自那以后，对其他抗原如 p53[53]、NY-ESO-1[54]、CEA[55] 等有特异性的 TCR 相关的临床试验取得了较大的进展，以治疗黑色素瘤以外的其他癌症。

迄今为止，TCR 基因转移已被证明是一种有效的方法，它能够产生特异性的肿瘤反应性 T 细胞，也无需受到分离患者体内的天然肿瘤反应性 T 细胞的限制。应该考虑的因素是如何改善这种方法的临床疗效。在下面的部分我们要讨论的是诸如 TCR 修饰 T 细胞回输后的寿命、TCR 基因的长期表达，以及达到足够的 T 细胞的功能性亲和力等。

#### 9.3.1.2　如何选择合适的抗原

作为一种治疗方法，在选择合适的靶抗原进行 TCR 基因疗法时，有两个主要的因素应该考虑到：安全性和效率。我们可以选择肿瘤特异性高水平表达而正常组织不表达的靶抗原来限制可能出现的中靶/脱靶效应和剂量限制性毒性，后者可由表达靶抗原的正常组织破坏而导致[55]。

目前，过度表达的抗原、肿瘤/睾丸（CT）抗原和分化抗原代表了以 TCR 为基础的过继性免疫疗法中最常见的靶抗原。NY-ESO-1 是一种肿瘤/睾丸抗原（CT），也是最近的 TCR 基因治疗临床试验对象中最有希望的靶点之一，它在黑色素瘤和滑膜细胞肉瘤患者中产生了 40％～60％的临床客观疗效[54]。各种人类癌症中已经鉴别出了许多 CT 抗原，这些我们在上面已经讨论过了[5,56]，而这些抗原通常仅在人类生殖胚系中表达。对于部分表达或不表达人类白细胞抗原（HLA）分子（健康组织中）的细胞，CTs 受到限制，不易被 TCR 识别，从而防止了对肿瘤相关的 CT 抗原输送靶向 T 细胞时对正常组织产生的毒性作用。另外两种值得考虑用于 TCR 基因治疗的肿瘤抗原是突变抗原和新抗原[57,58]。事实上，由于只表达在肿瘤细胞中，大部分这类抗原看起来是很安全的靶标。第一组抗原在不同的患者以及不同的肿瘤类型中均可见，而第二组抗原为患者特异性的，可以用个别肿瘤测序之类的最新技术手段表征出来[57]。尽管如此，因为免疫选择压力的增加，靶抗原的下调可能成为 TCR 基因治疗效能的阻碍[59,60]，特别是单特异性 T 细胞。最近，Kaluza 及其同事的研究表明，由于靶肿瘤抗原的丢失[61]，过继性转移特定（OT-1）效应细胞后，肿瘤（B16/卵白蛋白）出现了复发。靶抗原表达下调的可能解决方案包括：（1）定位那些在肿瘤存活中发挥核心作用的蛋白质[4]；（2）合并同一 T 细胞所表达的两个（或更多）特异性状[61]；（3）用多种 T 细胞群，每个群都表达不同的肿瘤特异性 TCR。

### 9.3.1.3 为"恰当的"抗原肽-MHC 分子复合物挑选"恰当的"TCR

我们已经阐述了几种方法以分离理想的 TCR，这不仅可以特异性地识别目标肽-MHC 复合物，还可以赋予 T 细胞极高的功能性亲和力。如上所述，前两个 TCR 基因疗法临床试验（来自一个黑色素瘤患者的 MART-1 特异性的 TCR）观察到了临床客观疗效[51,52]，与 TIL 治疗试验相比水平更低[17,38,62]。这种差异可能的原因是：（1）被改造后回输的 T 细胞的 TCR 表达水平较低；（2）TCR 修饰的 T 细胞回输后寿命缩短；（3）诱导免疫自身耐受可能会阻碍机体对同源 TCR 亲和力欠佳的靶抗原产生适当的应答。因此，从黑色素瘤患者身上获得的、未经修饰的 TCR 可能需要进一步优化，以提高 T 细胞的性能。

在 HLA 不匹配供体中可以分离到高亲和性的 TCR，因为谁也不希望这些 TCR 对靶目标 MHC-肽复合物有任何耐受机制的作用，希望其被识别为非自身物质[63~65]。同样的，HLA-转基因小鼠[66~69]和噬菌体/酵母菌/T 细胞展示系统[70~73]还为我们提供平台，用以分离"非耐受的 TCR"。这种 TCR 噬菌体展示技术，能够得到具有特异性的对人端粒酶逆转录酶（hTERT）、人 T 细胞亲淋巴病毒 1 型（HTLV-1）、TAX 抗原以及其他一些另外的抗原等有高亲和力的 TCRs[73,74]。

此外，人类 TCR 库的转基因小鼠系统最近被建立起来。在这个系统中，人类 TCR 的全部基因位点被克隆到 HLA-A2 转基因小鼠体内[75]，如果受体小鼠没有表达目标表型的话，小鼠可以为分离人类高亲和力的 TCR 提供一个良好的平台。

### 9.3.1.4 TCR 表达系统

在大多数的临床试验报道中，TCR 基因治疗使用的是 γ-逆转录病毒载体，这是一类常见的病毒表达系统，可以促进转基因整合到宿主细胞的基因组上[76~78]。MFG/SFG、MP71/SF91-、MSGV1-等都是这种 γ-逆转录病毒载体的例子，它们在临床前期研究和临床试验中表现出了极高的转导效率以及极小的载体相关毒性。慢病毒载体是另一种病毒表达的平台，与 γ-逆转录病毒载体不同，它在很大程度上与细胞分裂的状态无关，因此，它可以成功地感染最小程度激活的 T 细胞[79,80]。此外，慢病毒载体展现出了更强大的基因插入能力，它可以让更大的、更复杂的基因组入 T 细胞。

还有几个非病毒途径能够使 TCR 基因转移进入 T 细胞。后者的一个主要优势是，从常规角度来看不同于病毒平台，它们所需的生产和测试的时间非常少。"睡美人"和 PiggyBac 就是基于转座子系统的例子，曾被作为备用方案应用于重定向 T 细胞，以表达抗原特异性受体[81,82]。这种方法有赖于靶细胞中转座酶的表达，以及编码目的基因的转座子的转移[83,84]。编码 TCR 链的 mRNA 分子利用电穿孔进行转移，这也可以用作非病毒表达系统来修饰 T 细胞，且消除了插入突变的风险。不过，这种方法的主要缺点是转基因表达期过短（几天），所以为了达到体内的效果，需要重复注射电穿孔细胞[85]。

### 9.3.1.5　TCR 基因转移方法中涉及的脱靶及安全风险问题

TCR 基因治疗后的脱靶事件，可能是由于转导 TCR 和/或转导细胞中共表达的两个 α 链、两个 β 链所形成的混合二聚体之间的自身/交叉反应所造成的，这可能导致新的自身免疫特异性[86]。四种不同的 TCR 混合时可以形成一个复合体，其中两条链来自于外源性的 α/βTCR，另外两条则来自于天然/内源性 α/βTCR。这两种错配的杂二聚体 TCR 可能导致的结果，要么是形成一个无功能的 TCR，要么是形成一个具有新特异性的受体，这种受体有可能被证明是自我反应性的。就这一点而言，最近的一项研究演示了杂合 TCR 的形成是怎样产生自我反应性 T 细胞的，这些细胞在小鼠模型中产生了自身免疫的表现[87]。

人们设计了一些方法来提高引入 TCR 的表达水平，通常来说是基于分子方法，目的是使得引入的外源性 TCR 的 α/β 链能够更好地配对/缔合[86,88]。例如，在人类 TCR 杂合物中组入部分/全部小鼠恒定区基因[89~93]，转导 TCR 可以达到更高的表达水平。在 TCR 恒定区内组入一个额外的二硫键[94,95]，在 TCR 恒定区分子"旋钮入洞"式倒位[96]，单链 TCR[97]，以及应用 TCR/CD3ζ 融合产物[98]，这些都被证明是可能的优化配对方法。因为 α/β 链和 γ/δTCR 链不能相互配对[99]，所以使用由 αβTCR 转导的 γδT 细胞也是一种可行的替代方法[100]。使内源性 TCR 沉默则是另一个方法，这可以通过共转移内源性的 TCR siRNA/shRNA[101]或通过内源性 TCR 链特异性的锌指核酸酶（ZFN）来实现[102]。

### 9.3.1.6　如何进一步提升 TCR 基因转移的抗肿瘤效能

除了上述的方法（比如淋巴删除和细胞因子极化），人们通过 TCR 基因疗法，还找到了其他几个能够提高功能和持久反应的途径来改善过继性 T 细胞疗法。人们普遍认为 TCR 亲和力的增强可导致功能性亲和力的增强，前者通过对 TCR 的 α 链或 β 链的 CDR3 区域引入选择性修饰即可得到，已经证明这对抗原的识别和结合来说是至关重要的[70,73]。配对（见上文）和密码子优选（提高蛋白表达）也可能增强 T 细胞的抗原特异性反应[68,103]。此外，人们还发现减少 TCR 的糖基化可以提高功能性亲和力，防止转导 TCR 的内化[104]。最近我们证实，通过使 TCRα 链中的三个跨膜残基突变为疏水性氨基酸，可以大大增强 T 细胞抗肿瘤细胞的功能性亲和力，这样一来既可以增加 TCR 的稳定性和表达水平，也可以增加转导 T 细胞内的 TCR 表达[105]。另外，基因表达盒的设计也可能影响 TCR 的表达：应用链接 α 链和 β 链的 P2A 或 IRES 元素，已证实可以提高 TCR 的表达水平，并减少诱发自身免疫性病理改变的风险[87,106]。

除了应用 TCR 转基因的 T 细胞特异性工程之外，还有几个用于进一步放大/产生重要 T 细胞功能（如协同刺激、细胞因子分泌、趋化因子受体和归巢因子的表达）的遗传方法[107]。例如，在肿瘤小鼠模型中给予 IL-12 能够提高宿主的生存率和肿瘤的消退率[108,109]，但是由此产生的毒性是主要的缺点。已证实，使用逆转录病毒载体诱导来操控基因修饰 T 细胞，从而在体内产生 IL-12，可以增强针对 B16 小鼠黑色素瘤的抗肿瘤活性[110]。与细胞因子佐剂——纳米颗粒结合的 T 细胞是局部生产/输送细胞因子的另一种替代方法，且同时降低了毒性作用[111]。被转导的 T 细胞的（亚）型也很重要；最近的研究已经表明了其他种类的淋巴细胞、如记忆性 T 细胞、初始 T 细胞、记忆干细胞和中央记忆 T

细胞[41,112~114]等的优良性能。

除了 TCR 的信号，T 细胞的功能也受到正向和负向两方面的调控。肿瘤微环境已表现出能够诱导免疫抑制作用。例如，转化生长因子 β（TGF-β）的免疫抑制作用就包括 T 细胞增殖和功能的抑制[115,116]。通过表达无功能的 TGF-β 受体，肿瘤细胞有可能逃脱 TGF-β 的细胞凋亡作用[117,118]。为了降低 TGF-β 诱导的抑制作用，在遗传改造的 T 细胞中表达一个截短的（显性阴性的）TGF-β 受体[119]，或使用一个诱饵——可溶型 TGF-β Ⅱ 型受体[120]。Bollard 等人最近的报告称，转导显性阴性形式的 TGF-β 受体的人类 T 细胞，对于外源 TGF-β 中的抗增殖和抗细胞毒性作用是有抗性的[121,122]。最近，几个小组[120,123]已经证明了这种方法在体内同样有效，尽管其持续效果可能不如预期持久[123]。

### 9.3.2 嵌合抗原受体的基因转移

与 TCR 基因转移方法类似，可以使用嵌合抗原受体（CARs）将 T 细胞的特异性重定向。这些 CARs 又称为"T 小体"或"嵌合免疫受体"，是一种融合蛋白，通常含有胞外定位结构域，该结构域是基于抗体单链可变区片段（scFv）的，后者与细胞内信号单元相融合。和上述的 TCR 一样，CAR 转导外周血 T 细胞使得针对肿瘤细胞表面抗原的 T 细胞特异性重定向成为可能。

#### 9.3.2.1 CAR 的发展历程

基于抗体的嵌合受体的研发，最早在 1989 年由 Gross 和 Eshhar 在其探索性研究中报道[124]。他们产生了一种嵌合 T 细胞受体，这种受体是由 TCR 恒定结构域和抗 2,4,6-三硝基苯（TNP）的特异抗体的可变结构域融合组装而成的。表达这种嵌合受体的 T 细胞能够成功地识别 TNP，从而导致了 IL-2 的产生和针对表达 TNP 的靶细胞的细胞介导的细胞毒作用。因此，CARs 的应用使得肿瘤的靶向锁定不再受到 HLA 的控制，这提示了一种理论上的可能性，即相较于基于 TCR 的免疫疗法来说，这种方法能治疗更多的患者。此外，鉴于可以针对性产生糖类和糖脂类的部分/单克隆抗体，CARs 所允许的靶向目标就不仅包括蛋白类的抗原，也可以包括糖类和糖脂类。因为这些功能是 MHC 非依赖性的，所以 CAR 方法的另一个优点是能够刺激 CD8+ T 细胞和 CD4+ T 细胞，在增强 T 细胞的抗肿瘤作用中具有协同作用[125]。尽管如此，我们必须记住，在技术层面上来说，CARs 只能针对表面表达的抗原虽然细胞内抗原也可以被基于 pMHC（肽-MHC）复合物特异性抗体的 CAR 检测到，从而模拟 TCR 的作用模式[126,127]。

#### 9.3.2.2 CAR 的结构

正如前面提到的，CARs 的常规设计是基于一个结合结构域、一个细胞外间隔物/铰链元件、一个跨膜区和一个胞内单独域（图 9.2）。大多数 CAR 靶向结构域是 scFv（即重链和轻链的可变区域通过一个短肽连接在一起）。如果 scFv 源自小鼠抗体，我们也可以通过用人的对应部分取代小鼠的框架区将其"人源化"。另一种 CARs 的靶向部分（而不是 scFv）的设计是蛋白受体/配体；这样的替代品包括诸如 VEGF 多肽[128]、结合配体肽的整合素[129]、白细胞介素 13 突变蛋白[130]、NKp30（NCR3/CD337）[131]以及 NKG2D 受体[132]。

在这个设计中的第二组分是用作间隔的铰链区，这增加了结合域到跨膜区的距离，使结合域更加灵活。铰链区的性质能够影响细胞因子的分泌，也能够影响由 CAR 修饰的 T 细胞所介导的靶细胞的杀伤作用[133]。铰链区一些常见的例子是免疫球蛋白结构域，如抗体的可结晶片段（Fc）区域，或源自 CD8α 和 CD28 分子的免疫球蛋白样结构域。人们发现，CAR

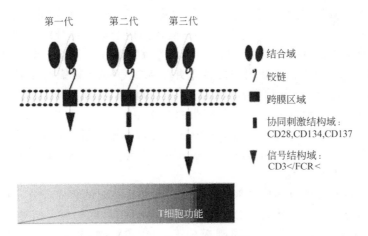

图 9.2　不同代 CAR 概览

中的铰链区功能取决于其在抗原上的结合位点；如果结合位点是接近膜的一个表位，铰链区的使用则是有益的。相反，如果结合位点是远离膜的一个表位，在铰链区缺失的时候会引起细胞因子释放增多和细胞毒性的增加[134]。

　　CARs 的第三个组分是跨膜区：在大多数情况下，它是从协同受体/协同刺激分子如 CD8 和 CD28 等衍生而来的跨膜结构域。

　　CAR 的第四个结构是细胞内信号传导域。重要的是，人们投入了大量的精力来研发细胞内信号部分的最佳构象，以达到最佳的活化效果。第一代 CAR 只包含一种信号结构域（图 9.2），这个结构域源自 CD3ζ 链或 FcRγ 链，二者分别是 TCR 和免疫球蛋白受体的共同信号转导亚基[135]。这两个亚基之间的主要区别是免疫受体酪氨酸活化基序（ITAMS）的数目；CD3ζ 链包含三个 ITAMS，而 FcRγ 链仅包含一个，并且这个特征已证明对 T 细胞的功能和存活都有影响[136]。

### 9.3.2.3　CAR 的发展与更新换代

　　当 ζ 和 γ 亚单位第一次放在一起时，二者融合成了单链可变结构域嵌合受体，可以识别癌胚抗原（CEA）。虽然转导后检测到的表达水平相似，但将其与靶细胞共培养后，我们还是发现了一些显著的功能差异[137]。这些分析表明了含有 CD3ζ 嵌合受体的优越性，主要体现在细胞因子的产量有所改善，以及介导靶细胞裂解的能力有所提高。此外，实验表明，含 CD3ζ 的嵌合受体在体内有能力更好地根除人类肿瘤。人们曾经推断，由于数量众多的 ITAMS 的存在（3），CD3ζ 部分介导的抗肿瘤活性可能会导致激活诱导 T 细胞死亡（AICD），但是这种说法已经全部被驳倒了[138]，到目前为止，大部分 CAR 的设计都包括一个 CD3ζ 部分作为自己的主要信号结构域。

　　尽管在对第一代的 CARs（即胞内单结构域中仅含 CD3ζ 链）的研究中获得了令人鼓舞的结果，并且研究中表现出了针对一系列靶细胞的抗肿瘤活性[139]，但缺乏协同刺激信号（"信号 2"）仍然导致了产生无效细胞因子，增殖的减少，甚至是 T 细胞无能状态[140,141]。第二代 CAR 被设计出来了，目的是在 CD3ζ 信号结构域之外增加一个协同刺激部分。适合这一功能的最常见的协同刺激分子是 CD28，它是第一个被分离出来的协同刺激分子，对于预防无能和增加细胞因子的分泌来说是必不可少的[142]。另外，我们探索了分别产生表达 ζ 链和 CD28 两种嵌合体的可能性，这个方法的确提高了 IL-2 在体外的分泌[143]。最近类似的概念出现了，人们将第一代 CAR 与特异性针对另一种抗原的 CCR（嵌合体协同刺激受体）

一同转导以减少 CAR 的副作用，这使得体内靶向锁定表达两个同源抗原的肿瘤更加安全[144]。到日前为止，更普遍的概念是将同一受体的两个信号部分结合到一起[145]。从结构的角度来看，将 CD28 的结构域放置在接近 CD3ζ 域的地方，紧靠跨膜区的后方，可以获得 CAR 更好的表面表达[146]。几项研究已经证明，第二代 CAR 修饰的 T 细胞在增加增殖[147] 和细胞因子分泌（IL-2、γ-干扰素、粒细胞-巨噬细胞集落刺激因子）[148,149] 方面有着更加强大的功能。此外，这种设计促进了抗凋亡蛋白如 Bcl-2（有助于减少 AICD）的上调，并对肿瘤微环境中普遍存在的免疫抑制情况有较好的抵抗作用；研究表明，第二代 CAR 修饰的 T 细胞对 TGF-β 介导的抑制作用比较不敏感[150]，并可能增加 NFκB 的表达，后者可抵消调节性 T 细胞诱导的抑制作用[151]。

似乎 CARs 没有最适宜的信号部分，因此，对每个指定的靶向部分，我们往往需要凭经验来评估几种组合方式。虽然大部分 CAR 使用 CD28 信号结构域，但被测试的替代性协同刺激分子包括可诱导 T 细胞的协同刺激分子（ICOS）B7 家族成员、CD27、CD137（4-1BB）以及 TNFR 家族成员的 CD134（OX-40），在休眠的人类 T 细胞中也可以提高效应功能[152~154]。不过，为了进一步提高第二代 CARs 的功能，一些研究表明，在信号结构域中添加除了 CD3ζ 链和 CD28 之外的其他协同刺激部分也是可能的，从而产生了第三代 CARs 的设计[155]。例如，前列腺特异性膜抗原（PSMA）对应的 CAR 中包含 CD28$^+$ 4-1BB$^+$ CD3ζ 信号域，增加了细胞因子的产生量，并提高了体内前列腺肿瘤的消退率[154]。此外，第三代 CAR 可以诱导 PI3K 激酶/Akt 的激活和 BclXL 的表达，并可以减少 T 细胞的凋亡。另一项研究表明，融合有抗 GD2a 抗原结合域与 CD28/OX40/ζ 信号域的 CAR，可以使 T 细胞具有更好的增殖能力及抗肿瘤作用[156]。尽管如此，这三种激活/刺激基序在一个单一的信号结构域中存在，理论上会导致灵敏度阈值的降低，这在设计未来的临床应用时应加以考虑。

### 9.3.2.4　CAR 的临床应用

从体外和体内（动物模型中）的研究结果中来看，在一些癌症中，如髓母细胞瘤、前列腺癌[157] 和结肠癌[158]，CAR 具有介导肿瘤消退的潜力，加快了其应用于临床的进程。在第一个使用第一代 CAR 修饰的 T 细胞的临床试验中，Lamers 等人使用了 CAR 治疗了 3 例转移性肾细胞癌（RCC）患者，这种 CAR 能够识别在 RCC 肿瘤中过表达的羧基酸酐酶 IX（CAIX）。三名病人均报道了肝毒害损伤，这显然是由 CAR 修饰的 T 细胞对 CAIX$^+$ 胆管上皮细胞的靶效应引起的，但是没有观察到临床疗效[159]。在另一项试验中，14 例转移性卵巢癌患者接受了治疗，他们被给予了针对卵巢癌相关抗原 α-叶酸受体（FR）的 CAR 修饰的 T 细胞[160]。对于存在于循环中的 CAR 修饰的 T 细胞的数量，研究分析表明，在大多数患者中，其数量在 1 个月后都会迅速下降，并且在这种情况下，任何接受治疗的患者都没有观察到临床疗效。

Pule 等人研究了 Epstein-Barr 病毒（EBV）特异性 CTL 来表达针对二唾液酸神经节苷酯 GD2 抗原的第一代 CAR，其中 GD2 是表达在神经母细胞瘤表面的。输入这些 CAR 修饰的 T 细胞似乎很安全，且令人备受鼓舞的是，在接受测试的受试者中，一半人都出现了肿瘤的消退[161]。鉴于这三个临床试验中使用了逆转录病毒转导，在 Till 等人报告的一项临床试验中，通过用编码 CD20 特异性 CAR 的载体质粒进行电穿孔来生成 CAR 修饰的 T 细胞，用以治疗惰性 B 细胞淋巴瘤（或套细胞淋巴瘤）。在接受治疗的 7 例患者中，2 例达到完全缓解，1 例部分缓解，4 例病情稳定[162]。另一个著名的临床研究是最近由 Kalos 等人完成的，3 例晚期慢性淋巴细胞白血病（CLL）患者接受了治疗，他们所使用的抗 CD19 第二代

CAR 中含有 CD3ζ 链偶联 CD137 结构域。CAR 修饰的 T 细胞在体内增殖了一千多倍，并转移到骨髓，在输注后 6 个月仍然可以检测到；这些细胞的一部分甚至分化成为了记忆性 T 细胞。治疗 10 个月后，所有患者都表现出临床客观疗效，其中两人完全缓解，另外一人部分缓解[163]。最近使用了第三代 CAR 的临床试验是由 Till 等人完成的，他们使用了针对 CD20（表达于惰性 B 细胞淋巴瘤和套细胞淋巴瘤）的 CAR[164]。这种第三代 CAR 除了 CD3ζ 之外还包含两个协同刺激结构域，CD28 和 CD137。在长达一年后，患者血液中仍然能够检测到 CAR 修饰的 T 细胞。此外，四个接受治疗的患者中，1 例部分缓解（输注 1 年后复发），1 例患者出现短暂输注症状，2 例患者的病情分别在 12 个月和 24 个月内保持稳定无进展。因此，在最初研发大约 20 年后，嵌合抗原受体已经进入临床，并呈现出了可喜的成果。

尽管如此，我们必须牢记，副作用随时有可能会出现，甚至更不幸的是，这些副作用在少数情况下可能致命。在一项试验中，研究者用基于曲妥珠单抗（赫赛汀）的第三代 CAR 来治疗乳腺肿瘤，结果输注 CAR 修饰的 T 细胞后导致了一名病人的死亡。这是由 "细胞因子风暴" 引起的，可能与目标抗原 Her2/neu（ERBB2）在正常肺细胞表面的广泛表达有关[165]。另一个死亡病例的报告是在使用了靶向 CD19 的第二代 CAR 后，这个病例还同时使用了环磷酰胺删除淋巴化疗[166]。治疗导致了低血压、呼吸困难和肾功能衰竭，患者死于最初输注 4 天后。这表明，我们需要在承载 CAR 的病毒构造中加入自杀基因，或者使用 CAR/CCR 双重设计来增加另外的潜在安全保障[144]。此外，在预防我们所不期望的 CAR 活化的 T 细胞的非特异性反应方面，敲减内源 TCR 的表达可能有一定的价值[167]。

## 9.4　结语

在过去的 25 年里，过继性 T 细胞转移已成为一个有前途的免疫治疗方法，用于晚期癌症的治疗。它的基本思想是通过操控（自体）免疫系统以促进肿瘤的消退和缓解，这一点是很吸引人的，因为它可能为患者提供长效保护。不过，从实验室角度看，我们必须定义/表征一些新的靶目标/抗原，从而为广谱的肿瘤治疗提供更安全的方法。从临床角度来看，有必要加快处理时间[168]，并减少管理要求[169]。提高过继性 T 细胞转移的成功率也需要与多模态靶向治疗相结合，例如肿瘤微环境以及免疫抑制剂的研究。我们还要加强与业界的合作关系，使这种需要细胞操作和调节的免疫疗法尽快商业化[170]。一些研究也表明，这些概念也可以应用于治疗其他非癌症的情况[88]。过继性 T 细胞免疫治疗一定会在个体化药物治疗的 "名人堂" 中赢得一个极其重要的位置。

## 参 考 文 献

1. Zhang N, Bevan MJ (2011) CD8(+) T cells: foot soldiers of the immune system. Immunity 35:161–168
2. Seremet T, Brasseur F, Coulie PG (2011) Tumor-specific antigens and immunologic adjuvants in cancer immunotherapy. Cancer J 17:325–330
3. Renkvist N, Castelli C, Robbins PF et al (2001) A listing of human tumor antigens recognized by T cells. Cancer Immunol Immunother 50:3–15
4. Linnemann C, Schumacher TN, Bendle GM (2011) T-cell receptor gene therapy: critical parameters for clinical success. J Invest Dermatol 131:1806–1816
5. Simpson AJ, Caballero OL, Jungbluth A et al (2005) Cancer/testis antigens, gametogenesis and cancer. Nat Rev Cancer 5:615–625
6. Zur HH (2009) The search for infectious causes of human cancers: where and why. Virology 392:1–10

7. Fridman WH, Pages F, Sautes-Fridman C et al (2012) The immune contexture in human tumours: impact on clinical outcome. Nat Rev Cancer 12:298–306

8. Pages F, Galon J, Dieu-Nosjean MC et al (2010) Immune infiltration in human tumors: a prognostic factor that should not be ignored. Oncogene 29:1093–1102

9. Curiel TJ, Coukos G, Zou L et al (2004) Specific recruitment of regulatory T cells in ovarian carcinoma fosters immune privilege and predicts reduced survival. Nat Med 10:942–949

10. Restifo NP, Dudley ME, Rosenberg SA (2012) Adoptive immunotherapy for cancer: harnessing the T cell response. Nat Rev Immunol 12:269–281

11. Muul LM, Spiess PJ, Director EP et al (1987) Identification of specific cytolytic immune responses against autologous tumor in humans bearing malignant melanoma. J Immunol 138:989–995

12. Rosenberg SA, Dudley ME (2009) Adoptive cell therapy for the treatment of patients with metastatic melanoma. Curr Opin Immunol 21:233–240

13. Rosenberg SA, Spiess P, Lafreniere R (1986) A new approach to the adoptive immunotherapy of cancer with tumor-infiltrating lymphocytes. Science 233:1318–1321

14. Atkins MB, Lotze MT, Dutcher JP et al (1999) High-dose recombinant interleukin 2 therapy for patients with metastatic melanoma: analysis of 270 patients treated between 1985 and 1993. J Clin Oncol 17:2105–2116

15. Rosenberg SA, Yang JC, Sherry RM et al (2011) Durable complete responses in heavily pretreated patients with metastatic melanoma using T-cell transfer immunotherapy. Clin Cancer Res 17:4550–4557

16. Rosenberg SA, Packard BS, Aebersold PM et al (1988) Use of tumor-infiltrating lymphocytes and interleukin-2 in the immunotherapy of patients with metastatic melanoma. A preliminary report. N Engl J Med 319:1676–1680

17. Dudley ME, Yang JC, Sherry R et al (2008) Adoptive cell therapy for patients with metastatic melanoma: evaluation of intensive myeloablative chemoradiation preparative regimens. J Clin Oncol 26:5233–5239

18. Gattinoni L, Finkelstein SE, Klebanoff CA et al (2005) Removal of homeostatic cytokine sinks by lymphodepletion enhances the efficacy of adoptively transferred tumor-specific CD8+ T cells. J Exp Med 202:907–912

19. Muranski P, Boni A, Wrzesinski C et al (2006) Increased intensity lymphodepletion and adoptive immunotherapy—how far can we go? Nat Clin Pract Oncol 3:668–681

20. Robbins PF, Dudley ME, Wunderlich J et al (2004) Cutting edge: persistence of transferred lymphocyte clonotypes correlates with cancer regression in patients receiving cell transfer therapy. J Immunol 173:7125–7130

21. Zhou J, Dudley ME, Rosenberg SA et al (2005) Persistence of multiple tumor-specific T-cell clones is associated with complete tumor regression in a melanoma patient receiving adoptive cell transfer therapy. J Immunother 28:53–62

22. Klebanoff CA, Gattinoni L, Torabi-Parizi P et al (2005) Central memory self/tumor-reactive CD8+ T cells confer superior antitumor immunity compared with effector memory T cells. Proc Natl Acad Sci USA 102:9571–9576

23. Gabrilovich DI, Ostrand-Rosenberg S, Bronte V (2012) Coordinated regulation of myeloid cells by tumours. Nat Rev Immunol 12:253–268

24. Kerkar SP, Restifo NP (2012) Cellular constituents of immune escape within the tumor microenvironment. Cancer Res 72:3125–3130

25. Gattinoni L, Klebanoff CA, Restifo NP (2012) Paths to stemness: building the ultimate antitumour T cell. Nat Rev Cancer 12:671–684

26. Ogino S, Galon J, Fuchs CS et al (2011) Cancer immunology—analysis of host and tumor factors for personalized medicine. Nat Rev Clin Oncol 8:711–719

27. Ruffell B, Au A, Rugo HS et al (2012) Leukocyte composition of human breast cancer. Proc Natl Acad Sci USA 109:2796–2801

28. Walia V, Mu EW, Lin JC et al (2012) Delving into somatic variation in sporadic melanoma. Pigment Cell Melanoma Res 25:155–170

29. Biswas K, Richmond A, Rayman P et al (2006) GM2 expression in renal cell carcinoma: potential role in tumor-induced T-cell dysfunction. Cancer Res 66:6816–6825

30. Storkel S, Keymer R, Steinbach F et al (1992) Reaction patterns of tumor infiltrating lymphocytes in different renal cell carcinomas and oncocytomas. Prog Clin Biol Res 378:217–223

31. Uzzo RG, Rayman P, Kolenko V et al (1999) Renal cell carcinoma-derived gangliosides suppress nuclear factor-kappaB activation in T cells. J Clin Invest 104:769–776

32. Zhang J, Chen Y, Li J et al (2006) Renal tubular epithelial expression of the coinhibitory molecule B7-DC (programmed death-1 ligand). J Nephrol 19:429–438

33. Goedegebuure PS, Douville LM, Li H et al (1995) Adoptive immunotherapy with tumor-infiltrating lymphocytes and interleukin-2 in patients with metastatic malignant melanoma and renal cell carcinoma: a pilot study. J Clin Oncol 13:1939–1949

34. Markel G, Cohen-Sinai T, Besser MJ et al (2009) Preclinical evaluation of adoptive cell therapy for patients with metastatic renal cell carcinoma. Anticancer Res 29:145–154

35. Dudley ME, Wunderlich JR, Shelton TE et al (2003) Generation of tumor-infiltrating lymphocyte cultures for use in adoptive transfer therapy for melanoma patients. J Immunother 26:332–342

36. Besser MJ, Shapira-Frommer R, Treves AJ et al (2010) Clinical responses in a phase II study using adoptive transfer of short-term cultured tumor infiltration lymphocytes in metastatic melanoma patients. Clin Cancer Res 16:2646–2655

37. Tran KQ, Zhou J, Durflinger KH et al (2008) Minimally cultured tumor-infiltrating lymphocytes display optimal characteristics for adoptive cell therapy. J Immunother 31:742–751

38. Dudley ME, Gross CA, Langhan MM et al (2010) CD8+ enriched "young" tumor infiltrating lymphocytes can mediate regression of metastatic melanoma. Clin Cancer Res 16 (24):6122–6131

39. Hershkovitz L, Schachter J, Treves AJ et al (2010) Focus on adoptive T cell transfer trials in melanoma. Clin Dev Immunol 2010:260267

40. Topalian SL, Hodi FS, Brahmer JR et al (2012) Safety, activity, and immune correlates of anti-PD-1 antibody in cancer. N Engl J Med 366:2443–2454

41. Gattinoni L, Zhong XS, Palmer DC et al (2009) Wnt signaling arrests effector T cell differentiation and generates CD8+ memory stem cells. Nat Med 15:808–813

42. Hinrichs CS, Spolski R, Paulos CM et al (2008) IL-2 and IL-21 confer opposing differentiation programs to CD8+ T cells for adoptive immunotherapy. Blood 111:5326–5333

43. Kerkar SP, Muranski P, Kaiser A et al (2010) Tumor-specific CD8+ T cells expressing interleukin-12 eradicate established cancers in lymphodepleted hosts. Cancer Res 70:6725–6734

44. Klebanoff CA, Finkelstein SE, Surman DR et al (2004) IL-15 enhances the in vivo antitumor activity of tumor-reactive CD8+ T cells. Proc Natl Acad Sci USA 101:1969–1974

45. Pellegrini M, Calzascia T, Elford AR et al (2009) Adjuvant IL-7 antagonizes multiple cellular and molecular inhibitory networks to enhance immunotherapies. Nat Med 15:528–536

46. Pouw N, Treffers-Westerlaken E, Kraan J et al (2010) Combination of IL-21 and IL-15 enhances tumour-specific cytotoxicity and cytokine production of TCR-transduced primary T cells. Cancer Immunol Immunother 59:921–931

47. Refaeli Y, Van Parijs L, London CA et al (1998) Biochemical mechanisms of IL-2-regulated Fas-mediated T cell apoptosis. Immunity 8:615–623

48. Dembic Z, Haas W, Weiss S et al (1986) Transfer of specificity by murine alpha and beta T-cell receptor genes. Nature 320:232–238

49. Clay TM, Custer MC, Sachs J et al (1999) Efficient transfer of a tumor antigen-reactive TCR to human peripheral blood lymphocytes confers anti-tumor reactivity. J Immunol 163:507–513

50. Kessels HW, Wolkers MC, van dB et al (2001) Immunotherapy through TCR gene transfer. Nat Immunol 2:957–961

51. Morgan RA, Dudley ME, Wunderlich JR et al (2006) Cancer regression in patients after transfer of genetically engineered lymphocytes. Science 314:126–129

52. Johnson LA, Morgan RA, Dudley ME et al (2009) Gene therapy with human and mouse T-cell receptors mediates cancer regression and targets normal tissues expressing cognate antigen. Blood 114:535–546

53. Davis JL, Theoret MR, Zheng Z et al (2010) Development of human anti-murine T-cell receptor antibodies in both responding and nonresponding patients enrolled in TCR gene therapy trials. Clin Cancer Res 16:5852–5861

54. Robbins PF, Morgan RA, Feldman SA et al (2011) Tumor regression in patients with metastatic synovial cell sarcoma and melanoma using genetically engineered lymphocytes reactive with NY-ESO-1. J Clin Oncol 29:917–924

55. Parkhurst MR, Yang JC, Langan RC et al (2011) T cells targeting carcinoembryonic antigen can mediate regression of metastatic colorectal cancer but induce severe transient colitis. Mol Ther 19:620–626

56. Jager E, Chen YT, Drijfhout JW et al (1998) Simultaneous humoral and cellular immune response against cancer-testis antigen NY-ESO-1: definition of human histocompatibility leukocyte antigen (HLA)-A2-binding peptide epitopes. J Exp Med 187:265–270

57. Metzker ML (2010) Sequencing technologies — the next generation. Nat Rev Genet 11:31–46

58. Warren RL, Holt RA (2010) A census of predicted mutational epitopes suitable for immunologic cancer control. Hum Immunol 71:245–254

59. Dudley ME, Wunderlich JR, Yang JC et al (2005) Adoptive cell transfer therapy following non-myeloablative but lymphodepleting chemotherapy for the treatment of patients with refractory metastatic melanoma. J Clin Oncol 23:2346–2357

60. Yee C, Thompson JA, Byrd D et al (2002) Adoptive T cell therapy using antigen-specific CD8+ T cell clones for the treatment of patients with metastatic melanoma: in vivo persistence, migration, and antitumor effect of transferred T cells. Proc Natl Acad Sci USA 99:16168–16173

61. Kaluza KM, Thompson JM, Kottke TJ et al (2012) Adoptive T cell therapy promotes the emergence of genomically altered tumor escape variants. Int J Cancer 131:844–854

62. Dudley ME, Wunderlich JR, Robbins PF et al (2002) Cancer regression and autoimmunity in patients after clonal repopulation with antitumor lymphocytes. Science 298:850–854

63. Amir AL, van der Steen DM, van Loenen MM et al (2011) PRAME-specific Allo-HLA-restricted T cells with potent antitumor reactivity useful for therapeutic T-cell receptor gene transfer. Clin Cancer Res 17:5615–5625

64. Sadovnikova E, Stauss HJ (1996) Peptide-specific cytotoxic T lymphocytes restricted by nonself major histocompatibility complex class I molecules: reagents for tumor immunotherapy. Proc Natl Acad Sci USA 93:13114–13118

65. Savage P, Gao L, Vento K et al (2004) Use of B cell-bound HLA-A2 class I monomers to generate high-avidity, allo-restricted CTLs against the leukemia-associated protein Wilms tumor antigen. Blood 103:4613–4615

66. Chinnasamy N, Wargo JA, Yu Z et al (2011) A TCR targeting the HLA-A*0201-restricted epitope of MAGE-A3 recognizes multiple epitopes of the MAGE-A antigen superfamily in several types of cancer. J Immunol 186:685–696

67. Cohen CJ, Zheng Z, Bray R et al (2005) Recognition of fresh human tumor by human peripheral blood lymphocytes transduced with a bicistronic retroviral vector encoding a murine anti-p53 TCR. J Immunol 175:5799–5808

68. Parkhurst MR, Joo J, Riley JP et al (2009) Characterization of genetically modified T-cell receptors that recognize the CEA:691–699 peptide in the context of HLA-A2.1 on human colorectal cancer cells. Clin Cancer Res 15:169–180

69. Theobald M, Biggs J, Dittmer D et al (1995) Targeting p53 as a general tumor antigen. Proc Natl Acad Sci USA 92:11993–11997

70. Chlewicki LK, Holler PD, Monti BC et al (2005) High-affinity, peptide-specific T cell receptors can be generated by mutations in CDR1, CDR2 or CDR3. J Mol Biol 346:223–239

71. Holler PD, Holman PO, Shusta EV et al (2000) In vitro evolution of a T cell receptor with high affinity for peptide/MHC. Proc Natl Acad Sci USA 97:5387–5392

72. Kessels HW, van dB, Spits H et al (2000) Changing T cell specificity by retroviral T cell receptor display. Proc Natl Acad Sci USA 97:14578–14583

73. Li Y, Moysey R, Molloy PE et al (2005) Directed evolution of human T-cell receptors with picomolar affinities by phage display. Nat Biotechnol 23:349–354

74. Zhao Y, Bennett AD, Zheng Z et al (2007) High-affinity TCRs generated by phage display provide CD4+ T cells with the ability to recognize and kill tumor cell lines. J Immunol 179:5845–5854

75. Li LP, Lampert JC, Chen X et al (2010) Transgenic mice with a diverse human T cell antigen receptor repertoire. Nat Med 16:1029–1034

76. Hughes MS, Yu YY, Dudley ME et al (2005) Transfer of a TCR gene derived from a patient with a marked antitumor response conveys highly active T-cell effector functions. Hum Gene Ther 16:457–472

77. Riviere I, Brose K, Mulligan RC (1995) Effects of retroviral vector design on expression of human adenosine deaminase in murine bone marrow transplant recipients engrafted with genetically modified cells. Proc Natl Acad Sci USA 92:6733–6737

78. Schambach A, Swaney WP, van der Loo JC (2009) Design and production of retro- and lentiviral vectors for gene expression in hematopoietic cells. Methods Mol Biol 506:191–205

79. Yang S, Cohen CJ, Peng PD et al (2008) Development of optimal bicistronic lentiviral vectors facilitates high-level TCR gene expression and robust tumor cell recognition. Gene Ther 15:1411–1423

80. Yang S, Rosenberg SA, Morgan RA (2008) Clinical-scale lentiviral vector transduction of PBL for TCR gene therapy and potential for expression in less-differentiated cells. J Immunother 31:830–839

81. Peng PD, Cohen CJ, Yang S et al (2009) Efficient nonviral Sleeping Beauty transposon-based TCR gene transfer to peripheral blood lymphocytes confers antigen-specific antitumor reactivity. Gene Ther 16:1042–1049

82. Williams DA (2008) Sleeping beauty vector system moves toward human trials in the United States. Mol Ther 16:1515–1516

83. Huang X, Wilber AC, Bao L et al (2006) Stable gene transfer and expression in human primary T cells by the Sleeping Beauty transposon system. Blood 107:483–491

84. Ivics Z, Hackett PB, Plasterk RH et al (1997) Molecular reconstruction of Sleeping Beauty, a Tc1-like transposon from fish, and its transposition in human cells. Cell 91:501–510

85. Zhao Y, Moon E, Carpenito C et al (2010) Multiple injections of electroporated autologous T cells expressing a chimeric antigen receptor mediate regression of human disseminated tumor. Cancer Res 70:9053–9061

86. Govers C, Sebestyen Z, Coccoris M et al (2010) T cell receptor gene therapy: strategies for optimizing transgenic TCR pairing. Trends Mol Med 16:77–87

87. Bendle GM, Linnemann C, Hooijkaas AI et al (2010) Lethal graft-versus-host disease in mouse models of T cell receptor gene therapy. Nat Med 16:565–570

88. Daniel-Meshulam I, Ya'acobi S, Ankri C et al (2012) How (specific) would like your T-cells today? Generating T-cell therapeutic function through TCR-gene transfer. Front Immunol 3:186

89. Bialer G, Horovitz-Fried M, Ya'acobi S et al (2010) Selected murine residues endow human TCR with enhanced tumor recognition. J Immunol 184:6232–6241

90. Cohen CJ, Zhao Y, Zheng Z et al (2006) Enhanced antitumor activity of murine-human hybrid T-cell receptor (TCR) in human lymphocytes is associated with improved pairing and TCR/CD3 stability. Cancer Res 66:8878–8886

91. Sommermeyer D, Uckert W (2010) Minimal amino acid exchange in human TCR constant regions fosters improved function of TCR gene-modified T cells. J Immunol 184:6223–6231

92. Stanislawski T, Voss RH, Lotz C et al (2001) Circumventing tolerance to a human MDM2-derived tumor antigen by TCR gene transfer. Nat Immunol 2:962–970

93. Thomas S, Xue SA, Cesco-Gaspere M et al (2007) Targeting the Wilms tumor antigen 1 by TCR gene transfer: TCR variants improve tetramer binding but not the function of gene modified human T cells. J Immunol 179:5803–5810

94. Cohen CJ, Li YF, El Gamil M et al (2007) Enhanced antitumor activity of T cells engineered to express T-cell receptors with a second disulfide bond. Cancer Res 67:3898–3903

95. Kuball J, Dossett ML, Wolfl M et al (2007) Facilitating matched pairing and expression of TCR chains introduced into human T cells. Blood 109:2331–2338

96. Voss RH, Willemsen RA, Kuball J et al (2008) Molecular design of the Calphabeta interface favors specific pairing of introduced TCRalphabeta in human T cells. J Immunol 180:391–401

97. Aggen DH, Chervin AS, Schmitt TM et al (2012) Single-chain ValphaVbeta T-cell receptors function without mispairing with endogenous TCR chains. Gene Ther 19:365–374

98. Sebestyen Z, Schooten E, Sals T et al (2008) Human TCR that incorporate CD3zeta induce highly preferred pairing between TCRalpha and beta chains following gene transfer. J Immunol 180:7736–7746

99. Saito T, Hochstenbach F, Marusic-Galesic S et al (1988) Surface expression of only gamma delta and/or alpha beta T cell receptor heterodimers by cells with four (alpha, beta, gamma, delta) functional receptor chains. J Exp Med 168:1003–1020

100. van der Veken LT, Coccoris M, Swart E et al (2009) Alpha beta T cell receptor transfer to gamma delta T cells generates functional effector cells without mixed TCR dimers in vivo. J Immunol 182:164–170

101. Okamoto S, Mineno J, Ikeda H et al (2009) Improved expression and reactivity of transduced tumor-specific TCRs in human lymphocytes by specific silencing of endogenous TCR. Cancer Res 69:9003–9011

102. Provasi E, Genovese P, Lombardo A et al (2012) Editing T cell specificity towards leukemia by zinc finger nucleases and lentiviral gene transfer. Nat Med 18(5):807–815

103. Jorritsma A, Gomez-Eerland R, Dokter M et al (2007) Selecting highly affine and well-expressed TCRs for gene therapy of melanoma. Blood 110:3564–3572

104. Kuball J, Hauptrock B, Malina V et al (2009) Increasing functional avidity of TCR-redirected T cells by removing defined N-glycosylation sites in the TCR constant domain. J Exp Med 206:463–475

105. Haga-Friedman A, Horovitz-Fried M, Cohen CJ (2012) Incorporation of transmembrane hydrophobic mutations in the TCR enhance its surface expression and T cell functional avidity. J Immunol 188:5538–5546

106. Uckert W, Schumacher TN (2009) TCR transgenes and transgene cassettes for TCR gene therapy: status in 2008. Cancer Immunol Immunother 58:809–822

107. Merhavi-Shoham E, Haga-Friedman A, Cohen CJ (2012) Genetically modulating T-cell function to target cancer. Semin Cancer Biol 22:14–22

108. Brunda MJ, Luistro L, Warrier RR et al (1993) Antitumor and antimetastatic activity of interleukin 12 against murine tumors. J Exp Med 178:1223–1230

109. Cavallo F, Di Carlo E, Butera M et al (1999) Immune events associated with the cure of established tumors and spontaneous metastases by local and systemic interleukin 12. Cancer Res 59:414–421

110. Zhang L, Kerkar SP, Yu Z et al (2011) Improving adoptive T cell therapy by targeting and controlling IL-12 expression to the tumor environment. Mol Ther 19:751–759

111. Krieg C, Letourneau S, Pantaleo G et al (2010) Improved IL-2 immunotherapy by selective stimulation of IL-2 receptors on lymphocytes and endothelial cells. Proc Natl Acad Sci USA 107:11906–11911

112. Berger C, Jensen MC, Lansdorp PM et al (2008) Adoptive transfer of effector CD8+ T cells derived from central memory cells establishes persistent T cell memory in primates. J Clin Invest 118:294–305

113. Hinrichs CS, Borman ZA, Cassard L et al (2009) Adoptively transferred effector cells derived from naive rather than central memory CD8+ T cells mediate superior antitumor immunity. Proc Natl Acad Sci USA 106:17469–17474

114. Turtle CJ, Riddell SR (2011) Genetically retargeting CD8+ lymphocyte subsets for cancer immunotherapy. Curr Opin Immunol 23:299–305

115. Gorelik L, Constant S, Flavell RA (2002) Mechanism of transforming growth factor beta-induced inhibition of T helper type 1 differentiation. J Exp Med 195:1499–1505

116. Gorelik L, Flavell RA (2002) Transforming growth factor-beta in T-cell biology. Nat Rev Immunol 2:46–53

117. Knaus PI, Lindemann D, DeCoteau JF et al (1996) A dominant inhibitory mutant of the type II transforming growth factor beta receptor in the malignant progression of a cutaneous T-cell lymphoma. Mol Cell Biol 16:3480–3489

118. Park K, Kim SJ, Bang YJ et al (1994) Genetic changes in the transforming growth factor beta (TGF-beta) type II receptor gene in human gastric cancer cells: correlation with sensitivity to growth inhibition by TGF-beta. Proc Natl Acad Sci USA 91:8772–8776

119. Gorelik L, Flavell RA (2001) Immune-mediated eradication of tumors through the blockade of transforming growth factor-beta signaling in T cells. Nat Med 7:1118–1122

120. Zhang L, Yu Z, Muranski P et al (2013) Inhibition of TGF-beta signaling in genetically engineered tumor antigen-reactive T cells significantly enhances tumor treatment efficacy. Gene Ther 20(5):575–580

121. Bollard CM, Rossig C, Calonge MJ et al (2002) Adapting a transforming growth factor beta-related tumor protection strategy to enhance antitumor immunity. Blood 99:3179–3187

122. Foster AE, Dotti G, Lu A et al (2008) Antitumor activity of EBV-specific T lymphocytes transduced with a dominant negative TGF-beta receptor. J Immunother 31:500–505

123. Chou CK, Schietinger A, Liggitt HD et al (2012) Cell-intrinsic abrogation of TGF-beta signaling delays but does not prevent dysfunction of self/tumor-specific CD8 T cells in a murine model of autochthonous prostate cancer. J Immunol 189:3936–3946

124. Gross G, Waks T, Eshhar Z (1989) Expression of immunoglobulin-T-cell receptor chimeric molecules as functional receptors with antibody-type specificity. Proc Natl Acad Sci USA 86:10024–10028

125. Moeller M, Haynes NM, Kershaw MH et al (2005) Adoptive transfer of gene-engineered CD4+ helper T cells induces potent primary and secondary tumor rejection. Blood 106:2995–3003

126. Cohen CJ, Denkberg G, Lev A et al (2003) Recombinant antibodies with MHC-restricted, peptide-specific, T-cell receptor-like specificity: new tools to study antigen presentation and TCR-peptide-MHC interactions. J Mol Recognit 16:324–332

127. Willemsen RA, Ronteltap C, Chames P et al (2005) T cell retargeting with MHC class I-restricted antibodies: the CD28 costimulatory domain enhances antigen-specific cytotoxicity and cytokine production. J Immunol 174:7853–7858

128. Niederman TM, Ghogawala Z, Carter BS et al (2002) Antitumor activity of cytotoxic T lymphocytes engineered to target vascular endothelial growth factor receptors. Proc Natl Acad Sci USA 99:7009–7014

129. Muniappan A, Banapour B, Lebkowski J et al (2000) Ligand-mediated cytolysis of tumor cells: use of heregulin-zeta chimeras to redirect cytotoxic T lymphocytes. Cancer Gene Ther 7:128–134

130. Kahlon KS, Brown C, Cooper LJ et al (2004) Specific recognition and killing of glioblastoma multiforme by interleukin 13-zetakine redirected cytolytic T cells. Cancer Res 64:9160–9166

131. Zhang T, Wu MR, Sentman CL (2012) An NKp30-based chimeric antigen receptor promotes T cell effector functions and antitumor efficacy in vivo. J Immunol 189:2290–2299

132. Sentman CL, Barber MA, Barber A et al (2006) NK cell receptors as tools in cancer

immunotherapy. Adv Cancer Res 95:249–292

133. Sadelain M, Brentjens R, Riviere I (2009) The promise and potential pitfalls of chimeric antigen receptors. Curr Opin Immunol 21:215–223

134. Guest RD, Hawkins RE, Kirillova N et al (2005) The role of extracellular spacer regions in the optimal design of chimeric immune receptors: evaluation of four different scFvs and antigens. J Immunother 28:203–211

135. Eshhar Z, Waks T, Gross G et al (1993) Specific activation and targeting of cytotoxic lymphocytes through chimeric single chains consisting of antibody-binding domains and the gamma or zeta subunits of the immunoglobulin and T-cell receptors. Proc Natl Acad Sci USA 90:720–724

136. Holst J, Wang H, Eder KD et al (2008) Scalable signaling mediated by T cell antigen receptor-CD3 ITAMs ensures effective negative selection and prevents autoimmunity. Nat Immunol 9:658–666

137. Haynes NM, Snook MB, Trapani JA et al (2001) Redirecting mouse CTL against colon carcinoma: superior signaling efficacy of single-chain variable domain chimeras containing TCR-zeta vs Fc epsilon RI-gamma. J Immunol 166:182–187

138. Ren-Heidenreich L, Mordini R, Hayman GT et al (2002) Comparison of the TCR zeta-chain with the FcR gamma-chain in chimeric TCR constructs for T cell activation and apoptosis. Cancer Immunol Immunother 51:417–423

139. Gilham DE, O'Neil A, Hughes C et al (2002) Primary polyclonal human T lymphocytes targeted to carcino-embryonic antigens and neural cell adhesion molecule tumor antigens by CD3zeta-based chimeric immune receptors. J Immunother 25:139–151

140. Brocker T (2000) Chimeric Fv-zeta or Fv-epsilon receptors are not sufficient to induce activation or cytokine production in peripheral T cells. Blood 96:1999–2001

141. Felix NJ, Suri A, Salter-Cid L et al (2010) Targeting lymphocyte co-stimulation: from bench to bedside. Autoimmunity 43:514–525

142. Zang X, Allison JP (2007) The B7 family and cancer therapy: costimulation and coinhibition. Clin Cancer Res 13:5271–5279

143. Alvarez-Vallina L, Hawkins RE (1996) Antigen-specific targeting of CD28-mediated T cell co-stimulation using chimeric single-chain antibody variable fragment-CD28 receptors. Eur J Immunol 26:2304–2309

144. Kloss CC, Condomines M, Cartellieri M et al (2012) Combinatorial antigen recognition with balanced signaling promotes selective tumor eradication by engineered T cells. Nat Biotechnol 31:71–75

145. Maher J, Brentjens RJ, Gunset G et al (2002) Human T-lymphocyte cytotoxicity and proliferation directed by a single chimeric TCRzeta/CD28 receptor. Nat Biotechnol 20:70–75

146. Geiger TL, Nguyen P, Leitenberg D et al (2001) Integrated src kinase and costimulatory activity enhances signal transduction through single-chain chimeric receptors in T lymphocytes. Blood 98:2364–2371

147. Beecham EJ, Ma Q, Ripley R et al (2000) Coupling CD28 co-stimulation to immunoglobulin T-cell receptor molecules: the dynamics of T-cell proliferation and death. J Immunother 23:631–642

148. Hombach A, Wieczarkowiecz A, Marquardt T et al (2001) Tumor-specific T cell activation by recombinant immunoreceptors: CD3 zeta signaling and CD28 costimulation are simultaneously required for efficient IL-2 secretion and can be integrated into one combined CD28/CD3 zeta signaling receptor molecule. J Immunol 167:6123–6131

149. Spear P, Barber A, Rynda-Apple A et al (2012) Chimeric antigen receptor T cells shape myeloid cell function within the tumor microenvironment through IFN-gamma and GM-CSF. J Immunol 188:6389–6398

150. Loskog A, Giandomenico V, Rossig C et al (2006) Addition of the CD28 signaling domain to chimeric T-cell receptors enhances chimeric T-cell resistance to T regulatory cells. Leukemia 20:1819–1828

151. Koehler H, Kofler D, Hombach A et al (2007) CD28 costimulation overcomes transforming growth factor-beta-mediated repression of proliferation of redirected human CD4+ and CD8+ T cells in an antitumor cell attack. Cancer Res 67:2265–2273

152. Finney HM, Akbar AN, Lawson AD (2004) Activation of resting human primary T cells with chimeric receptors: costimulation from CD28, inducible costimulator, CD134, and CD137 in series with signals from the TCR zeta chain. J Immunol 172:104–113

153. Song DG, Ye Q, Poussin M et al (2012) CD27 costimulation augments the survival and antitumor activity of redirected human T cells in vivo. Blood 119:696–706

154. Zhong XS, Matsushita M, Plotkin J et al (2010) Chimeric antigen receptors combining 4-1BB and CD28 signaling domains augment PI3kinase/AKT/Bcl-XL activation and CD8+ T cell-mediated tumor eradication. Mol Ther 18:413–420

155. Wilkie S, Picco G, Foster J et al (2008) Retargeting of human T cells to tumor-associated MUC1: the evolution of a chimeric antigen receptor. J Immunol 180:4901–4909

156. Pule MA, Straathof KC, Dotti G et al (2005) A chimeric T cell antigen receptor that augments cytokine release and supports clonal expansion of primary human T cells. Mol Ther 12:933–941

157. Gade TP, Hassen W, Santos E et al (2005) Targeted elimination of prostate cancer by genetically directed human T lymphocytes. Cancer Res 65:9080–9088

158. Haynes NM, Trapani JA, Teng MW et al (2002) Rejection of syngeneic colon carcinoma by CTLs expressing single-chain antibody receptors codelivering CD28 costimulation. J Immunol 169:5780–5786

159. Lamers CH, Sleijfer S, Vulto AG et al (2006) Treatment of metastatic renal cell carcinoma with autologous T-lymphocytes genetically retargeted against carbonic anhydrase IX: first clinical experience. J Clin Oncol 24:e20–e22

160. Kershaw MH, Westwood JA, Parker LL et al (2006) A phase I study on adoptive immuno-therapy using gene-modified T cells for ovarian cancer. Clin Cancer Res 12:6106–6115

161. Pule MA, Savoldo B, Myers GD et al (2008) Virus-specific T cells engineered to coexpress tumor-specific receptors: persistence and antitumor activity in individuals with neuroblas-toma. Nat Med 14:1264–1270

162. Till BG, Jensen MC, Wang J et al (2008) Adoptive immunotherapy for indolent non-Hodgkin lymphoma and mantle cell lymphoma using genetically modified autologous CD20-specific T cells. Blood 112:2261–2271

163. Kalos M, Levine BL, Porter DL et al (2011) T cells with chimeric antigen receptors have potent antitumor effects and can establish memory in patients with advanced leukemia. Sci Transl Med 3:95ra73

164. Till BG, Jensen MC, Wang J et al (2012) CD20-specific adoptive immunotherapy for lymphoma using a chimeric antigen receptor with both CD28 and 4-1BB domains: pilot clinical trial results. Blood 119:3940–3950

165. Morgan RA, Yang JC, Kitano M et al (2010) Case report of a serious adverse event following the administration of T cells transduced with a chimeric antigen receptor recognizing ERBB2. Mol Ther 18:843–851

166. Brentjens R, Yeh R, Bernal Y et al (2010) Treatment of chronic lymphocytic leukemia with genetically targeted autologous T cells: case report of an unforeseen adverse event in a phase I clinical trial. Mol Ther 18:666–668

167. Torikai H, Reik A, Liu PQ et al (2012) A foundation for universal T-cell based immunother-apy: T cells engineered to express a CD19-specific chimeric-antigen-receptor and eliminate expression of endogenous TCR. Blood 119:5697–5705

168. Feldman SA, Goff SL, Xu H et al (2011) Rapid production of clinical-grade gammaretroviral vectors in expanded surface roller bottles using a "modified" step-filtration process for clearance of packaging cells. Hum Gene Ther 22:107–115

169. Bear AS, Morgan RA, Cornetta K et al (2012) Replication-competent retroviruses in gene-modified T cells used in clinical trials: is it time to revise the testing requirements? Mol Ther 20:246–249

170. Costandi M (2013) Kite and NCI partner on T cells. Nat Biotechnol 31:10

# 第 10 章

## 针对 CTLA-4 的单克隆抗体，重点关注易普利单抗

### Grazia Graziani，Lucio Tentori，Pierluigi Navarra

▶ 摘要：细胞毒性 T 淋巴细胞相关抗原 4（CTLA-4 或 CD152）是 T 细胞介导的免疫反应中的负调节物，在抑制自身免疫和维持免疫稳态方面起着关键的作用。因为其对 T 细胞的抑制作用，CTLA-4 被作为药物靶标来研究如何诱导免疫刺激，阻断与其配体的相互作用。CTLA-4 阻断所介导的抗肿瘤作用归因于其对肿瘤细胞持续有效的免疫反应，因为 CTLA-4 可以释放一种 T 细胞活化的制动剂。易普利单抗（Yervoy，百时美施贵宝公司）是一种完全人源的抗 CTLA-4 单克隆 $IgG1\kappa$ 抗体，在一项Ⅲ期临床试验中，其用药后对整体存活率有着很大程度的改善，因而在 2011 年通过了 FDA 和 EMA 的批准，用于治疗晚期（不可手术切除或转移性）黑色素瘤。易普利单抗的进一步发展方向包括在其他难治或晚期实体肿瘤中的使用，无论是作为单药治疗，还是与另外的免疫刺激剂或分子靶向治疗联合应用。

▶ 关键词 易普利单抗；免疫治疗；癌症

▶ 缩略语表

| | | | |
|---|---|---|---|
| APC | 抗原呈递细胞 | MHC | 主要组织相容性复合物 |
| CTLA-4 | 细胞毒性 T 淋巴细胞抗原 4 | mWHO | 新世界卫生组织 |
| FoxP3 | 叉头框转录因子 P3 | NIBIT | 意大利的肿瘤生物治疗网络 |
| HRQL | 与健康相关的生活质量 | NSCLC | 非小细胞肺癌 |
| ICOS | 协同刺激诱生 | PD-1 | 程序性死亡蛋白 1 |
| IDO | 吲哚胺 2,3-双加氧酶 | PI3K | 磷脂酰肌醇 3-激酶 |
| irAEs | 免疫相关不良反应 | PKC | 蛋白激酶 C |
| irRC | 免疫相关标准 | PLC | 磷脂酶 C |
| LAT | T 细胞激活链接 | PP2A | 丝氨酸-苏氨酸蛋白磷酸酶 2A |

G. Graziani · L. Tentori

Department of System Medicine，Pharmacology Section，University of Rome "Tor Vergata"，Via Montpellier 1，00133 Rome，Italy

e-mail：graziani@uniroma2.it

P. Navarra

Institute of Pharmacology，Catholic University Medical School，Rome，Italy

PSA　前列腺特异性抗原
RECIST　实体瘤疗效评价标准
REMS　风险评估和缓解方法
SCLC　小细胞肺癌

SHP2　含有 Src 同源结构域 2 的酪氨酸
磷酸酶 2
TCR　T 细胞受体
Tregs　调节性 T 细胞

## 10.1　CTLA-4

细胞毒性 T 淋巴细胞相关抗原 4（CTLA-4 或 CD152）是 T 细胞介导的免疫反应中的负调节剂，在抑制自身免疫和维持免疫稳态方面起着关键的作用。CTLA-4 通过干预效应性 T 细胞的"内部"机制（即，直接在效应性 T 细胞中转导一个内在的负信号）和"外部"机制，对其功能进行抑制。

CTLA-4 是 CD28 依赖性 T 细胞应答的负性调节物（图 10.1）。抗原呈递细胞（APC）表面上的主要组织相容性复合体（MHC）呈递抗原，T 细胞受体（TCR）与抗原结合后，T 细胞在另外一个协同刺激信号的作用下完成活化，这个协同刺激信号可以是 T 细胞上的 CD28 分子和 APC 上的 B7 分子之间的相互作用（图 10.1）。

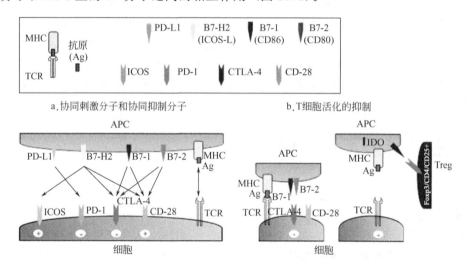

图 10.1　CTLA-4 是 T 细胞活化的负调节分子。a. 协同刺激分子和协同抑制分子。T 细胞激活是由 TCR 结合抗原引发的，抗原由 APC 表面上的 MHC 分子呈递。而激活过程必须有另外一个协同刺激信号参与才能完成，其典型代表是 T 细胞表面的 CD28 分子与其配体——表达于 APC 表面的 B7-1（CD80）或 B7-2（CD86）分子之间的相互作用。PD-1 和 CTLA-4 是 T 细胞介导的免疫应答的负性调节物。CTLA-4 与 CD28 分子有着相同的配体——B7-1 和 B7-2。ICOS 是一种协同刺激受体，其配体 B7-H2（ICOS-L）最近被证实还与 CD28 和 CTLA-4 结合。（"＋"表示正/激活信号；"－"表示负/抑制信号）。b. T 细胞活化的抑制。T 细胞活化之后，CTLA-4 在活化的效应性 T 细胞中水平上调，作为一种抑制性协同刺激分子，与 CD28 竞争结合 B7 复合物。CTLA-4 组成性表达于调节性 T 细胞的表面，它与 B7 分子的相互作用引发 APC 的反向信号，导致 APC 上调表达 IDO，从而减少了色氨酸在局部组织微环境的供给，并产生犬尿氨酸，其结果是抑制了 T 细胞增殖。CTLA-4 抑制 T 细胞活化的其他机制中也在文中有所介绍

CD28 信号转导的主要作用是增强和维持 T 细胞的应答反应，有利于 T 细胞的存活，并直接促进产生 T 细胞克隆增殖和分化所需的细胞因子。CTLA-4 与 CD28 分子具有高度同源

性，与它结合相同的配体——B7-1（CD80）和 B7-2（CD86），且表现出比 CD28 更高的亲和力（特别是对于 CD80 来说）[1,2]。像 CD28 和其他协同刺激受体诱导的协同刺激分子（ICOS）一样，CTLA-4 是一种跨膜蛋白，含有一个胞外免疫球蛋白可变结构域连接至茎区，一个特有的半胱氨酸残基用于二硫键连接的同型二聚体的形成，以及一个紧邻酪氨酸信号基序的短胞质尾的跨膜片段[3]。尽管结构和序列很相似，CD28 和 CTLA-4 在 T 细胞上的定位却完全不同，前者在静息 T 细胞和活化的 T 细胞表面均有表达。CTLA-4 正好相反，由于 TCR/CD28 的协同刺激，它在活化的 T 细胞表面的表达是上调的[3]。在静息 T 细胞中，CTLA-4 主要分布于细胞内，这有赖于存在于 C 端胞质尾区的基序。T 细胞受到刺激时，CTLA-4 被动员到细胞表面，但并非稳定在质膜上；实际上，它会继续经过网格蛋白介导被内吞、回收和降解[4]。一旦表达于活化 T 细胞的质膜上，CTLA-4 与 CD28 竞争结合 B7 复合体（抑制 T 细胞活化）并胜出，结果导致细胞增殖受阻，以及 CD28 介导的白细胞介素-2（IL-2）的分泌减少[3]。通过其胞质尾区与丝氨酸-苏氨酸蛋白磷酸酶 2A（PP2A）、含有 src 同源 2 结构域的酪氨酸磷酸酶 2（SHP2）的相互作用，CTLA-4 抑制了 TCR 信号转导途径的下游途径[5]。此外，它可以通过结合磷酸肌醇 3-激酶（PI3K）而刺激 T 细胞存活，诱导 T 细胞无能，而不会造成 T 细胞的死亡[5]。CTLA-4 诱导 PI3K 的激活产生了磷脂酰肌醇 3,4-二磷酸（PIP2），从而募集到 PH 结构域激酶 1（PDK1）——一种能够活化丝氨酸-苏氨酸蛋白激酶 B（PKB/AKT）的激酶。后者进而使得促凋亡蛋白 BAD 磷酸化并失活，BAD 被 14-3-3 蛋白降解，以防止它与抗凋亡的 Bcl-XL 和 Bcl-2 蛋白相结合；另外，PDK1 还能够引起 Bcl-XL 表达的上调。这样，Bcl-XL 和 Bcl-2 就可自由介导线粒体依赖性细胞的存活了[6]。通过这一途径，在诱导无能的条件下，CTLA-4 有利于 T 细胞的存活，从而保证了在免疫系统中长期耐受性的维持。

CTLA-4 抑制 T 细胞活化的其他内部机制，依赖于 CTLA-4 增加 T 细胞动力的功能，完全不顾 TCR 介导的"停止信号"（即停止 T 细胞动力），这个信号对于 T 细胞和 APC 之间形成稳定的结合来说是必需的[7]。以这种方式，CTLA-4 减少了 T 细胞和 APC 的接触时间，降低了 MHC-肽呈递的效率，并提高了 T 细胞活化的阈值，从而防止了自身免疫。此外，CTLA-4 还可以抑制脂筏的表达，脂筏是一簇富含鞘糖脂的微结构域，被认为是免疫突触的重要组成部分[8]。脂筏在 T 细胞表面为信号蛋白形成了一个"平台"，对于进行正确的 TCR 介导的信号传导是至关重要的。TCR 参与进来之后，像是 Lck、Fyn、蛋白激酶 C（PKC）θ、磷脂酶 C（PLC）γ 和 T 细胞激活链接（LAT）之类的分子被招募到 T 细胞与 APC 接触区域的聚合处。在 CTLA-4 与脂筏的相互作用期间，其相关联的磷酸酶可将重要的信号组分去磷酸化，相应导致了筏相关分子，如 Lck、Fyn、LAT 和 TCR 链等的解离[8]。最终，TCR 和有效传输 TCR 信号所需的分子之间形成微簇的过程也会被 CTLA-4 阻断[9]。

CTLA-4 作为 T 细胞应答的负性调节物的一个具有显著特征的外部机制，是通过调节性 T 细胞（Tregs）完成的（图 10.1），CTLA-4 在该细胞上组成性表达[10]。Tregs 是 TCR αβ[+] CD4[+] T 细胞的一个亚群，它们通过产生细胞因子和直接的细胞-细胞接触来起到免疫抑制调节的作用[11]。它们的特点是表面表达 IL-2 受体 α 链（CD25），胞内表达 X 染色体连锁的叉头框转录因子 P3（FoxP3）。在 Tregs 中，CTLA-4 的表达是由 Foxp3 控制的，其进一步上调由 TCR 刺激引发。这些 Foxp3[+] CD4[+] CD25[+] Tregs 会抑制初始 T 细胞的激活（称为"抑制"现象），阻碍 TCR 信号转导（"TCR 低信号转导"现象），几乎不产生 IL-2，并在体外是无能的（"无能"现象），尽管它们在给予了外源 IL-2 的时候会大量增殖[12]。最近发现，Tregs 的抑制和无能需要 CTLA-4 的外部结构域，后者结合 APC 细胞的协同刺激配体，而 TCR 低信号转导只需要 CTLA-4 的内部结构域[12]。初始 T 细胞激活的抑制与 Tregs 的 CTLA 4 表面化相关，可通过其与 CD80/CD86 的相互作用介导，这会在 APC 中触发一个反向信号，引起吲哚胺 2,3-双加氧酶（IDO）的上调，这是一种参与色氨酸分解代谢的酶。IDO 活性的增加限制了局部组织微环境中 T 细胞增殖所需色氨酸的量，并增强了犬尿氨酸的形成，从而诱导 T 细胞凋亡[13~16]。色氨酸缺乏和犬尿氨酸的存在也会刺激初始 $CD4^+$ $CD25^-$ T 细胞转化为高度抑制性 $CD4^+$ $CD25^-$ $FOXP3^+$ 调节性 T 细胞，进一步增加了 Tregs[17]。

已经发现，CTLA-4 蛋白通过区域化或移除 APC 表面的协同刺激配体来诱导协同刺激的阻断。事实上，Tregs 在细胞表面表达 CTLA-4 可以导致 APC 表面的 CD80 和 CD86 下调，通过 CD28 分子限制了初始 T 细胞的活化[18]。Tregs 或活化 T 细胞中表达的 CTLA-4 可以通过内吞作用从对手细胞处夺得并移除协同刺激配体（即 CD80 和 CD86）。移除之后，这些协同刺激配体在 CTLA-4 阳性的细胞内部被降解，阻止了 T 细胞参与 CD28 介导的协同刺激[19]。

## 10.2 CTLA-4: 免疫抑制或免疫刺激的药理靶点

由于其对 T 细胞介导的免疫反应有抑制作用，CTLA-4 作为药物靶点要么用类似物来诱发免疫抑制作用，要么相反的，直接诱导免疫刺激，来阻断它与配体之间的相互作用（图 10.2）。关于充分发挥 CTLA-4 功能的免疫抑制复合物，阿巴西普和贝拉西普是重组可溶性同二聚体融合蛋白，由 CTLA-4 的胞外结构域与人 IgG1 的铰链区、CH2 和 CH3 的 Fc 片段相融合而组成[20,21]。通过 CTLA-4 部分，这些重组蛋白与 T 细胞上的 CD28 分子竞争结合 CD80/86，从而阻断了 T 细胞的全程激活（图 10.3）。这两个重组蛋白的 Fc 片段刻意地在三个位点发生了突变，失去了结合补体和 Fc 受体的能力。由于这个原因，阿巴西普和贝拉西普中的 Fc 片段不能触发补体依赖和抗体依赖的细胞毒作用。阿巴西普（ORENCIA，百时美施贵宝）已分别于 2006 年和 2007 年获得 FDA 和 EMA 的批准，用于类风湿性关节炎和多关节型幼年特发性关节炎的治疗[20]。贝拉西普（Nulojix，百时美施贵宝）不同于阿巴西普之处在于 CTLA-4 部分的两个氨基酸残基，且对 CD80/86 有着更强的亲和力，于 2011 年通过美国 FDA 和 EMA 的批准，用以防治肾移植后的排斥反应[21]（图 10.2）。

与此相反，众所周知的是，肿瘤用了许多方法来抑制和逃避免疫系统，阻断 CTLA-4 信号传导预计能够延长 T 细胞活化的时间，并增加 T 细胞介导的免疫力，来抗击癌细胞。临床前期试验证据表明，CTLA-4 功能的废除将导致 T 细胞活化和增殖的增加，数据来自 CTLA-4 敲除的小鼠，其自身反应性 T 细胞在淋巴结、脾和其他外围组织中发生了大量的 CD28 依赖性增殖，这给 3~4 周龄的小鼠造成了严重的心肌炎甚至死亡[22,23]。在小鼠模型中的体内临床前研究表明，给予抗 CTLA-4 抗体可抑制不同组织来源的肿瘤，如结肠癌、前列腺癌、肾癌、纤维肉瘤和淋巴瘤等[24~28]。

两种阻断 CTLA-4 的抑制性信号的单克隆抗体（曲美目单抗与易普利单抗）已经开发用于临床了（图 10.2）。CTLA-4 阻断所介导的抗肿瘤作用归因于对肿瘤细胞的持续的免疫反应，因为肿瘤细胞会释放 T 细胞活化的制动剂。抗肿瘤免疫反应增加的原因，可能是直接增强效应性 T 细胞的功能，同时抑制 Tregs 的活性，这些是通过阻断 CTLA-4 对两种类型细胞的抑制作用实现的（图 10.4）[29]。

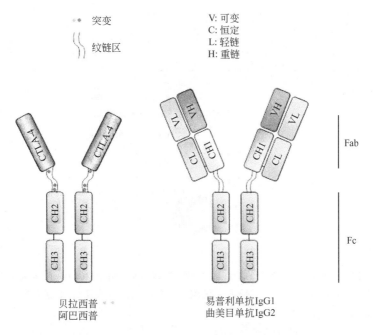

图 10.2　CTLA-4 是免疫抑制性或免疫刺激性物质的靶点。阿巴西普是由人 CTLA-4 的胞外结构域与人 IgG1 的 Fc 片段相融合而产生的。Fc 片段在三个位点（深色点）处发生突变，以消除 Fc 部分的效应功能。贝拉西普是在阿巴西普的 CTLA-4 部分中插入两个突变（浅色点）而成的，以增加其对 B7-1 和 B7-2 的亲和力。易普利单抗是针对 CTLA-4 的完整人单克隆 IgG1k 抗体。曲美目单抗是一个抗 CTLA-4 的非补体结合的完整人类 IgG2 单克隆抗体

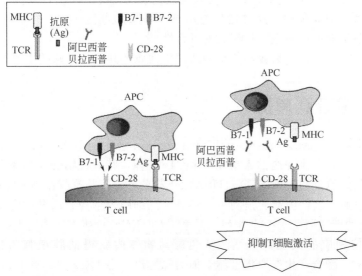

图 10.3　增强 CTLA-4 的功能。贝拉西普或阿巴西普通过结合 B7 分子来干扰 CD28/B7 途径。这些重组蛋白能通过它们的 CTLA-4 部分来防止 B7 与 T 细胞上的 CD28 发生相互作用，从而抑制了 T 细胞的完全活化

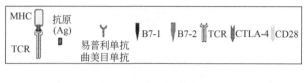

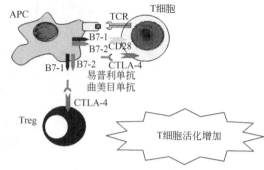

图 10.4　抑制 CTLA-4 的功能。单克隆抗体易普利单抗和曲美目单抗阻断了 CTLA-4 抑制性信号，延长了 T 细胞的活化时间并放大了 T 细胞介导的抗肿瘤免疫

　　曲美目单抗（CP675206，CP-675，CP-675，206，CP-675206；Tremelimumab；ticilimumab；辉瑞）是一个完全的人类非补体结合的 IgG2 单克隆抗体。目前，它正处于 I／Ⅱ期临床试验阶段，与短期化学去势联用治疗前列腺特异性抗原（PSA）复发性无影像转移证据的前列腺癌，或与 CD40 激动剂单克隆抗体 CP-870、893 联用治疗转移性黑色素瘤，或者是作为单一用药，用于治疗晚期肝癌、难治性转移性结直肠癌及间皮瘤（http：//www.clinicaltrials.gov)[30]。在先前的一个Ⅲ期研究中，曲美目单抗单药治疗用作晚期黑色素瘤患者的一线治疗方法，却未能证明其在总生存期方面较替莫唑胺或达卡巴嗪有更好的效果[31]。最近结束的Ⅱ期研究中，37 例转移性黑色素瘤接受了曲美目单抗联合高剂量干扰素 α-2b 的组合疗法，研究表明，这种治疗方法具有理想的毒性作用，在抗肿瘤疗效方面大有希望，从而保证了随机试验进一步测试的可行性[32]。

　　下面的章节将集中讨论易普利单抗的药理学性质及其临床试验的主要结果。

## 10.3　易普利单抗

　　易普利单抗（BMS734016、MDX101、MDX-010、MDX-CTLA-4、MDX-CTLA4、Yervoy、施贵宝）是一个完全的人单克隆 IgG1κ 抗体，特异性结合人和猕猴的 CTLA-4。易普利单抗最初是由伯克利大学（CA，USA）开发出来的，并授权给 Medarex 公司，后者又被施贵宝公司收购。该抗体最初是利用 CTLA-4 的细胞外结构域诱发免疫作用产生的，Medarex 公司专有的转基因 HuMAb 小鼠（品系 HC2/KCo7）能表达编码人类重链和轻链抗体的基因，并能使相应的鼠基因灭活。从免疫动物体内获得的脾细胞与鼠骨髓瘤细胞系（P3X63Ag8.653）融合产生杂交瘤细胞，而后筛选出产生 IgGκ 并具有 CTLA-4 反应性的细胞。基于结合特异性、亲和力、阻碍配体结合的能力等，杂交瘤细胞 10D1 被选出用于进一步开发[33]。这个产品用于 I 期研究；对Ⅱ期及以上的研究，易普利单抗是由重组中国仓鼠卵巢（CHO）细胞系产生的，转染该细胞系的载体中含有编码易普利单抗重链和轻链的序列，并表达与 10D1 杂交瘤细胞（EMA/CHMP/557664/2011）相同的抗体序列。该抗体用标准色谱和过滤步骤纯化。

易普利单抗于 2011 年 3 月被 FDA 批准用于不能手术切除或转移性的黑色素瘤的治疗，并于 2011 年 7 月由 EMA 批准用于已经过前期治疗的晚期（不可切除或转移性）黑色素瘤成年患者。易普利单抗的推荐剂量是静脉注射 3mg/kg，每 3 周 1 次，共 4 次。

在三个单一疗法试验中，人们对总共 498 例晚期黑色素瘤患者的静脉易普利单抗的药代动力学曲线进行了研究，其剂量是 0.3mg/kg、3mg/kg 或 10mg/kg，每 3 周 1 次，共 4 次。峰浓度（$C_{max}$）、谷浓度（$C_{min}$）和曲线下面积（AUC）的数值，在该检查剂量的范围内与剂量呈比例。当使用到第三个剂量时，达到了稳态浓度。根据不同的研究，在 3mg/kg 时，$C_{max}$ 批准摄入剂量的变化范围介于 $(72\pm33)\mu g/mL$ 和 $84.5\mu g/mL$ 之间[34~37]。由于易普利单抗诱导的体外对人类 CTLA-4 结合 CD80 和 CD86 的最大的阻断作用，分别是在 6~20$\mu g/mL$ 和 1~3$\mu g/mL$ 被观察到的，所以 $C_{min}$ 的目标浓度为 20$\mu g/mL$。在第二剂量，即 3mg/kg 之前，$C_{min}$ 的平均值为 $(12\pm7)\mu g/mL$，稳态浓度为 $(21.8\pm1.2)\mu g/mL$[36,37]。易普利单抗的终末半衰期为 14.7 天[35,36]。平均（差异系数百分比）全身清除率为 15.3mL/h（38.5%），稳态分布的容积为 7.21L（10.5%）[36]。

### 10.3.1　易普利单抗的临床疗效研究

#### 10.3.1.1　恶性黑色素瘤

黑色素瘤是最具侵袭力的皮肤癌，如果早期发现，在其侵及真皮层之前，99% 的患者可以通过手术治愈。相反，转移性黑色素瘤患者的中位总生存期很低（6~9 个月），预计 2 年内的生存率为 10%~20%。1975 年，FDA 批准的第一个治疗转移性黑色素瘤的化疗药物是 DNA 甲基化复合物达卡巴嗪，目前它仍然被用作参照药物。达卡巴嗪静脉内给药的反应率为 15%~25%，中位反应持续时间为 5~6 个月，但其完全缓解率小于 5%。达卡巴嗪无法穿越血-脑屏障；因此，它对于脑转移的患者是无效的，而在尸检中，高达 2/3 的转移性黑色素瘤患者被发现有脑转移[38]。达卡巴嗪的口服类似物替莫唑胺和氯乙基剂福莫司汀也与达卡巴嗪进行了比较，但均无证据表明这些药物更有效[39,40]。替莫唑胺已通过美国 FDA 和 EMA 的批准，仅用于治疗新诊断的多形性胶质母细胞瘤和复发性间变性星形细胞瘤。但是，它也经常"不成文"地被用于转移性黑色素瘤的治疗中，特别是脑转移瘤存在时，因为它较达卡巴嗪有更高的脑屏障穿透力。在黑色素瘤脑转移患者中，单独使用替莫唑胺或联合全脑照射治疗的整体缓解率高达 9%[41]。不幸的是，在一项有 149 例黑色素瘤患者参与的Ⅲ期临床研究中，相比达卡巴嗪联合顺铂和 IL-2 来讲，给予替莫唑胺相同组合治疗的患者中枢神经系统转移的总体及 1 年发病率并没有显著减少[42]。人们正在进行大量的研究，以评估替莫唑胺与其他化疗药物或 DNA 修复调节剂，如多（ADP-核糖）聚合酶的活性抑制剂联用的疗效（http：//www.clinicaltrials.gov)[43]。在一些欧洲国家，福莫司汀用于黑色素瘤患者脑转移的治疗；报告整体缓解率为 5.9%，而达卡巴嗪是 0%[40]。然而，福莫司汀所造成的骨髓毒性比替莫唑胺更严重。

1998 年，高剂量 IL-2 用于治疗转移性疾病得到了美国 FDA 的批准，而欧洲 EMA 并未批准，这是基于Ⅱ期临床研究结果作出的判断，其结果显示该疗法能够在 5%~7% 的患者中诱导持久的反应[44]。IL-2 的抗肿瘤活性依赖于它调节宿主免疫应答的能力。对于具有特殊身体状态的患者和无心血管疾病的年轻患者来说，这种细胞因子的高毒性（包括低血压、血管渗漏综合征、心律不齐）限制了其应用。

大量Ⅱ期临床试验的 meta 分析表明，晚期黑色素瘤患者接受各种化疗方案治疗后的 1

年存活率约是 25％[45]。在易普利单抗和 BRAF 抑制剂 vemurafenib 近期被批准之前，在Ⅲ期研究中，没有药物比达卡巴嗪的效果更好。vemurafenib（Zelboraf，霍夫曼罗氏公司）是美国 FDA 于 2011 年 8 月、EMA 在 2012 年 2 月批准通过的，用于不能切除或转移性黑色素瘤的治疗，该肿瘤含有 FDA 所认可的检测发现的 BRAF V600E 突变。BRAF 基因是一种激活有丝分裂原活化蛋白（MAP）激酶-ERK 途径的苏氨酸/丝氨酸蛋白激酶。BRAF 基因的突变（导致氨基酸 600 中约 90％谷氨酸取代缬氨酸，BRAF V600E）存在于 50％的黑色素瘤患者中，并导致 MAP 激酶/ERK 途径向下游过度活化，并在细胞增殖和存活中也有所涉及。vemurafenib 是一种小分子激酶抑制剂，能选择性地靶向于活化的 BRAF V600E，但对携带野生型 BRAF 的黑色素瘤细胞株缺乏作用。易普利单抗通过静脉给药，总共有四个疗程，与之不同的是，vemurafenib 的治疗方案需要连续每天口服。在一项Ⅲ期临床试验中，入组者是未经治疗并携带 BRAF V600E 突变的转移性黑色素瘤患者，vemurafenib 治疗组中的半年总生存率为 84％，达卡巴嗪治疗组是 64％，其临床缓解率分别为 48％和 5％[46]。在以前治疗的携带 BRAF V600E 突变的转移性黑色素瘤患者中，vemurafenib 能使一半以上的患者出现临床缓解，中位总生存期为 16 个月[47]。Vemurafenib 最常见的副作用包括关节痛、皮疹、光敏感、乏力、皮肤瘙痒、脱发、腹泻、恶心、皮肤鳞状细胞癌[46,47]。针对 BRAF V600E 治疗的临床疗效证据还来自一个使用另一种 BRAF 抑制剂 dabrafenib 的Ⅲ期临床试验，该药在 2013 年批准上市（GSK-2118436，葛兰素史克公司)[48]。不幸的是，BRAF 抑制剂的作用是短暂的，这是由于肿瘤在进展中获得了不同的耐药机制导致了 MAPK 信号的恢复。在这些耐药机制中，人们常常描述的是 BRAF 同分异构体之间的切换或继发性激活 NRas 突变[49]。有趣的是，15％～30％使用vemurafenib或 dabrafenib 治疗的患者中会发生皮肤鳞状细胞癌和角化棘皮瘤，而这两种瘤细胞常常会显示 RAS 突变[50]。

易普利单抗通过美国 FDA 的批准是因其相比于 gp100 肽的疫苗而言增加了整体生存率的能力，这是一个Ⅲ期临床研究（NCT00094653/CA184-002）证实的，共有 676 例不能手术切除的Ⅲ期或Ⅳ期黑色素瘤患者参加，他们都已经接受了一个疗程以上的早期全身化疗[51]。该Ⅲ期研究是第一次揭示转移性黑色素瘤患者（约 70％的患者有内脏转移）的总体生存率增加的随机临床试验，也第一次报告了其作为黑色素瘤二线治疗方案的疗效。患者随机分组，以 3：1：1 的方式给药：易普利单抗（3mg/kg）加 GP100（每人 1mg 修饰肽），每 3 周 1 次，共 4 次；易普利单抗加安慰剂；GP100 加安慰剂。所有患者均为 HLA-A 0201 阳性，因为癌症疫苗是由一个 9 氨基酸合成肽所组成的，该合成肽来自黑色素体糖蛋白 100（gp100），后者需要在 HLA-A 0201 的环境中被呈递给免疫系统。易普利单抗被批准前，转移性黑色素瘤的二线治疗没有公认的标准，只推荐参与临床试验。单用 ipilimumab 的患者，中位总生存期为 10.1 个月，而单用 gp100 是 6.4 个月。评价易普利单抗与 gp100 联用的理论基础，是与单独使用易普利单抗相比，加用癌症疫苗有可能增强 T 细胞应答的假设。然而，易普利单抗没有与疫苗协同合作，因为联合治疗的总生存期与单用易普利单抗相同[51]。另一方面，最近发现 GP100 能增加局部晚期Ⅲ期或Ⅳ期黑色素瘤患者中 IL-2 的疗效[52]。

易普利单抗作为单一药剂或与 gp100 的联用，几乎使Ⅲ期或Ⅳ期黑色素瘤患者的 1～2 年生存率翻了一倍。事实上，易普利单抗加 GP100 组、易普利单抗单独组和 GP100 单独组中，1 年生存率分别为 43.6％、45.6％和 25.3％，2 年生存率分别为 21.6％、23.5％和 13.7％[51]。一项以 HLA-A＊0201 状态分层疗效数据集合的回顾性分析显示，接受易普利单抗治疗的患者不论其 HLA-A＊0201 状态怎样，都有类似的结果[53]。尽管 NCT00094653 研究仅仅是在前期治疗失败的患者中进行的，FDA 仍然批准了易普利单抗，以 3mg/kg 的剂量，用于治疗转移性黑色素瘤，包括那些未治疗的患者和前期治疗失败的患者。审批与施贵宝公司的一个Ⅲ期临床研究（NCT00324155/CA184-024）的结果报告几乎同时发生，该研究在 502 例以前未经治疗的患者中，对 10mg/kg 易普利单抗联用达卡巴嗪与达卡巴嗪单药治疗的功效进行了比较，证实了总生存期的提高。研究结果在 3 个月后发表，作为一线转移性肿瘤的用药，易普利单抗每 3 周 1 次共 4 次的疗法与达卡巴嗪（850mg/m²）联用，与达卡巴嗪加安慰剂组（11.2 个月相比 9.1 个月）相比，能够显著提高整体存活率[54]。诱导期后，符合条件的患者接受了易普利单抗每 12 个星期一次的维持治疗。易普利单抗-达卡巴嗪组的存活率比达卡巴嗪组更高，1 年生存率分别 47.3％和 36.3％，2 年生存率分别为 28.5％和 17.9％。在易普利单抗-达卡巴嗪组，跟踪监测患者 4 年后，证明生存时间延长[54]。一项随机双盲Ⅲ期研究（NCT01515189/CA184-169）目前正在进行，比较了易普利单抗 3mg/kg 和 10mg/kg 的治疗效果，被研究者是以前经或未经治疗的不可切除或转移性黑色素瘤患者。此外，一项Ⅱ期研究（NCT01119508/2009-0408）正在评估 10mg/kg 易普利单抗与替莫唑胺（200mg/m²）联用的疗效和安全性，其用法是每 3 周为一个疗程，第 1～4 天给药，连用 4 个疗程，之后是一个维持治疗阶段，用法是易普利单抗每 12 周一次，替莫唑胺每 4 周一次，第 1～5 天给药，直至观察到疾病的进展或发生不可接受的毒性反应。64 例患者的研究结果表明，在这个临床背景下，治疗耐受良好，并且是有效的[55]。此外，一项前瞻性Ⅰ/Ⅱ期剂量递增试验正在研究易普利单抗联用 vemurafenib 的安全性，被研究者是携带有 BRAF V600E 突变的转移性黑色素瘤患者（NCT01400451/CA184-161）[56]。

美国 FDA 为批准易普利单抗所进行的Ⅲ期注册试验（NCT00094653/CA184-002）中，每组患者都有 10％～15％出现中枢神经系统受累[51]，除了这个试验，大多数易普利单抗的临床试验中，有脑转移的患者都被排除在外。这些患者的预后相当差；事实上，患者被诊断为脑转移之后，中位总生存期只有 4 个月[57]。以前的病例报告显示，易普利单抗对黑色素瘤脑转移是有临床益处的[58,59]。并且，最近一个专门设计用于脑转移瘤患者的Ⅲ期试验（NCT00623766/CA184-042）表明，在这种情况下，10mg/kg 的易普利单抗是有效果的，特别是当转移状态稳定、无症状并且不需要糖皮质激素治疗的时候[60]。此外，一项针对转移性黑色素瘤的Ⅱ期研究（NIBIT-M1）中，患者有或无脑转移，意大利肿瘤生物治疗网络（NIBIT）在此研究中评估了易普利单抗（10mg/kg，每 3 周一次，共 4 次，从第 24 周开始每 12 周一次）与福莫司汀（100mg/m²，每周一次，连用 3 周，从第 9 周开始每 3 周一次）联用的疗效[61~63]。86 例患者参加了这项研究，其中 20 例存在脑部转移，无论以前的治疗效果怎样，可观察到易普利单抗与福莫司汀联用的疗效是积极的，这需要在随后的第三阶段 NIBIT-M2 试验中进一步研究[62]。

黑色素瘤脑转移的常规治疗方法包括手术切除、全脑放疗和立体定向放射治疗。当易普利单抗联合放疗时，观察到的效果是远距离作用，这是一种与免疫系统活化有关的现象，局部放疗可导致照射部位远处的转移性肿瘤消退。接受放疗及易普利单抗治疗的黑色素瘤患者，其非照射处病灶的消退表明这两种治疗方法之间有潜在的协同效应[64,65]。事实上，一些Ⅰ/Ⅱ期临床试验正在评估易普利单抗与放射治疗联用治疗不能切除的Ⅲ期或Ⅳ期黑色素瘤的效果（http：//www.clinicaltrials.gov）。根据锡耶纳大学附属医院的意大利医学肿瘤学和免疫治疗组的研究经验，在易普利单抗-眼黑色素瘤记名供药计划以及史隆格德林癌症中心的大环境背景下，易普利单抗单药治疗也对葡萄膜黑色素瘤显示出了大有希望的疗效[66,67]。试验目前正在招募这种临床设置的患者（NCT01585194/2011-0919，NCT01355120/DeCOG-MM-PAL11）。

高危Ⅲ期或Ⅳ期的患者手术切除黑色素瘤后，易普利单抗作为一种辅助治疗，正在Ⅲ期临床试验中接受测试，与高剂量干扰素 α-2b（NCT01274338/ECOG-E1609）或与安慰剂（NCT00636168/CA184-029）相比较。易普利单抗单药治疗（NCT00972933/08-144）或联用高剂量干扰素 α-2b（NCT01608594/NCT01608594）的新辅助用法，目前正在术前的ⅢB/C 黑色素瘤患者中进行评估。这些研究还着眼于比较治疗前及治疗后的免疫学指标。30 例患者的数据显示，在 6 周内，易普利单抗诱导的循环系统中 Treg 细胞频率显著增加，另外，此增加也与无进展生存期的延长有关[68]。

Ⅱ期联合研究目前正在尝试易普利单抗与其他免疫刺激剂或各种癌症疫苗联用，如 nivolumab（BMS-936558），这是一种抗程序性死亡蛋白 1（PD-1）的全长人单克隆抗体，还有一种是表达于活化 T 细胞的抑制性受体（NCT01927419/CA209-069），或者是癌症疫苗。一种与易普利单抗组合的疫苗是 TriMix-DC，它被自体树突状细胞合成，此树突状细胞被编码 CD40 配体的 mRNA 转染，组成性地激活 Toll 样受体 4 和 CD70。树突状细胞还进一步与编码黑色素瘤相关抗原 MAGE-A3、MAGE-C2、酪氨酸酶、gp100 的 mRNA 共同电穿孔[69]，以诱导 T 细胞的组分，通过 HLA 限制性方式去识别黑色素瘤抗原（NCT01302496/2010-023058-35）。

### 10.3.1.2　激素敏感性和激素抗性的前列腺癌

激素敏感性转移性前列腺癌的标准治疗方法是药物［即促性腺激素释放激素（GnRH）激动剂/类似物亮丙瑞林或戈舍瑞林，或促性腺激素释放激素拮抗剂地加瑞克］或手术进行的化学去势疗法。然而，大多数开始对于化学去势治疗有反应的复发性前列腺癌最终会产生去势抵抗性。一旦前列腺癌对激素治疗无反应，几乎全部病人都会死亡，因为现有的治疗方案本来就只能略微延长生存期。基于多西紫杉醇的方案被认为是转移性去势抵抗性前列腺癌的标准一线化疗方案。近日，卡巴他赛，一种半合成紫杉烷衍生物，和阿比特龙，一种能够不可逆地抑制 CYP17A（雄激素合成的关键酶）的孕烯醇酮衍生物，被批准用于治疗经过含多西紫杉醇方案化疗的患者。此外，使用 sipuleucel-T 的免疫治疗被批准用于无症状转移癌的患者，这是一种负载前列腺酸性磷酸酶与粒细胞-巨噬细胞集落刺激因子（GM-CSF）的自体抗原呈递细胞疫苗[70]。在一些Ⅰ/Ⅱ期临床试验中，易普利单抗作为单药使用[71]，以及与 GM-CSF[72]或放疗[73]联用来治疗转移性前列腺癌已显示有一些积极的效果。最近完成了一项易普利单抗单用或与多西他赛联用的Ⅱ期研究（NCT00050596/CA184-019）。两个以总生存期为主要评估指标的多中心随机Ⅲ期试验，目前正在研究化疗初或多西他赛治疗后的转移性去势抵抗性前列腺癌患者。其中一项研究是比较放疗后使用易普利单抗（10mg/kg）与放疗联用安慰剂的效果，受试者是经过多西他赛治疗后的患者（NCT00861614/CA184-043）[74]，数据支持放疗可增强免疫反应，而另一项使用相同剂量的易普利单抗与安慰剂，检测的是无症状或轻微症状的未化疗患者（NCT01057810/CA184-095）[75]。

目前一些Ⅱ期研究正在进行，是有关于易普利单抗联合雄激素剥夺疗法加 GnRH 类似物（亮丙瑞林、戈舍瑞林）或 GnRH 拮抗剂地加瑞克，用以治疗去势敏感的前列腺癌（NCT01377389/2009-0378），或作为术前治疗的一种新辅助疗法（NCT01194271/2009-0135）。

基于曾有过报道的抗-CTLA-4 抗体与 GM-CSF 分泌肿瘤细胞疫苗之间的协同作用，人们进行了一个Ⅰ期试验，在转移性去势抵抗性前列腺癌患者中使用 GMCF 转导的同种异体前列腺癌细胞疫苗（GVAX），加 3mg/kg 的易普利单抗（NCT01510288/G-0016）[76]。此外，另一个Ⅰ期试验（NCT00113984/NCT00124670）是用递增剂量的易普利单抗加上 PSA-Tricom 疫苗，这种疫苗是以痘病毒为基础的，靶向作用于 PSA，并含有三个 T 细胞协同刺激分子（CD58、CD80、ICAM1）[77]。

### 10.3.1.3　肺癌

85％～90％的肺癌是非小细胞肺癌（NSCLC）；在晚期阶段，标准化疗只能勉强提高总体生存率。以铂类为基础的联合疗法是晚期非小细胞肺癌的一线治疗标准，中位总生存期为8～12个月。203 例复发或ⅢB/Ⅳ期初次化疗的 NSCLC 患者，在使用卡铂和紫杉醇的同时（并行易普利单抗）或顺序（分期易普利单抗）给予 10mg/kg 易普利单抗，并与单纯化疗进行比较（NCT00527735/CA184-041）。这项Ⅱ期试验的结果表明，分期易普利单抗联合紫杉醇和卡铂改善了无进展生存期（分期易普利单抗 5.1 个月，并行易普利单抗 4.1 个月，单纯化疗 4.2 个月）。中位总生存期分别为 12.2 个月、9.7 个月和 8.3 个月[78]。最近正在计划进行一项Ⅲ期临床试验，用以检测有鳞癌组织学表现的 NCSLC 在紫杉醇/卡铂之后应用易普利单抗对其整体存活率的影响（NCT01285609/CA184-104）[79]。同一个Ⅱ期试验 NCT00527735/CA184-041 还纳入了广泛期小细胞肺癌（ED-SCLC）患者，其所获得的结果与 NCSLC 中的相似[78]。对于新诊断的 ED-SCLC，一个Ⅲ期临床试验（NCT01450761/CA184-156）正在招募患者，以比较易普利单抗加足叶乙苷/顺铂或卡铂的疗效，后者代表转移性小细胞肺癌的治疗标准[80]。

### 10.3.1.4　其他癌症

易普利单抗用于多种实体瘤的治疗的研究也在Ⅰ/Ⅱ期临床试验中。肾细胞癌中，使用 IL-2 的免疫治疗可诱导 15％～25％的临床缓解率。在一项 61 例转移性肾细胞癌Ⅱ期临床试验（NCT00057889/NCI-03-C-0094）中，患者属于难治性或不适合 IL-2 治疗，单用易普利单抗（1mg/kg 和 3mg/kg）导致接受较高剂量组具有 12.5％的总体缓解率，而且以前对 IL-2 没有反应的患者也出现了反应[81]。另一项Ⅱ期临床研究（NCT01524991/GU10-148）设计用来评估易普利单抗联用吉西他滨和顺铂对转移性尿路上皮癌的治疗效果，人们认为该肿瘤是一种免疫原性肿瘤，一般用一线铂类为基础的联合化疗来进行治疗[82]。一个小规模的Ⅰ期研究也评估了易普利单抗作为尿路上皮癌术前新辅助疗法时的耐受性（NCT00362713/CA184-027）[83]。多个Ⅰ期临床试验正在检测易普利单抗与吉西他滨（NCT01473940/NU10I02）或胰腺癌疫苗联用的安全性，后者由转染了 GM-CSF 基因的同种异体胰腺肿瘤细胞组成，用于局部晚期、不可切除或转移性胰腺癌的治疗（NCT00836407/J0834）。

## 10.4　免疫相关疗效标准

从应用易普利单抗的临床经验来看，固体肿瘤反应评价标准（RECIST）或新世界卫生组织（mWHO）标准通常被肿瘤学家用于判定肿瘤反应和疾病进展，但它不适合用于评估免疫疗法的临床反应。事实上，接受易普利单抗治疗的患者的反应可能是延迟但持久的，并且，尽管最初肿瘤会生长，但却能获得长期生存。与此相反，化疗药物的细胞毒活性通常会在给药开始后的几个星期内导致肿瘤缩小。化疗的初始周期后的肿瘤缩小是改善存活率的预测证据，而原发肿瘤早期的增大或新病灶的出现则提示疾病进展及药物失效。而另一方面，易普利单抗的作用机制比较特殊，它依赖于激活针对肿瘤的 T 细胞介导的免疫反应，因此，它可诱导四种不同的反应模式，这几种模式都提示良好的生存率：（1）原发灶的缩小；（2）疾病稳定后缓慢下降的肿瘤负荷；（3）肿瘤负荷增加后的缓解；（4）新病灶存在时的缓解[84]。在治疗过程中发生的病情进展可能表明机体在产生足够的针对癌细胞的免疫应答之前肿瘤的实际生长。也就是说，这种进展可能反映了肿瘤内部发生的活性免疫应答，伴有细胞毒性 T 淋巴细胞和炎性细胞的浸润，而这导致了病灶的增大[85]。因此，RECIST 或 mWHO 标准可能低估了易普利单抗的临床效果，因为肿瘤的增大或新病灶的出现会被认为是疾病的进展，导致治疗潜在反应不必要的提前结束。

这种不同寻常的治疗反应模式导致了新的免疫相关标准（irRC）的发展，在有关延续治疗的决策上可能有所帮助[84]。患者出现新发病灶但原发病灶缩小，就不一定会被认为是疾病发生进展了。相反的，这时候他们应该被认为是出现反应，并继续使用易普利单抗，从而可能获得长期的受益。不过，irRC 的实用价值仍需要在前瞻性临床试验中进行检测。

## 10.5　不良反应

易普利单抗的不良反应与其对正常组织的免疫反应性增加有关（免疫相关的不良反应，irAE）。最常见的 irAEs 包括皮疹和瘙痒，结肠炎和腹泻，白癜风，累及垂体、甲状腺或肾上腺的内分泌疾病，肝炎，葡萄膜炎。事实上，易普利单抗的处方信息含有一个风险警告，关于其由于 T 细胞活化和增殖而导致的严重甚至致命的 irAEs[36]。此外，美国食品药品管理局要求制造商提供风险评估和缓解方法（REMS），以确保易普利单抗的益处大于它的风险。该 REMS 计划包括在医疗保健提供者和患者的沟通计划中，以便及早认识易普利单抗的治疗带来的风险，并对发生中度或重度 irAE 的患者提供推荐处理方案（http：//www.yervoy.com/hcp/rems.aspx）。

14 个已完成的易普利单抗 I～Ⅲ期的临床试验中，有 1498 例晚期黑色素瘤患者参与，对其安全性数据的回顾性分析表明，irAE 的发生率为 64.2%，且确认了胃肠道和皮肤是不良反应最常见的发生部位[86]。在注册Ⅲ期临床试验（NCT00094653/CA184-002）中，最常见的 irAE 是腹泻，接受易普利单抗的患者中的发生率是 27%～31%，且可以发生在任何阶段[51]。有趣的是，与健康相关的生活质量（HRQL）结果表明，在黑色素瘤患者中，相对于 GP100 单用来说，易普利单抗与 gp100 疫苗联用在治疗诱导期并没有显著负性的 HRQL 影响[87]。在Ⅲ期试验 NCT00324155/CA184-024 中，人们比较了易普利单抗加达卡巴嗪与达卡巴嗪加安慰剂的效果，对试验结束两年后仍存活的患者进行的安全性研究分析表明，irAE 在易普利单抗组的发生率更低，且 irAE 按照已颁布的指南即可控制[88]。的确，正确处理 irAE 有可用的算法，这取决于不良反应的严重性[89]。剂量限制性易普利单抗相关的 irAE 的发生频率随剂量的增加而增加。已报道 3 级和 4 级的 irAE 在用 10mg/kg 治疗的患者中的发生率为 25%，而用 3mg/kg 治疗的发生率为 7%[34]。多数 irAE 在应用全身糖皮质激素后会消退；对于 2 级及以上的 irAE 或出现有症状的内分泌病的患者，应停止使用易普利单抗。一旦副作用降低到 0～1 级，激素应在至少 1 个月内逐渐减量。大剂量全身应用糖皮质激素对易普利单抗抗癌功效的影响尚未经大规模的试验证实。到目前为止，回顾性研究或病例报道并没有表明激素治疗对易普利单抗的抗肿瘤疗效有不利影响[90-92]。一些试验报道称，易普利单抗的临床疗效与 3 级、4 级 irAE 之间可能存在相关性[93,94]，这表明肿瘤消退是与自身免疫的发展相关的。然而，在没有发生 irAE 的患者中同样能够观察到临床疗效[94]。

### 10.5.1　皮肤毒性

在接受易普利单抗治疗的患者中，47%～68%观察到了斑丘疹和瘙痒，通常出现于开始治疗后 3～4 周。受累皮肤的组织学分析表明，在真皮和表皮内有血管周围淋巴细胞浸润，免疫组织化学染色表明，凋亡的黑色素细胞附近有 CD4$^+$ T 淋巴细胞和黑色素-A 特异性 CD8$^+$ T 淋巴细胞的存在[95]。皮疹和瘙痒通常不需要停药或跳过易普利单抗的该次用药，外用含有糖皮质激素或含尿素的药膏和止痒剂即可使其消退。

### 10.5.2　结肠炎和腹泻

约 7 周后，31％～46％的患者可以观察到腹泻，可合并结肠炎，这可能导致肠梗阻和肠穿孔（<1％）。在易普利单抗相关结肠炎中，降结肠比升结肠、乙状结肠、直肠更常受累。结肠活检显示，46％的患者有嗜中性粒细胞浸润，15％有淋巴细胞浸润，38％有嗜中性粒细胞-淋巴细胞浸润[96]。轻度腹泻的治疗是对症处理，如洛哌丁胺、口服补液和电解质替代。对于持续性或 2 级及以上的腹泻，必须进行粪便培养以排除感染，可进行乙状结肠镜或结肠镜检查以确认或排除结肠炎[97]。必须暂停使用易普利单抗，同时给予布地奈德，一种口服后具有低生物利用度且具有局部作用的糖皮质激素，或给予 1mg/kg 的泼尼松。不幸的是，预防性使用布地奈德不能降低 2 级以上胃肠 irAE 的发生率[98]。重症腹泻或结肠炎（3 级及以上）的患者，应永久停用易普利单抗。这些患者需要大剂量静脉注射类固醇（如甲基强的松或地塞米松），一周后如果情况没有改善，可应用英夫利昔单抗。难治性或严重的结肠炎可能需要进行回肠造口术或结肠切除术。

### 10.5.3　肝炎

肝毒性（发生率 3％～9％；6～7 周后）通常表现在转氨酶和胆红素的无症状增加或免疫介导的肝炎。必须排除的是疾病进展至肝转移以及病毒性肝炎。易普利单抗相关肝炎中观察到的组织学变化与急性病毒性肝炎及自身免疫性肝炎是相似的[99]。对于 3 级和 4 级肝毒性，应停止使用易普利单抗，同时给予大剂量静脉注射糖皮质激素，而后减量至口服地塞米松。如果血清转氨酶水平在开始应用全身激素后 48 小时内不下降，可能需要口服霉酚酸酯[97]。

### 10.5.4　内分泌疾病

易普利单抗引起的各种内分泌功能失调（发生率 4％～6％，9～11 周后）中，垂体炎是最常见的。出现的临床症状与垂体质量效应和激素缺乏有关。垂体腺的增大所导致的症状与脑转移造成的颅内压增高非常相似，需要排除诊断。多数患者表现为头痛、疲劳、乏力、嗜睡、恶心、眩晕、行为改变、性欲减退或视力障碍。通常可能发现甲状腺、肾上腺和性腺的激素水平低，而临床症状取决于内分泌轴（甲状腺、肾上腺、性腺）的普遍抑制。大部分男性患者（83％～87％）患有低促性腺激素性性腺机能减退症[100]。内分泌 irAE 的治疗包括大剂量类固醇治疗和适当的激素替代疗法，须请内分泌专家会诊后实行[89,97]。与大多数其他 irAE 不同的是，垂体炎需要很长时间才能消退，而且在许多情况下会持续存在，需要终身治疗。

### 10.5.5　其他 irAE

免疫相关胰腺炎在接受治疗的患者中的报道发生率小于 1.5％，一般表现为淀粉酶和脂肪酶的无症状增加[93]。也有无对照的报道发现弥漫性淋巴结病和结节病样综合征[101～103]。

小于 1％ 的患者还出现了易普利单抗相关的瞬态外周神经病，包括感觉和运动病变[97]。有一例转移性黑色素瘤患者给予易普利单抗 2 个月后被诊断为获得性血友病 A，且与易普利单抗治疗相关[104]。

## 10.6 结语

约 1/3 的黑色素瘤患者从易普利单抗治疗中获得了临床益处，最早的随访 5 年以上的研究证明一些人的缓解反应是持久的。易普利单抗最令人印象深刻的疗效是其在较短疗程（四剂）内提高了一部分治疗前的重症转移性黑色素瘤患者的总生存期[51]。

易普利单抗的免疫相关毒性需要按照产品的具体指南及时诊断和治疗，以适当地妥善处理 irAE，因为它有时候可能危及生命。指定处理方法的应用使得与药物有关的患者死亡人数大幅减少至 1％ 以下，用药的医生必须经过严格的训练。

使用易普利单抗的临床经验表明，接受易普利单抗治疗的病人不能因为早期疾病进展而提前终止治疗（除非发生严重的毒性反应）。事实上，缺少评价标准所体现的客观反应可能不一定代表治疗失败，因为反应所特有的动力学来自于易普利单抗作用的免疫介导机制。这就强调了生物标志物的重要性，标志物能够分辨出后期应答的患者，以免非应答患者受到不必要的毒性作用。

尽管在一些亚组患者中出现了惊人的效果，但易普利单抗并不能给大多数转移性黑色素瘤患者带来持久的临床效果。因此，联合其他新免疫调节剂、靶向治疗或抗血管生成剂的治疗方法必须经过评估，以提高长期存活率和易普利单抗的功效。

## 参 考 文 献

1. Teft WA, Kirchhof MG, Madrenas J (2006) A molecular perspective of CTLA-4 function. Annu Rev Immunol 24:65–97
2. Chattopadhyay K, Lazar-Molnar E, Yan Q, Rubinstein R, Zhan C, Vigdorovich V, Ramagopal UA, Bonanno J, Nathenson SG, Almo SC (2009) Sequence, structure, function, immunity: structural genomics of costimulation. Immunol Rev 229:356–386
3. Fife BT, Bluestone JA (2008) Control of peripheral T-cell tolerance and autoimmunity via the CTLA-4 and PD-1 pathways. Immunol Rev 224:166–182
4. Qureshi OS, Kaur S, Hou TZ, Jeffery LE, Poulter NS, Briggs Z, Kenefeck R, Willox AK, Royle SJ, Rappoport JZ, Sansom DM (2012) Constitutive clathrin-mediated endocytosis of CTLA-4 persists during T cell activation. J Biol Chem 287:9429–9440
5. Rudd CE, Taylor A, Schneider H (2009) CD28 and CTLA-4 coreceptor expression and signal transduction. Immunol Rev 229:12–26
6. Schneider H, Valk E, Leung R, Rudd CE (2008) CTLA-4 activation of phosphatidylinositol 3-kinase (PI 3-K) and protein kinase B (PKB/AKT) sustains T-cell anergy without cell death. PLoS One 3:e3842
7. Schneider H, Downey J, Smith A, Zinselmeyer BH, Rush C, Brewer JM, Wei B, Hogg N, Garside P, Rudd CE (2006) Reversal of the TCR stop signal by CTLA-4. Science 313: 1972–1975
8. Chikuma S, Imboden JB, Bluestone JA (2003) Negative regulation of T cell receptor–lipid raft interaction by cytotoxic T lymphocyte-associated antigen 4. J Exp Med 197:129–135
9. Schneider H, Smith X, Liu H, Bismuth G, Rudd CE (2008) CTLA-4 disrupts ZAP70 microcluster formation with reduced T cell/APC dwell times and calcium mobilization. Eur J Immunol 38:40–47
10. Takahashi T, Tagami T, Yamazaki S, Uede T, Shimizu J, Sakaguchi N, Mak TW, Sakaguchi S (2000) Immunologic self-tolerance maintained by CD25(+)CD4(+) regulatory T cells constitutively expressing cytotoxic T lymphocyte-associated antigen 4. J Exp Med 192:303–310
11. Sakaguchi S (2011) Regulatory T cells: history and perspective. Methods Mol Biol 707:3–17
12. Tai X, Van Laethem F, Pobezinsky L, Guinter T, Sharrow SO, Adams A, Granger L,

Kruhlak M, Lindsten T, Thompson CB, Feigenbaum L, Singer A (2012) Basis of CTLA-4 function in regulatory and conventional CD4+ T cells. Blood 119:5155–5163

13. Grohmann U, Orabona C, Fallarino F, Vacca C, Calcinaro F, Falorni A, Candeloro P, Belladonna ML, Bianchi R, Fioretti MC, Puccetti P (2002) CTLA-4-Ig regulates tryptophan catabolism in vivo. Nat Immunol 3:1097–1101

14. Mellor AL, Munn DH (2004) IDO expression by dendritic cells: tolerance and tryptophan catabolism. Nat Rev Immunol 4:762–774

15. Fallarino F, Grohmann U, Vacca C, Bianchi R, Orabona C, Spreca A, Fioretti MC, Puccetti P (2002) T cell apoptosis by tryptophan catabolism. Cell Death Differ 9:1069–1077

16. Grohmann U, Fallarino F, Puccetti P (2003) Tolerance, DCs and tryptophan: much ado about IDO. Trends Immunol 24:242–248

17. Fallarino F, Grohmann U, You S, McGrath BC, Cavener DR, Vacca C, Orabona C, Bianchi R, Belladonna ML, Volpi C, Santamaria P, Fioretti MC, Puccetti P (2006) The combined effects of tryptophan starvation and tryptophan catabolites down-regulate T cell receptor zeta-chain and induce a regulatory phenotype in naïve T cells. J Immunol 176:6752–6761

18. Oderup C, Cederbom L, Makowska A, Cilio CM, Ivars F (2006) Cytotoxic T lymphocyte antigen-4-dependent down-modulation of costimulatory molecules on dendritic cells in CD4 + CD25+ regulatory T-cell-mediated suppression. Immunology 118:240–249

19. Qureshi OS, Zheng Y, Nakamura K, Attridge K, Manzotti C, Schmidt EM, Baker J, Jeffery LE, Kaur S, Briggs Z, Hou TZ, Futter CE, Anderson G, Walker LS, Sansom DM (2011) Trans-endocytosis of CD80 and CD86: a molecular basis for the cell-extrinsic function of CTLA-4. Science 332:600–603

20. Linsley PS, Nadler SG (2009) The clinical utility of inhibiting CD28-mediated costimulation. Immunol Rev 229:307–321

21. Su VC, Harrison J, Rogers C, Ensom MH (2012) Belatacept: a new biologic and its role in kidney transplantation. Ann Pharmacother 46:57–67

22. Waterhouse P, Penninger JM, Timms E, Wakeham A, Shahinian A, Lee KP, Thompson CB, Griesser H, Mak TW (1995) Lymphoproliferative disorders with early lethality in mice deficient in Ctla-4. Science 270:985–988

23. Tivol EA, Borriello F, Schweitzer AN, Lynch WP, Bluestone JA, Sharpe AH (1995) Loss of CTLA-4 leads to massive lymphoproliferation and fatal multiorgan tissue destruction, revealing a critical negative regulatory role of CTLA-4. Immunity 3:541–547

24. Leach DR, Krummel MF, Allison JP (1996) Enhancement of antitumour immunity by CTLA-4 blockade. Science 271:1734–1736

25. Kwon ED, Hurwitz AA, Foster BA, Madias C, Feldhaus AL, Greenberg NM, Burg MB, Allison JP (1997) Manipulation of T cell costimulatory and inhibitory signals for immuno-therapy of prostate cancer. Proc Natl Acad Sci USA 94:8099–8103

26. Yang YF, Zou JP, Mu J, Wijesuriya R, Ono S, Walunas T, Bluestone J, Fujiwara H, Hamaoka T (1997) Enhanced induction of antitumour T-cell responses by cytotoxic T lymphocyte-associated molecule-4 blockade: the effect is manifested only at the restricted tumour-bearing stages. Cancer Res 57:4036–4041

27. Korman AJ, Peggs KS, Allison JP (2006) Checkpoint blockade in cancer immunotherapy. Adv Immunol 90:297–339

28. van Elsas A, Sutmuller RP, Hurwitz AA, Ziskin J, Villasenor J, Medema JP, Overwijk WW, Restifo NP, Melief CJ, Offringa R, Allison JP (2001) Elucidating the autoimmune and antitumour effector mechanisms of a treatment based on cytotoxic T lymphocyte antigen-4 blockade in combination with a B16 melanoma vaccine: comparison of prophylaxis and therapy. J Exp Med 194:481–489

29. Peggs KS, Quezada SA, Chambers CA, Korman AJ, Allison JP (2009) Blockade of CTLA-4 on both effector and regulatory T cell compartments contributes to the antitumour activity of anti-CTLA-4 antibodies. J Exp Med 206:1717–1725

30. McNeel DG, Smith HA, Eickhoff JC, Lang JM, Staab MJ, Wilding G, Liu G (2012) Phase I trial of tremelimumab in combination with short-term androgen deprivation in patients with PSA-recurrent prostate cancer. Cancer Immunol Immunother 61:1137–1147

31. Ribas A, Hauschild A, Kefford R, Punt CJ, Haanen JB, Marmol M, Garbe C, Gomez-Navarro J, Pavlov D, Marshall M (2008) Phase III, open-label, randomized, comparative study of tremelimumab (CP-675,206) and chemotherapy (temozolomide [TMZ] or dacarbazine [DTIC]) in patients with advanced melanoma. J Clin Oncol 26(20s), LBA9011

32. Tarhini AA, Cherian J, Moschos SJ, Tawbi HA, Shuai Y, Gooding WE, Sander C, Kirkwood JM (2012) Safety and efficacy of combination immunotherapy with interferon alfa-2b and tremelimumab in patients with stage IV melanoma. J Clin Oncol 30:322–328

33. Keler T, Halk E, Vitale L, O'Neill T, Blanset D, Lee S, Srinivasan M, Graziano RF, Davis T,

Lonberg N, Korman A (2003) Activity and safety of CTLA-4 blockade combined with vaccines in cynomolgus macaques. J Immunol 171:6251–6259

34. Wolchok JD, Neyns B, Linette G, Negrier S, Lutzky J, Thomas L, Waterfield W, Schadendorf D, Smylie M, Guthrie T Jr, Grob JJ, Chesney J, Chin K, Chen K, Hoos A, O'Day SJ, Lebbé C (2010) Ipilimumab monotherapy in patients with pretreated advanced melanoma: a randomised, double-blind, multicentre, phase 2, dose-ranging study. Lancet Oncol 11:155–164

35. Weber JS, O'Day S, Urba W, Powderly J, Nichol G, Yellin M, Snively J, Hersh E (2008) Phase I/II study of ipilimumab for patients with metastatic melanoma. J Clin Oncol 26:5950–5956

36. Product Information (2011) Yervoy (ipilimumab). Bristol-Myers Squibb, Princeton, NJ

37. Phan GQ, Yang JC, Sherry RM, Hwu P, Topalian SL, Schwartzentruber DJ, Restifo NP, Haworth LR, Seipp CA, Freezer LJ, Morton KE, Mavroukakis SA, Duray PH, Steinberg SM, Allison JP, Davis TA, Rosenberg SA (2003) Cancer regression and autoimmunity induced by cytotoxic T lymphocyte-associated antigen 4 blockade in patients with metastatic melanoma. Proc Natl Acad Sci USA 100:8372–8377

38. Bafaloukos D, Gogas H (2004) The treatment of brain metastases in melanoma patients. Cancer Treat Rev 30:515–520

39. Middleton MR, Grob JJ, Aaronson N, Fierlbeck G, Tilgen W, Seiter S, Gore M, Aamdal S, Cebon J, Coates A, Dreno B, Henz M, Schadendorf D, Kapp A, Weiss J, Fraass U, Statkevich P, Muller M, Thatcher N (2000) Randomized phase III study of temozolomide versus dacarbazine in the treatment of patients with advanced metastatic malignant melanoma. J Clin Oncol 18:158–166

40. Avril MF, Aamdal S, Grob JJ, Hauschild A, Mohr P, Bonerandi JJ, Weichenthal M, Neuber K, Bieber T, Gilde K, Guillem Porta V, Fra J, Bonneterre J, Saïag P, Kamanabrou D, Pehamberger H, Sufliarsky J, Gonzalez Larriba JL, Scherrer A, Menu Y (2004) Fotemustine compared with dacarbazine in patients with disseminated malignant melanoma: a phase III study. J Clin Oncol 22:1118–1125

41. Tatar Z, Thivat E, Planchat E, Gimbergues P, Gadea E, Abrial C, Durando X (2013) Temozolomide and unusual indications: review of literature. Cancer Treat Rev 39(2): 125–135

42. Chiarion-Sileni V, Guida M, Ridolfi L, Romanini A, Del Bianco P, Pigozzo J, Brugnara S, Colucci G, Ridolfi R, De Salvo GL (2011) Central nervous system failure in melanoma patients: results of a randomised, multicentre phase 3 study of temozolomide- and dacarbazine-based regimens. Br J Cancer 104:1816–1821

43. Tentori L, Graziani G (2009) Recent approaches to improve the antitumour efficacy of temozolomide. Curr Med Chem 16:245–257

44. Atkins MB, Lotze MT, Dutcher JP, Fisher RI, Weiss G, Margolin K, Abrams J, Sznol M, Parkinson D, Hawkins M, Paradise C, Kunkel L, Rosenberg SA (1999) High-dose recombinant interleukin 2 therapy for patients with metastatic melanoma: analysis of 270 patients treated between 1985 and 1993. J Clin Oncol 17:2105–2116

45. Korn EL, Liu PY, Lee SJ, Chapman JA, Niedzwiecki D, Suman VJ, Moon J, Sondak VK, Atkins MB, Eisenhauer EA, Parulekar W, Markovic SN, Saxman S, Kirkwood JM (2008) Meta-analysis of phase II cooperative group trials in metastatic stage IV melanoma to determine progression-free and overall survival benchmarks for future phase II trials. J Clin Oncol 26:527–534

46. Chapman PB, Hauschild A, Robert C, Haanen JB, Ascierto P, Larkin J, Dummer R, Garbe C, Testori A, Maio M, Hogg D, Lorigan P, Lebbe C, Jouary T, Schadendorf D, Ribas A, O'Day SJ, Sosman JA, Kirkwood JM, Eggermont AM, Dreno B, Nolop K, Li J, Nelson B, Hou J, Lee RJ, Flaherty KT, McArthur AG, BRIM-3 Study Group (2011) Improved survival with vemurafenib in melanoma with BRAF V600E mutation. N Engl J Med 364:2507–2516

47. Sosman JA, Kim KB, Schuchter L, Gonzalez R, Pavlick AC, Weber JS, McArthur GA, Hutson TE, Moschos SJ, Flaherty KT, Hersey P, Kefford R, Lawrence D, Puzanov I, Lewis KD, Amaravadi RK, Chmielowski B, Lawrence HJ, Shyr Y, Ye F, Li J, Nolop KB, Lee RJ, Joe AK, Ribas A (2012) Survival in BRAF V600-mutant advanced melanoma treated with vemurafenib. N Engl J Med 366:707–714

48. Hauschild A, Grob JJ, Demidov LV, Jouary T, Gutzmer R, Millward M, Rutkowski P, Blank CU, Miller WH Jr, Kaempgen E, Martín-Algarra S, Karaszewska B, Mauch C, Chiarion-Sileni V, Martin AM, Swann S, Haney P, Mirakhur B, Guckert ME, Goodman V, Chapman PB (2012) Dabrafenib in BRAF-mutated metastatic melanoma: a multicentre, open-label, phase 3 randomised controlled trial. Lancet 380(9839):358–365

49. Fedorenko IV, Paraiso KH, Smalley KS (2011) Acquired and intrinsic BRAF inhibitor

resistance in BRAF V600E mutant melanoma. Biochem Pharmacol 82:201–209

50. Su F, Viros A, Milagre C, Trunzer K, Bollag G, Spleiss O, Reis-Filho JS, Kong X, Koya RC, Flaherty KT, Chapman PB, Kim MJ, Hayward R, Martin M, Yang H, Wang Q, Hilton H, Hang JS, Noe J, Lambros M, Geyer F, Dhomen N, Niculescu-Duvaz I, Zambon A, Niculescu-Duvaz D, Preece N, Robert L, Otte NJ, Mok S, Kee D, Ma Y, Zhang C, Habets G, Burton EA, Wong B, Nguyen H, Kockx M, Andries L, Lestini B, Nolop KB, Lee RJ, Joe AK, Troy JL, Gonzalez R, Hutson TE, Puzanov I, Chmielowski B, Springer CJ, McArthur GA, Sosman JA, Lo RS, Ribas A, Marais R (2012) RAS mutations in cutaneous squamous-cell carcinomas in patients treated with BRAF inhibitors. N Engl J Med 366:207–215

51. Hodi FS, O'Day SJ, McDermott DF, Weber RW, Sosman JA, Haanen JB, Gonzalez R, Robert C, Schadendorf D, Hassel JC, Akerley W, van den Eertwegh AJ, Lutzky J, Lorigan P, Vaubel JM, Linette GP, Hogg D, Ottensmeier CH, Lebbé C, Peschel C, Quirt I, Clark JI, Wolchok JD, Weber JS, Tian J, Yellin MJ, Nichol GM, Hoos A, Urba WJ (2010) Improved survival with ipilimumab in patients with metastatic melanoma. N Engl J Med 363:711–723

52. Schwartzentruber DJ, Lawson DH, Richards JM, Conry RM, Miller DM, Treisman J, Gailani F, Riley L, Conlon K, Pockaj B, Kendra KL, White RL, Gonzalez R, Kuzel TM, Curti B, Leming PD, Whitman ED, Balkissoon J, Reintgen DS, Kaufman H, Marincola FM, Merino MJ, Rosenberg SA, Choyke P, Vena D, Hwu P (2011) gp100 peptide vaccine and interleukin-2 in patients with advanced melanoma. N Engl J Med 364:2119–2127

53. Wolchok JD, Weber JS, Hamid O, Lebbé C, Maio M, Schadendorf D, de Pril V, Heller K, Chen TT, Ibrahim R, Hoos A, O'Day SJ (2010) Ipilimumab efficacy and safety in patients with advanced melanoma: a retrospective analysis of HLA subtype from four trials. Cancer Immun 10:9

54. Robert C, Thomas L, Bondarenko I, O'Day S, M D JW, Garbe C, Lebbe C, Baurain JF, Testori A, Grob JJ, Davidson N, Richards J, Maio M, Hauschild A, Miller WH Jr, Gascon P, Lotem M, Harmankaya K, Ibrahim R, Francis S, Chen TT, Humphrey R, Hoos A, Wolchok JD (2011) Ipilimumab plus dacarbazine for previously untreated metastatic melanoma. N Engl J Med 364:2517–2526

55. Patel SP, Hwu W, Kim KB, Papadopoulos NE, Hwu P, Radvanyi LG, Mahoney S, Deburr TL, Liu P, Bedikian AYJ (2012) Phase II study of the frontline combination of ipilimumab and temozolomide in patients with metastatic melanoma. Clin Oncol 30(15s):8514

56. Ribas A, Hodi FS, Kurland JF, Shahabi V, Francis S, Konto C, Joe AK, Lainas I, Wolchok JD (2012) CA184-161: a phase I/II trial of vemurafenib and ipilimumab in patients with BRAF V600 mutation-positive metastatic melanoma. J Clin Oncol 30(15s):8603

57. Davies MA, Liu P, McIntyre S, Kim KB, Papadopoulos N, Hwu WJ, Hwu P, Bedikian A (2011) Prognostic factors for survival in melanoma patients with brain metastases. Cancer 117:1687–1696

58. Hodi FS, Oble DA, Drappatz J, Velazquez EF, Ramaiya N, Ramakrishna N, Day AL, Kruse A, Mac Rae S, Hoos A, Mihm M (2008) CTLA-4 blockade with ipilimumab induces significant clinical benefit in a female with melanoma metastases to the CNS. Nat Clin Pract Oncol 5:557–561

59. Schartz NE, Farges C, Madelaine I, Bruzzoni H, Calvo F, Hoos A, Lebbé C (2010) Complete regression of a previously untreated melanoma brain metastasis with ipilimumab. Melanoma Res 20:247–250

60. Margolin K, Ernstoff MS, Hamid O, Lawrence D, McDermott D, Puzanov I, Wolchok JD, Clark JI, Sznol M, Logan TF, Richards J, Michener T, Balogh A, Heller KN, Hodi FS (2012) Ipilimumab in patients with melanoma and brain metastases: an open-label, phase 2 trial. Lancet Oncol 13:459–465

61. Margolin KA, Di Giacomo AM, Maio M (2010) Brain metastasis in melanoma: clinical activity of CTLA-4 antibody therapy. Semin Oncol 37:468–472

62. Di Giacomo AM, Ascierto PA, Pilla L, Ridolfi R, Santinami M, Testori A, Queirolo P, Simeone E, Guidoboni M, Del Vecchio M, Ferrucci PF, Marasco A, Fonsatti E, Annesi D, Giannarelli D, Parmiani G, Maio M (2012) Phase II multicenter trial of ipilimumab combined with fotemustine in patients with metastatic melanoma: the Italian Network for Tumour Biotherapy (NIBIT)-M1 trial. J Clin Oncol 30(15s):8513

63. Maio M, Testori A, Ascierto PA, Ridolfi R, Santinami M, Pilla L, Queirolo P, Grosso M, Simeone E, Vittoria S, Nicoletti L, Rivoltini L, Ferrucci PF, Parmiani G, Di Giacomo AM (2012) The NIBIT-M1 trial: activity of ipilimumab plus fotemustine in patients with melanoma and brain metastases. J Clin Oncol 30(15s):8529

64. Postow MA, Callahan MK, Barker CA, Yamada Y, Yuan J, Kitano S, Mu Z, Rasalan T, Adamow M, Ritter E, Sedrak C, Jungbluth AA, Chua R, Yang AS, Roman RA, Rosner S, Benson B, Allison JP, Lesokhin AM, Gnjatic S, Wolchok JD (2012) Immunologic correlates of the abscopal effect in a patient with melanoma. N Engl J Med 366:925–931

65. Stamell EF, Wolchok JD, Gnjatic S, Lee NY, Brownell I (2013) The abscopal effect associated with a systemic anti-melanoma immune response. Int J Radiat Oncol Biol Phys 85(2):293–295

66. Danielli R, Ridolfi R, Chiarion-Sileni V, Queirolo P, Testori A, Plummer R, Boitano M, Calabrò L, Rossi CD, Giacomo AM, Ferrucci PF, Ridolfi L, Altomonte M, Miracco C, Balestrazzi A, Maio M (2012) Ipilimumab in pretreated patients with metastatic uveal melanoma: safety and clinical efficacy. Cancer Immunol Immunother 61:41–48

67. Khan SA, Callahan M, Postow MA, Chapman PB, Schwartz GK, Dickson MA, D'Angelo SP, Luke JJ, Bluth MJ, Roman RA, Montefusco M, Barker CA, Abramson DH, Wolchok JD, Carvajal RD (2012) Ipilimumab in the treatment of uveal melanoma: the Memorial Sloan-Kettering Cancer Center experience. J Clin Oncol 30(15s):8513

68. Tarhini AA, Edington H, Butterfield LH, Tawbi H, Moschos SJ, Shuai Y, Lin Y, Horak M, Sarkisian S, Shipe-Spotloe J, Milburn C, Sander C, Johnson TJ, Kirkwood JM (2012) Neoadjuvant ipilimumab in locally/regionally advanced melanoma: clinical outcome and immune monitoring. J Clin Oncol 30(15s):8514

69. Van Nuffel AM, Benteyn D, Wilgenhof S, Corthals J, Heirman C, Neyns B, Thielemans K, Bonehill A (2012) Intravenous and intradermal TriMix-dendritic cell therapy results in a broad T-cell response and durable tumour response in a chemorefractory stage IV-M1c melanoma patient. Cancer Immunol Immunother 61:1033–1043

70. Higano CS, Crawford ED (2011) New and emerging agents for the treatment of castration-resistant prostate cancer. Urol Oncol 29:S1–S8

71. Small EJ, Tchekmedyian NS, Rini BI, Fong L, Lowy I, Allison JP (2007) A pilot trial of CTLA-4 blockade with human anti-CTLA-4 in patients with hormone-refractory prostate cancer. Clin Cancer Res 13:1810–1815

72. Fong L, Kwek SS, O'Brien S, Kavanagh B, McNeel DG, Weinberg V, Lin AM, Rosenberg J, Ryan CJ, Rini BI, Small EJ (2009) Potentiating endogenous antitumour immunity to prostate cancer through combination immunotherapy with CTLA4 blockade and GM-CSF. Cancer Res 69:609–615

73. Slovin SF, Beer TM, Higano CS, Tejwani S, Hamid O, Picus J, Harzstark A, Scher HI, Lan Z, Lowy I (2009) Prostate Cancer Clinical Trials Consortium. Initial phase II experience of ipilimumab (IPI) alone and in combination with radiotherapy (XRT) in patients with meta-static castration-resistant prostate cancer (mCRPC). J Clin Oncol 27(15s):5138

74. Drake CG, Scher HI, Bossi A, van den Eertwegh AJM, McHenry B, Fitzmaurice TF, Cuillerot JM, Chin KM, Gagnier P, Fizazi K, Gerritsen WR (2012) CA184-043: a randomized, double-blind, phase III trial comparing ipilimumab versus placebo following a single dose of radiotherapy (RT) in patients (pts) with castration-resistant prostate cancer (CRPC) who have received prior treatment with docetaxel (D). J Clin Oncol 30(15s): TPS4689

75. Beer TM, Logothetis C, Sharma P, Bossi A, McHerry B, Fairchild JP, Gagnier P, Chin KM, Cuillerot JM, Fizazi K, Gerritsen WR (2012) CA184-095: a randomized, double-blind, phase III trial to compare the efficacy of ipilimumab versus placebo in asymptomatic or minimally symptomatic patients (pts) with metastatic chemotherapy-naïve castration-resistant prostate cancer (CRPC). J Clin Oncol 30(15s):TPS4691

76. van den Eertwegh AJ, Versluis J, van den Berg HP, Santegoets SJ, van Moorselaar RJ, van der Sluis TM, Gall HE, Harding TC, Jooss K, Lowy I, Pinedo HM, Scheper RJ, Stam AG, von Blomberg BM, de Gruijl TD, Hege K, Sacks N, Gerritsen WR (2012) Combined immunotherapy with granulocyte–macrophage colony-stimulating factor-transduced allo-geneic prostate cancer cells and ipilimumab in patients with metastatic castration-resistant prostate cancer: a phase 1 dose-escalation trial. Lancet Oncol 13:509–517

77. Madan RA, Mohebtash M, Arlen PM, Vergati M, Rauckhorst M, Steinberg SM, Tsang KY, Poole DJ, Parnes HL, Wright JJ, Dahut WL, Schlom J, Gulley JL (2012) Ipilimumab and a poxviral vaccine targeting prostate-specific antigen in metastatic castration-resistant prostate cancer: a phase 1 dose-escalation trial. Lancet Oncol 13:501–508

78. Lynch TJ, Bondarenko I, Luft A, Serwatowski P, Barlesi F, Chacko R, Sebastian M, Neal J, Lu H, Cuillerot JM, Reck M (2012) Ipilimumab in combination with paclitaxel and carboplatin as first-line treatment in stage IIIB/IV non-small-cell lung cancer: results from a randomized, double-blind, multicenter phase II study. J Clin Oncol 30:2046–2054

79. Reck M, Lu H, Gribkoff G, Maier S, McGovern R, Cuillerot JM, Lynch TJ (2012) CA184-104: randomized, multicenter, double-blind, phase III trial comparing the efficacy of ipilimumab (Ipi) with paclitaxel/carboplatin (PC) versus placebo with PC in patients (pts) with stage IV/recurrent non-small cell lung cancer (NSCLC) of squamous histology. J Clin Oncol 30(15s):TPS4691

80. Spigel DR, Zielinski C, Maier S, de Pril V, Fairchild JP, Cuillerot JM, Reck M (2012) CA184-156: a randomized, multicenter, double-blind, phase III trial comparing the efficacy of ipilimumab (Ipi) plus etoposide/platinum (EP) versus EP in subjects with newly diagnosed extensive-stage disease small cell lung cancer (ED-SCLC). J Clin Oncol 30(15s):TPS7113

81. Yang JC, Hughes M, Kammula U, Royal R, Sherry RM, Topalian SL, Suri KB, Levy C, Allen T, Mavroukakis S, Lowy I, White DE, Rosenberg SA (2007) Ipilimumab (anti-CTLA4 antibody) causes regression of metastatic renal cell cancer associated with enteritis and hypophysitis. J Immunother 30:825–830

82. Gartrell BA, Hahn NM, Hutson TE, Sonpavde G, Hauke RJ, Starodub A, Small AC, Tsao CK, Galsky MD (2012) Phase II trial of gemcitabine and cisplatin plus ipilimumab as first-line treatment for metastatic urothelial carcinoma. J Clin Oncol 30(15s):TPS4676

83. Carthon BC, Wolchok JD, Yuan J, Kamat A, Ng Tang DS, Sun J, Ku G, Troncoso P, Logothetis CJ, Allison JP, Sharma P (2010) Preoperative CTLA-4 blockade: tolerability and immune monitoring in the setting of a presurgical clinical trial. Clin Cancer Res 16: 2861–2871

84. Wolchok JD, Hoos A, O'Day S, Weber JS, Hamid O, Lebbé C, Maio M, Binder M, Bohnsack O, Nichol G, Humphrey R, Hodi FS (2009) Guidelines for the evaluation of immune therapy activity in solid tumours: immune-related response criteria. Clin Cancer Res 15: 7412–7420

85. Ribas A, Chmielowski B, Glaspy JA (2009) Do we need a different set of response assessment criteria for tumour immunotherapy? Clin Cancer Res 15:7116–7118

86. Ibrahim RA, Berman DM, DePril V, Humphrey RW, Chen T, Messina M, Chin KM, Liu HY, Bielefield M, Hoos A (2011) Ipilimumab safety profile: Summary of findings from completed trials in advanced melanoma. J Clin Oncol 29(18s):8583

87. Revicki DA, van den Eertwegh AJ, Lorigan P, Lebbe C, Linette G, Ottensmeier CH, Safikhani S, Messina M, Hoos A, Wagner S, Kotapati S (2012) Health related quality of life outcomes for unresectable stage III or IV melanoma patients receiving ipilimumab treatment. Health Qual Life Outcomes 10:66

88. Thomas L, Wolchok JD, Garbe C, Lebbe C, Bondarenko I, Rodrigues K, Konto C, Chin KM, Francis S, Robert C (2012) Safety of ipilimumab in patients (pts) with untreated, advanced melanoma alive beyond 2 years: results from a phase III study. J Clin Oncol 30(15s):8512

89. Kähler KC, Hauschild A (2011) Treatment and side effect management of CTLA-4 antibody therapy in metastatic melanoma. J Dtsch Dermatol Ges 9:277–286

90. Thumar JR, Kluger HM (2010) Ipilimumab: a promising immunotherapy for melanoma. Oncology 24:1280–1288

91. Harmankaya K, Erasim C, Koelblinger C, Ibrahim R, Hoos A, Pehamberger H, Binder M (2011) Continuous systemic corticosteroids do not affect the ongoing regression of metastatic melanoma for more than two years following ipilimumab therapy. Med Oncol 28:1140–1144

92. Graziani G, Tentori L, Navarra P (2012) Ipilimumab: a novel immunostimulatory monoclonal antibody for the treatment of cancer. Pharmacol Res 65:9–22

93. Attia P, Phan GQ, Maker AV, Robinson MR, Quezado MM, Yang JC, Sherry RM, Topalian SL, Kammula US, Royal RE, Restifo NP, Haworth LR, Levy C, Mavroukakis SA, Nichol G, Yellin MJ, Rosenberg SA (2005) Autoimmunity correlates with tumour regression in patients with metastatic melanoma treated with anti-cytotoxic T-lymphocyte antigen-4. J Clin Oncol 23:6043–6053

94. Lutzky J, Wolchok J, Hamid O, Lebbe C, Pehamberger H, Linette G, de Pril V, Ibrahim R, Hoos A, O'Day S (2009) Association between immune-related adverse events (irAEs) and disease control or overall survival in patients (pts) with advanced melanoma treated with 10 mg/kg ipilimumab in three phase II clinical trials. J Clin Oncol 27(15s):9034

95. Hodi FS, Mihm MC, Soiffer RJ, Haluska FG, Butler M, Seiden MV, Davis T, Henry-Spires R, MacRae S, Willman A, Padera R, Jaklitsch MT, Shankar S, Chen TC, Korman A, Allison JP, Dranoff G (2003) Biologic activity of cytotoxic T lymphocyte-associated antigen 4 antibody blockade in previously vaccinated metastatic melanoma and ovarian carcinoma patients. Proc Natl Acad Sci USA 100:4712–4717

96. Beck KE, Blansfield JA, Tran KQ, Feldman AL, Hughes MS, Royal RE, Kammula US, Topalian SL, Sherry RM, Kleiner D, Quezado M, Lowy I, Yellin M, Rosenberg SA, Yang JC (2006) Enterocolitis in patients with cancer after antibody blockade of cytotoxic T-lymphocyte-associated antigen 4. J Clin Oncol 24:2283–2289

97. Weber JS, Kähler KC, Hauschild A (2012) Management of immune-related adverse events and kinetics of response with ipilimumab. J Clin Oncol 30:2691–2697

98. Weber J, Thompson JA, Hamid O, Minor D, Amin A, Ron I, Ridolfi R, Assi H, Maraveyas A, Berman D, Siegel J, O'Day SJ (2009) A randomized, double-blind, placebo-controlled, phase

II study comparing the tolerability and efficacy of ipilimumab administered with or without prophylactic budesonide in patients with unresectable stage III or IV melanoma. Clin Cancer Res 15:5591–5598

99. Kleiner DE, Berman D (2012) Pathologic changes in ipilimumab-related hepatitis in patients with metastatic melanoma. Dig Dis Sci 57:2233–2240

100. Juszczak A, Gupta A, Karavitaki N, Middleton MR, Grossman AB (2012) Mechanisms in endocrinology: Ipilimumab: a novel immunomodulating therapy causing autoimmune hypophysitis: a case report and review. Eur J Endocrinol 167:1–5

101. Berthod G, Lazor R, Letovanec I, Romano E, Noirez L, Mazza Stalder J, Speiser DE, Peters S, Michielin O (2012) Pulmonary sarcoid-like granulomatosis induced by ipilimumab. J Clin Oncol 30:e156–e159

102. Vogel WV, Guislain A, Kvistborg P, Schumacher TN, Haanen JB, Blank CU (2012) Ipilimumab-induced sarcoidosis in a patient with metastatic melanoma undergoing complete remission. J Clin Oncol 30:e7–e10

103. Eckert A, Schoeffler A, Dalle S, Phan A, Kiakouama L, Thomas L (2009) Anti-CTLA4 monoclonal antibody induced sarcoidosis in a metastatic melanoma patient. Dermatology 218:69–70

104. Delyon J, Mateus C, Lambert T (2011) Hemophilia A induced by ipilimumab. N Engl J Med 365:1747–1748

# 索　引